协和听课笔记

病 理 学

蔺 晨 管 慧 主 编

中国协和医科大学出版社
北 京

图书在版编目（CIP）数据

病理学／蔺晨，管慧主编．—北京：中国协和医科大学出版社，2020.12

（协和听课笔记）

ISBN 978-7-5679-1671-5

Ⅰ．①病…　Ⅱ．①蔺…　②管…　Ⅲ．①病理学-医学院校-教学参考资料　Ⅳ．①R36

中国版本图书馆 CIP 数据核字（2020）第 231801 号

协和听课笔记
病理学

主　　编：蔺　晨　管　慧
责任编辑：张　宇

出版发行：中国协和医科大学出版社
　　　　　（北京市东城区东单三条 9 号　邮编 100730　电话 010-65260431）
网　　址：www.pumcp.com
经　　销：新华书店总店北京发行所
印　　刷：北京玺诚印务有限公司

开　　本：889×1194　　1/32
印　　张：13
字　　数：295 千字
版　　次：2020 年 12 月第 1 版
印　　次：2020 年 12 月第 1 次印刷
定　　价：58.00 元

ISBN 978-7-5679-1671-5

编者名单

主　编　蔺　晨　管　慧

编　委（按姓氏笔画排序）

王雅雯（中国医学科学院肿瘤医院）

白熠洲（清华大学附属北京清华长庚医院）

朱一鸣（中国医学科学院肿瘤医院）

朱晨雨（北京协和医院）

李　炎（北京协和医院）

李晗歌（北京协和医学院）

杨　寒（中山大学肿瘤防治中心）

吴春虎（阿虎医学研究中心）

张　镭（南方医科大学南方医院）

陈　玮（中日友好医院）

夏小雨（中国人民解放军总医院第七医学中心）

蔺　晨（北京协和医院）

管　慧（北京协和医院）

前　言

　　北京协和医学院是中国最早的一所八年制医科大学，在100多年的办学过程中积累了相当多的教学经验，在很多科目上有其独特的教学方式。尤其是各个学科的任课老师，都是其所在领域的专家、教授。刚进入协和的时候，就听说协和有三宝：图书馆、病案和教授。更有人索性就把协和的教授誉为"会走路的图书馆"。作为协和的学生，能够在这样的环境中学习，能够聆听大师们的教诲，我们感到非常幸运。同时，我们也想与大家分享自己的所学所获，由此，推出本套丛书。

　　本套丛书是以对老师上课笔记的整理为基础，再根据第9版教材进行精心编写，实用性极强。

　　本套丛书的特点如下：

　　1. 结合课堂教学，重难点突出

　　总结核心问题，突出重难点，使读者能够快速抓住内容；精析主治语录，提示考点，减轻读者学习负担；精选执业医师历年真题，未列入执业医师考试科目的学科，选用练习题，以加深学习记忆，力求简单明了，使读者易于理解。

　　2. 紧贴临床，实用为主

　　医学的学习，尤其是桥梁学科的学习，主要目的在于为临床工作打下牢固的基础，无论是在病情的诊断、解释上，还是在治疗方法和药物的选择上，都离不开对人体最基本的认识。桥梁学科学好了，在临床上才能融会贯通，举一反三，学有所

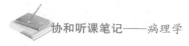

用，学以致用。

3. 图表形式，加强记忆

通过图表的对比归类，不但可以加强、加快相关知识点的记忆，通过联想来降低记忆的"损失率"，也可以通过表格中的对比来区分相近知识点，避免混淆，帮助大家理清思路，最大限度帮助读者理解和记忆。

病理学属于基础医学和临床医学的桥梁学科，学习时要注意形态与功能、局部与整体、病理变化和临床之间的内在联系。全书共分 18 章，基本涵盖了教材的重点内容。每个章节都由本章核心问题、内容精要等部分组成，重点章节配历年真题，重点内容以下画线标注，有助于学生更好地把握学习重点。

本套丛书可供各大医学院校本科生、专科生及七年制、八年制学生使用，也可作为执业医师和研究生考试的复习参考用书，对住院医师也具有很高的学习参考价值。

由于编者水平有限，如有错漏，敬请各位读者不吝赐教，以便修订、补充和完善。如有疑问，可扫描下方二维码，会有专属微信客服解答。

编　者

2020 年 8 月

目 录

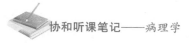

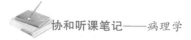

（二）萎缩的病理变化

1. 萎缩的细胞、组织和器官体积减小，重量减轻，色泽变深。

2. 心肌细胞和肝细胞等萎缩细胞胞质内可出现脂褐素颗粒。

3. 脂褐素是细胞内未被彻底消化的、富含磷脂的膜包被的细胞器残体。

4. 萎缩细胞的蛋白质合成减少、分解增加，细胞器大量退化。

5. 萎缩的细胞、组织和器官功能大多减退，并通过减小细胞体积、数量和降低功能代谢，使之与营养、激素、生长因子的刺激及神经递质的调节之间达成新的平衡。

二、肥大

由于功能增多，合成代谢旺盛，使细胞、组织或器官体积增大，称为肥大。造成肥大的原因常为实质细胞的体积增大，也可伴有实质细胞数量的增加。

（一）肥大的类型

肥大按性质可分为生理性肥大和病理性肥大。在原因上，肥大若因器官和组织功能负荷过重所致，称为代偿性肥大或功能性肥大，若因内分泌激素过多作用于效应器所致称为内分泌性肥大或激素性肥大。

1. 生理性肥大

（1）代偿性肥大：如生理状态下，举重运动员上肢骨骼肌的增粗肥大。需求旺盛、负荷增加是最常见的原因。

（2）内分泌性肥大：如妊娠的子宫。

2. 病理性肥大

（1）代偿性肥大：如高血压时心室肌细胞的肥大。

（2）内分泌性肥大：甲状腺功能亢进时甲状腺滤泡上皮细胞的肥大。

（二）肥大的病理变化

1. 肥大的细胞、组织与器官体积增大。

2. 肥大的细胞　细胞核肥大深染；原癌基因活化，导致DNA含量和细胞器（如微丝、线粒体、内质网、高尔基复合体及溶酶体等）数量增多，结构蛋白合成活跃，细胞功能增强。

3. 假性肥大　指某些病理情况下，在实质细胞萎缩的同时，间质脂肪细胞却可以增生，以维持组织、器官的原有体积，甚至造成组织和器官的体积增大的现象。

三、增生

细胞有丝分裂活跃而致组织或器官内细胞数目增多的现象，称为增生，常导致组织或器官的体积增大和功能活跃。

（一）增生的类型

1. 生理性增生

（1）代偿性增生（或称功能性增生）：如部分肝切除后残存肝细胞增生；高海拔地区空气氧含量低，机体骨髓红细胞前体细胞和外周血红细胞代偿性增多。

（2）内分泌性增生（或称激素性增生）：如正常女性青春期乳房小叶腺上皮以及月经周期中子宫内膜腺体的增生。

2. 病理性增生

（1）代偿性增生：在组织损伤后的创伤愈合过程中，成纤维细胞和毛细血管内皮细胞因受到损伤处增多的生长因子刺激而发生增生；慢性炎症或长期暴露于理化因素，也常引起组织细胞，特别是皮肤和某些脏器被覆细胞的增生。

（2）内分泌性增生：病理性增生最常见的原因是激素过多或生长因子过多。如雌激素绝对或相对增加，会引起子宫内膜腺体增生过长，由此导致功能性子宫出血。

（二）增生的病理变化

1. 增生时细胞数量增多，细胞和细胞核形态正常或稍增大。

2. 细胞增生　可为弥漫性或局限性，弥漫性增生表现为增生的组织、器官均匀、弥漫性增大；局限性增大表现为在组织器官中形成单发或多发性增生结节。

（三）增生与肥大的关系

1. 此两者常相伴存在。如细胞有丝分裂阻滞在 G_2 期，会出现肥大多倍体细胞但不分裂；如细胞顺利由 G_0 期依序进入后续时相，则完成分裂增殖进程。

2. 对细胞分裂增殖能力活跃的组织器官，如子宫、乳腺等，其肥大可以是细胞体积增大（肥大）和细胞数目增多（增生）的共同结果。

3. 对细胞分裂增殖能力较低的心肌、骨骼肌等，其组织器官的肥大仅因细胞肥大所致。

四、化生

一种分化成熟的细胞类型被另一种分化成熟的细胞类型所取代的过程，称为化生。通常只出现在分裂增殖能力较活跃的细胞类型中。

化生是该处具有分裂增殖和多向分化能力的干细胞或结缔组织中的未分化间充质细胞发生转分化的结果。

主治语录：化生并不是由原来的成熟细胞直接转变所致。

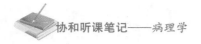

（一）化生的类型

1. 上皮组织的化生

（1）鳞状上皮的化生：被覆上皮组织的化生以鳞状上皮化生（简称"鳞化"）最为常见。如吸烟者支气管假复层纤毛柱状上皮易发生鳞状上皮化生，被覆柱状上皮、立方上皮或尿路上皮都可化生为鳞状上皮。

（2）柱状上皮的化生：腺上皮组织的化生也较常见。

1）慢性胃炎：胃黏膜上皮转变为含有帕内特（Paneth）细胞或杯状细胞的小肠或大肠黏膜上皮组织，称为肠上皮化生（简称"肠化"）；若胃窦、胃体部腺体由幽门腺所取代，则称为假幽门腺化生。

2）慢性反流性食管炎：食管下段鳞状上皮可化生为胃型或肠型柱状上皮。

3）慢性子宫颈炎：子宫颈鳞状上皮被子宫颈管黏膜柱状上皮取代，形成子宫颈慢性炎症。

2. 间叶组织的化生　间叶组织中幼稚的成纤维细胞在损伤后，可转变为成骨细胞或成软骨细胞，称为骨或软骨化生。这类化生多见于骨化性肌炎等受损软组织，也见于某些肿瘤的间质。

（二）化生的意义

有利有弊。如呼吸道黏膜柱状上皮化生为鳞状上皮后，由于细胞层次增多、变厚，可强化局部抵御外界刺激的能力；但因鳞状上皮表面不具有柱状上皮的纤毛结构，故减弱了黏膜的自净能力。

主治语录： 如果引起化生的因素持续存在，则可能引起细胞恶性变。

（三） 上皮-间质转化 （EMT）

指上皮细胞通过特定程序转化为具有间质细胞表型的生物学过程，在胚胎发育、组织重建、慢性炎症、肿瘤生长转移和多种纤维化疾病中发挥重要作用。

上皮细胞转化为间质细胞的特征是逐渐丧失上皮细胞表型。

第二节 细胞和组织损伤的原因和机制

细胞和组织损伤，即当机体内外环境改变超过组织和细胞的适应能力后，可引起受损细胞和细胞间质发生物质代谢、组织化学、超微结构乃至光镜和肉眼可见的异常变化。

一、细胞和组织损伤的原因

1. 缺氧　缺血、缺氧是导致细胞和组织损伤的常见原因之一。

2. 生物性因素　是细胞损伤的最常见原因，如细菌、病毒、立克次体、支原体、衣原体、螺旋体、真菌、原虫和蠕虫等感染。

3. 物理性因素　如高温、高辐射可导致中暑、烫伤或辐射损伤，寒冷导致冻伤，强大电流冲击造成电击伤，机械力破坏可引起创伤、骨折等。

4. 化学性因素　①外源性物质：如强酸、强碱、铅、汞等无机毒物，有机磷、氰化物等有机毒物。②内源性物质：如细胞坏死的分解产物，尿素、自由基等代谢产物。

5. 营养失衡　营养不良、营养过剩，如维生素 D、蛋白质和碘的缺乏，分别导致佝偻病、营养不良和地方性甲状腺肿。

6. 神经内分泌因素　甲状腺功能亢进时，机体细胞和组织

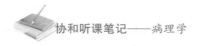

对感染、中毒的敏感性增加；患糖尿病时胰岛素分泌不足或胰岛素利用障碍，使全身尤其是皮下组织易伴发细菌感染。

7. 免疫因素　机体组织细胞对某些抗原刺激反应过度时，可引起变态反应，如支气管哮喘和过敏性休克；自身抗原可引起组织损伤。

8. 遗传性缺陷　①基因突变或染色体畸变。②遗传物质缺陷。

9. 社会心理因素　该因素与多种疾病有关，如冠状动脉粥样硬化性心脏病（简称"冠心病"）、原发性高血压、消化性溃疡甚至某些肿瘤。

二、细胞和组织损伤的机制

（一）细胞膜的损伤

1. 细胞不可逆性损伤的特征　包括细胞膜功能的严重紊乱和线粒体膜功能的不可恢复。

2. 细胞膜损伤的重要机制　涉及自由基的形成和继发的脂质过氧化反应，从而导致进行性膜磷脂减少。磷脂降解产物堆积并产生细胞毒性。细胞膜与细胞骨架分离，使细胞不能维持原有正常形态和功能。溶酶体膜破损，释放大量酸性水解酶，导致细胞溶解。

> 主治语录：细胞膜破坏常常是细胞损伤，特别是细胞早期不可逆性损伤的关键环节。

（二）线粒体的损伤

线粒体是细胞内氧化磷酸化和 ATP 产生的主要场所，还参与细胞生长分化、信息传递和细胞凋亡等过程。

线粒体氧化磷酸化中止后，细胞产生酸中毒，最终导致细胞坏死。线粒体损伤是细胞不可逆性损伤的重要早期标志。

（三）活性氧类物质（AOS，又称"反应性氧类物质"）的损伤

活性氧类物质（AOS）包括处于自由基状态的氧、次氯酸自由基、一氧化氮自由基，以及不属于自由基的过氧化氢等。自由基是原子最外层偶数电子失去一个电子后形成的基团，具有强氧化活性，可被铁和铜离子激活。

AOS 是细胞正常代谢的内源性产物，也可由外源性因素产生。

细胞内同时存在生成 AOS 的体系和拮抗其生成的抗氧化剂体系。AOS 的强氧化作用是细胞损伤的基本环节。

（四）胞质内游离钙的损伤

细胞中的磷脂、蛋白质、ATP 和 DNA 等，会被胞质内磷脂酶、蛋白酶、ATP 酶和核酸酶等降解，此过程需要游离钙的活化。

细胞内钙浓度，往往与细胞结构特别是线粒体的功能损伤程度成正相关。细胞内高游离钙是许多因素损伤细胞的终末环节，并且是细胞死亡最终生物化学和形态学变化的潜在介导者。

（五）缺血、缺氧的损伤

1. 缺血可引起营养物质和氧供应障碍，营养物质供应障碍可致营养不良，氧供应障碍可致缺氧。

2. 缺氧原因分类　包括低张性缺氧、血液性缺氧、循环性缺氧及组织性缺氧。

通常缺血对组织的损伤比缺氧更迅速而严重。轻度持续缺

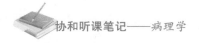

氧，可导致细胞凋亡；重度持续缺氧，可引发细胞坏死。

主治语录：缺血、缺氧是细胞损伤最常见和最重要的中心环节。

（六）化学性损伤

1. 化学性损伤可为全身性或局部性，前者如氯化物中毒，后者如接触强酸强碱对皮肤黏膜的损伤。

2. 损伤途径　包括化学物本身具有直接细胞毒作用，代谢产物对靶细胞的细胞毒作用，诱发变态反应等免疫损伤，诱发DNA损伤。

（七）遗传变异

遗传变异损伤可能是先天遗传或胚胎发生期获得，也可为出生后获得。化学物质和药物、病毒、射线等，均可损伤核内DNA，诱发基因突变和染色体畸变，使细胞发生遗传变异。

第三节　细胞的可逆性损伤

细胞可逆性损伤的形态学变化称为变性，是指细胞或细胞间质受损伤后，由于代谢障碍，而使细胞内或细胞间质内出现异常物质或正常物质异常蓄积的现象，通常伴有细胞功能减退。较轻度的损伤在原因消除后大多可恢复正常，通常称为可逆性损伤。严重的细胞损伤是不可逆的，直接或最终导致细胞死亡。

一、细胞水肿（水变性）

细胞水肿是细胞损伤中最早出现的改变，起因于细胞容积和胞质离子浓度调节机制的功能下降。

1. 发生机制　细胞水肿时因线粒体受损，ATP 生成减少，细胞膜 Na^+-K^+ 泵功能障碍，导致细胞内钠离子积聚，吸引大量水分子进入细胞，以维持细胞内外离子等渗。之后，无机磷酸盐、乳酸和嘌呤核苷酸等代谢产物蓄积，增加渗透压负荷，进一步加重细胞水肿。

2. 病理变化　初期，细胞线粒体和内质网等细胞器变得肿胀，形成光镜下细胞质内的红染细颗粒状物。若水、钠进一步积聚，则细胞肿大明显，细胞基质高度疏松呈空泡状，细胞核也可肿胀，胞质膜表面出现囊泡，微绒毛变形消失，其极期称为气球样变。

二、脂肪变

甘油三酯蓄积于非脂肪细胞的细胞质中，称为脂肪变。

1. 脂肪变的病理变化

（1）光镜下脂肪变的胞质中出现球形脂滴，大者可充满整个细胞而将胞核挤至一侧。在石蜡切片中，因脂肪被有机溶剂溶解，故脂滴呈空泡状。在冷冻切片中，应用苏丹Ⅲ、苏丹Ⅳ等特殊染色，可将脂肪与其他物质区别开来。

（2）最常见于肝细胞，显著弥漫性肝脂肪变称为脂肪肝，重度肝脂肪变可进展为肝坏死和肝硬化。

（3）慢性酒精中毒、缺氧可引起心肌脂肪变，常累及左心室内膜下和乳头肌部位。脂肪变心肌呈黄色，与正常心肌的暗红色相间，形成黄色斑纹，称虎斑心。有时心外膜增生的脂肪组织可沿间质伸入心肌细胞间，称为心肌脂肪浸润，又称脂肪心，并非心肌细胞脂肪变性。

🖊 **主治语录：** 脂肪变的病理变化是重点，尤其虎斑心及脂肪心的形成。

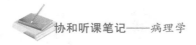

2. 脂肪变的机制

（1）肝细胞质内脂肪酸增多：如高脂饮食或营养不良时，体内脂肪组织分解，过多的游离脂肪酸经血液入肝；或因缺氧致肝细胞乳酸大量转化为脂肪酸；或因氧化障碍使脂肪酸利用下降，脂肪酸相对增多。

（2）甘油三酯合成过多：如大量饮酒可改变线粒体和滑面内质网的功能，促进 α-磷酸甘油合成新的甘油三酯。

（3）脂蛋白、载脂蛋白减少：缺血、缺氧、中毒或营养不良时，肝细胞中脂蛋白、载脂蛋白合成减少，细胞输出脂肪受阻而堆积于细胞内。

三、玻璃样变

细胞内或间质中出现半透明状蛋白质蓄积，称为玻璃样变，或称透明变。HE 染色呈嗜伊红均质状。

1. 发生机制　可能是由于蛋白质合成的先天遗传障碍或蛋白质折叠的后天缺陷，使一些蛋白质的氨基酸序列和三级结构发生变异，导致变性胶原蛋白、血浆蛋白和免疫球蛋白等的蓄积。

2. 病理变化

（1）细胞内玻璃样变：通常为均质红染的圆形小体，位于细胞质内。如肾小管上皮细胞形成的玻璃样小滴，浆细胞形成的 Rusell 小体，酒精性肝病时肝细胞形成的 Mallory 小体。

（2）纤维结缔组织玻璃样变：见于生理性和病理性结缔组织增生，为纤维组织老化的表现。其特点是胶原蛋白交联、变性、融合，胶原纤维增粗、变宽，其间少有血管和纤维细胞。如乳腺间质、瘢痕组织、动脉粥样硬化斑块等。

（3）细小动脉壁玻璃样变（细小动脉硬化）：常见于缓进型高血压和糖尿病的肾、脑、脾等脏器的细小动脉壁，因血浆蛋白质渗入和基底膜代谢物质沉积，使细小动脉管壁增厚，管腔狭窄，血压升高，受累脏器局部缺血。

玻璃样变的细小动脉壁弹性减弱，脆性增加，易继发扩张、破裂和出血。

四、淀粉样变

淀粉样变是细胞间质内淀粉样蛋白质和黏多糖复合物蓄积，因具有淀粉染色特征而得名。

主治语录：淀粉样变是一类形态学和特殊染色相近，但化学结构和产生机制不同的病变。

1. 机制

（1）淀粉样蛋白成分来自于免疫球蛋白轻链、肽类激素、降钙素前体蛋白和血清淀粉样 A 蛋白等。

（2）淀粉样蛋白的新生多肽链由核糖体合成，可分为 α 链和 β 链。

2. 病理变化

（1）淀粉样变物质主要沉积于细胞间质、小血管基膜下或沿网状纤维支架分布。HE 染色其镜下特点为淡红色均质状物，并显示淀粉样呈色反应：刚果红染色为橘红色，遇碘则为棕褐色，再加稀硫酸便呈蓝色。

（2）局部性淀粉样变：发生于皮肤、结膜、舌、喉和肺等处，也可见于阿尔茨海默病的脑组织及霍奇金淋巴瘤、多发性骨髓瘤、甲状腺髓样癌等肿瘤的间质内。

（3）全身性淀粉样变：①原发性，主要来源于血清 α-免疫球蛋白轻链，累及肝、肾、脾和心等多个器官。②继发性，来源不明，主要成分为肝脏合成的非免疫球蛋白（淀粉样相关蛋白），见于老年人和结核病等慢性炎症及某些肿瘤的间质中。

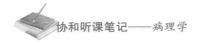

五、黏液样变

1. 发生机制　细胞间质内黏多糖（葡萄糖胺聚糖、透明质酸等）和蛋白质的蓄积导致黏液样变。

2. 病理变化

（1）常见于间叶组织肿瘤、动脉粥样硬化斑块、风湿病灶和营养不良的骨髓和脂肪组织等。其镜下特点是在疏松的间质内，有多突起的星芒状纤维细胞，散在于灰蓝色黏液基质中。

（2）甲状腺功能减退时，透明质酸酶活性受抑，含有透明质酸的黏液样物质及水分在皮肤及皮下蓄积，形成特征性的黏液水肿。

六、病理性色素沉着

正常人体内有含铁血黄素脂褐素、黑色素及胆红素等多种内源性色素；炭尘、煤尘和文身色素等外源性色素有时也会进入体内。病理情况下，上述某些色素会增多并积聚于细胞内外，称为病理性色素沉着。

1. 含铁血黄素　是巨噬细胞吞噬、降解红细胞血红蛋白所产生的铁蛋白微粒聚集体，系 Fe^{3+} 与蛋白质结合而成。

镜下呈金黄色或褐色颗粒，可被普鲁士蓝染成蓝色，含铁血黄素的存在表明有红细胞的破坏和全身性或局限性含铁物质的剩余。陈旧性出血和溶血性疾病时，细胞组织中有含铁血黄素蓄积。

2. 脂褐素　是细胞自噬溶酶体内未被消化的细胞器碎片残体，是磷脂和蛋白质的混合物，源于自由基催化的细胞膜结构不饱和脂肪酸的过氧化作用。如萎缩的心肌细胞和肝细胞核以及附睾管上皮细胞、睾丸间质细胞和神经节细胞中存在脂褐素。

消耗性疾病的心肌细胞、肝细胞中有脂褐素沉积，经常位于核周，作为自由基损伤和脂类过氧化的标志。

3. 黑色素　是由黑色素细胞质中酪氨酸氧化聚合而产生的黑褐色细颗粒，其生成受到垂体促肾上腺皮质激素（ACTH）和黑色素细胞刺激素（MSH）的促进。

Addison 病患者肾上腺皮质功能低下，可出现全身性皮肤、黏膜的黑色素沉着。

4. 胆红素　是胆管中的主要色素，主要为血液中红细胞衰老破坏后的产物，它也来源于血红蛋白，但不含铁。血中胆红素增高时，患者出现皮肤、黏膜黄染。

七、病理性钙化

病理性钙化是许多疾病常见的伴随病变，钙盐的主要成分是磷酸钙和碳酸钙及少量铁、镁或其他矿物质。

1. 类型

（1）营养不良性钙化：是指钙盐沉积于坏死或即将坏死的组织或异物中。此时体内钙磷代谢正常。见于结核病、血栓、动脉粥样硬化斑块、心脏瓣膜病变及瘢痕组织等，可能与局部碱性磷酸酶增多有关。

（2）转移性钙化：是指由于全身钙磷代谢失调（高血钙）而致钙盐沉积于正常组织内。见于甲状旁腺功能亢进、维生素D摄入过多、肾衰竭及某些骨肿瘤等，常发生在血管及肾、肺和胃的间质组织。

2. 病理变化　病理性钙化在显微镜下呈蓝色颗粒状至片块状，肉眼呈细小颗粒或团块，触之有沙砾感或硬石感。病理性钙化的另一形式是在胆囊、肾盂、膀胱、输尿管和胰腺等部位，形成由碳酸钙和胆固醇等构成的结石。

八、常见可逆性损伤的特征

见表 1-3-1。

表 1-3-1　常见可逆性损伤的特征

类　型	蓄积物质	病变部位
细胞水肿	水和 Na^+ 蓄积	细胞内
脂肪变	甘油三酯蓄积	细胞内
玻璃样变	某些变性的血浆蛋白、胶原蛋白、免疫球蛋白等蓄积	细胞内、细胞间质
淀粉样变	淀粉样蛋白质和黏多糖复合物蓄积	细胞内、细胞间质
黏液样变	黏多糖类物质和蛋白质蓄积	细胞间质
病理性色素沉着	含铁血红素、脂褐素、黑色素等沉着	细胞内、细胞间质
病理性钙化	磷酸钙、碳酸钙沉积	细胞间质、细胞间质

第四节　细胞死亡

当细胞发生致死性代谢、结构和功能障碍，便可引起细胞不可逆性损伤，即细胞死亡。细胞死亡是涉及所有细胞的最重要的生理病理变化，主要有两种类型：①凋亡，主要见于细胞的生理性死亡。②坏死，为细胞病理性死亡的主要形式。两者各自具有相对不同的发生机制、生理病理学意义、形态学和生化学特点。

一、坏死

以酶溶性变化为特点的活体内局部组织中细胞的死亡。其基本表现是细胞肿胀、细胞器崩解和蛋白质变性。

（一）坏死的基本病变

1. 细胞核的变化

（1）核固缩：细胞核染色质 DNA 浓聚、皱缩，使核体积减小，嗜碱性增强，提示 DNA 转录合成停止。

（2）核碎裂：细胞核由于核染色质崩解和核膜破裂而发生碎裂，亦可由核固缩裂解成碎片而来。

（3）核溶解：由非特异性 DNA 酶和蛋白酶激活分解核 DNA 和核蛋白所致，核染色质嗜碱性下降，死亡细胞核在 1~2 天内消失。

2. 细胞质的变化　嗜酸性增强，线粒体内质网肿胀形成空泡、线粒体基质无定形钙致密物堆积、溶酶体释放酸性水解酶溶解细胞成分等，是细胞坏死时细胞质的主要超微结构变化。

3. 间质的变化　间质细胞出现损伤的时间要迟于实质细胞。间质细胞坏死后细胞外基质逐渐崩解液化，最后融合成片状、模糊的无结构物质。

细胞内和血清中酶活性的变化在坏死初发时即可检出，要早于超微结构的变化至少几小时，因此有助于细胞损伤的早期诊断。

（二）坏死的类型

见表 1-4-1。

表 1-4-1　坏死的类型

类　型	表　现
凝固性坏死（最常见）	1. 坏死与健康组织间界限明显，细胞细微结构消失，保持组织的轮廓残影，嗜酸性 2. 坏死细胞的结构蛋白和酶蛋白变性，延缓了蛋白质的分解过程 3. 见于心、肝、肾和脾等实质器官
液化性坏死	1. 常有炎症细胞的浸润 2. 见于细菌或某些真菌感染引起的脓肿、缺血缺氧引起的脑软化，以及由细胞水肿发展而来的溶解性坏死等 3. 死亡的细胞完全被消化，局部组织快速被溶解

续　表

类　型	表　现
纤维素样坏死	1. 坏死+纤维素样的物质沉积（纤维蛋白、免疫球蛋白、其他血浆蛋白） 2. 见于风湿病、结节性多动脉炎、新月体性肾小球肾炎，以及急进型高血压和胃溃疡底部小血管等
干酪样坏死	1. 属于特殊的凝固性坏死 2. 为结核病的特征性病变 3. 镜下为无结构颗粒状红染物，不见坏死部位原有组织结构的残影，甚至不见核碎屑 4. 干酪样坏死物不易溶解也不易被吸收 5. 偶见于某些梗死、肿瘤和结核样麻风等
脂肪坏死	1. 由于急性胰腺炎时脂肪酶外溢而引发 2. 坏死的脂肪细胞只留下不清晰的轮廓 3. 脂肪酸溢出，与钙结合皂化，形成肉眼可见的灰白色钙皂
坏疽	干性坏疽　常见于动脉阻塞但静脉回流尚通畅的四肢末端，坏死区干燥、皱缩、呈黑色，与正常组织界限清楚，腐败变化较轻
	湿性坏疽　多发生于与外界相通的内脏，如肺、肠、子宫、阑尾及胆囊等。坏死区水分较多，腐败菌易于繁殖，故肿胀呈蓝绿色，且与周围正常组织界限不清
	气性坏疽　发生坏死外，还产生大量气体，使坏死区按之有捻发感

✎ **主治语录：干酪样坏死是特殊的凝固性坏死。**

（三）坏死的结局

1. **溶解吸收**　坏死组织溶解液化，可由淋巴管或血管吸收；不能吸收的碎片，则由巨噬细胞吞噬清除。还可形成囊腔。坏死细胞溶解后，可引发周围组织急性炎症反应。

2. **分离排出**　坏死灶较大、不易被完全溶解吸收时，表皮、黏膜的坏死物可被分离，形成组织缺损。

（1）皮肤、黏膜浅表的组织缺损称为糜烂。

（2）较深的组织缺损称为溃疡。

（3）组织坏死后形成的只开口于皮肤、黏膜表面的深在性盲管，称为窦道。

（4）连接两个内脏器官或从内脏器官通向体表的通道样缺损，称为瘘管。

（5）肺、肾等内脏坏死物液化后，经支气管、输尿管等自然管道排出，所残留的空腔称为空洞。

3. 机化与包裹 机化和包裹的肉芽组织最终都可形成纤维瘢痕。

4. 钙化 坏死细胞和细胞碎片若未被及时清除，则日后易吸引钙盐和其他矿物质沉积，引起营养不良性钙化。

（四）坏死的影响

影响的有关因素如下。

1. 坏死细胞的生理重要性 如心、脑组织的坏死后果严重。

2. 坏死细胞的数量 如广泛的肝细胞坏死，可致机体死亡。

3. 坏死细胞周围同类细胞的再生情况 如肝、表皮等易于再生的细胞，坏死组织的结构功能容易恢复，而神经细胞、心肌细胞等坏死后则无法再生。

4. 坏死器官的储备代偿能力 如肾、肺等成对器官，储备代偿能力较强。

二、凋亡

1. 概述 凋亡是活体内局部组织中单个细胞程序性细胞死亡的表现形式，是由体内外因素触发细胞内预存的死亡程序而

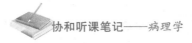

导致的细胞主动性死亡方式。与坏死的比较见表1-4-2。

表1-4-2　凋亡和坏死的比较

项　目	凋　亡	坏　死
机制	基因调控的程序化细胞死亡，主动进行（自杀性）	意外事故性细胞死亡，被动进行（他杀性）
诱因	生理性或轻微病理性刺激因子诱导发生，如生长因子的缺乏	病理性刺激因子诱导发生，如严重缺氧、感染、中毒等
死亡范围	多为散在的单个细胞	常为集聚的多个细胞
形态特征	细胞固缩，核染色质边集，细胞膜及细胞器膜完整，膜可发泡成芽，形成凋亡小体	核染色质絮状或边集，细胞膜及细胞器膜溶解破裂，溶酶体酶释放使细胞自溶
生化特征	耗能的主动过程，依赖ATP，有新蛋白合成，凋亡早期DNA规律降解为180~200bp片段，琼脂凝胶电泳呈特征性梯状带	不耗能的被动过程，不依赖ATP，无新蛋白合成，DNA降解不规律，片段大小不一，琼脂凝胶电泳通常不呈梯状带
周围反应	不引起周围组织炎症反应和修复再生，但凋亡小体可被邻近实质细胞和巨噬细胞吞噬	引起周围组织炎症反应和修复再生

2. 凋亡的形态学

（1）细胞皱缩：胞质致密，水分减少，胞质呈高度嗜酸性，单个凋亡细胞与周围的细胞分离。

（2）染色质凝聚：核染色质浓集成致密团块（固缩），或集结排列于核膜内面（边集），之后胞核裂解成碎片（碎裂）。

（3）凋亡小体形成：细胞膜内陷或胞质生出芽突并脱落，形成含核碎片和细胞器成分的膜包被凋亡小体。

　主治语录：凋亡小体是细胞凋亡的重要形态学标志，可被巨噬细胞和相邻其他实质细胞吞噬、降解。

（4）质膜完整：凋亡细胞因其质膜完整，阻止了与其他细胞分子间的识别，既不引起周围炎症反应，也不诱发周围细胞的增生修复。

主治语录：病毒性肝炎时肝细胞内的嗜酸性小体，是肝细胞凋亡的体现。

3. 凋亡的生化特征　是含半胱氨酸的天冬氨酸蛋白酶（凋亡蛋白酶）、Ca^{2+}/Mg^{2+} 依赖的核酸内切酶及需钙蛋白酶等的活化。

凋亡蛋白酶在正常细胞内多以酶原形式存在，活化后可裂解很多重要的细胞蛋白，破坏细胞骨架和核骨架；继而激活限制性核酸内切酶，早期出现 180~200bp 的 DNA 降解片段，琼脂凝胶电泳呈现相对特征性的梯状带。凋亡蛋白酶和核酸内切酶是凋亡程序的主要执行者。

4. 凋亡的机制

（1）细胞凋亡的阶段

1）信号传递：由外源性（死亡受体启动）通路，细胞表面 TNF-α 受体和相关蛋白 Fas（CD95）与 Fas 配体（Fas-L）结合，将凋亡信号导入细胞。

2）中央调控：由内源性（线粒体）通路，受到线粒体通透性改变和促凋亡分子如细胞色素 C 胞质释放的激活。

3）结构改变：为执行阶段。在前两者（为起始阶段）的基础上，凋亡蛋白酶进一步激活酶促级联反应，出现凋亡小体等形态学改变。

（2）影响凋亡的因素

1）抑制因素：生长因子、细胞基质、性甾体激素和某些病毒蛋白等。

2）诱导因素：生长因子缺乏、糖皮质激素、自由基及电离

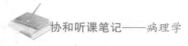

辐射等。

（3）参与凋亡的相关基因，见表1-4-3。

表1-4-3　参与凋亡的相关基因

基因名称	作　用
Bad、Bax、Bak、p53	促进凋亡作用
Bcl-2、Bcl-XL、Bcl-AL	抑制凋亡作用
cmyc	双向调节作用

主治语录：生长因子充足时促进细胞增殖，生长因子缺乏时引起细胞凋亡。

5. 凋亡与疾病

（1）凋亡不足或缺乏：可致肿瘤、自身免疫病等。

（2）凋亡过度：可致神经变性性疾病，缺血性损伤和病毒感染的细胞。神经变性性疾病如帕金森病、亨廷顿病、阿尔茨海默病等。

第五节　细胞老化

一、细胞老化的特征

1. 普遍性　所有的细胞、组织、器官和机体都会在不同程度上出现老化改变。

2. 进行性或不可逆性　随着时间的推移，老化不断进行性地发展。

3. 内因性　细胞内在基因决定性的衰退。

4. 有害性　老化时，可导致老年病的产生，机体其他疾病患病率和死亡率也逐渐增高。

二、细胞老化的形态学

老化细胞的结构蛋白、酶蛋白和受体蛋白合成减少，摄取营养和修复染色体损伤的能力下降。形态学表现为细胞体积缩小，水分减少，细胞及细胞核变形，线粒体、高尔基体数量减少，并扭曲或呈囊泡状，胞质色素沉着。

三、细胞老化的机制

（一）遗传程序学说

此学说认为，细胞的老化是由机体遗传因素决定的，即细胞的生长、发育、成熟和老化，都是细胞基因库中既定基因按事先安排好的程序，依次表达完成的。

主治语录： 最终的老化死亡是遗传信息耗竭的结果。

端粒为真核细胞染色体末端的特殊结构，由非转录短片段DNA（在人类为TTAGGG）的多次重复序列及一些结合蛋白组成，具有使染色体末端免于融合和退化的功能。明显缩短的端粒是细胞老化的信号。

端粒酶为一种能使已缩短的端粒再延长的反转录酶，是由RNA和蛋白质组成的核糖核蛋白复合物。绝大多数分化成熟的体细胞，不表现有端粒酶活性。

端粒和端粒酶学说可以解释大多数分化成熟体细胞的老化过程。

（二）错误积累学说

细胞寿命的长短也取决于代谢作用损伤和损伤后分子反应

之间的平衡。

　　细胞分裂时，由于自由基等有害物质的损害，可诱导脂质过氧化反应，使线粒体等的细胞器膜流动性、通透性和完整性受损，DNA 断裂突变，其修复和复制过程因之发生错误。

　　随着错误的积累，生成异常蛋白质，原有蛋白多肽和酶的功能丧失，最终导致细胞老化。

　　在遗传安排的决定性背景下，细胞代谢障碍是细胞产生老化的促发因素。

 历年真题

1. 缺碘引起的甲状腺肿大属于
   A. 代偿性肥大
   B. 代偿性增生
   C. 内分泌性肥大
   D. 病理性增生
   E. 内分泌性增生

2. 脂褐素大量增加最常见于

   A. 细胞萎缩
   B. 细胞坏死
   C. 细胞凋亡
   D. 细胞水样变
   E. 细胞玻璃样变

参考答案：1. D　2. A

第二章 损伤的修复

核心问题

1. 再生过程的影响因素。
2. 肉芽组织的结构及作用。
3. 纤维性修复的病理特点、作用。
4. 创伤愈合、骨折愈合的过程及影响因素。

内容精要

修复过程的两种形式：①再生，由损伤周围的同种细胞来修复。②纤维性修复，由纤维结缔组织来修复，以后形成瘢痕，故也称瘢痕修复。在组织损伤和修复过程中，常有炎症反应。

第一节 再 生

再生取决于受损组织、细胞的再生潜能以及参与其中的许多细胞因子、细胞外基质等因素。不同种类的细胞具有不同的再生能力。再生可分为生理性再生与病理性再生，本节主要叙述后者。

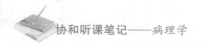

一、细胞周期和不同类型细胞的再生潜能

$$细胞周期\begin{cases}间期\begin{cases}G_1 期（DNA 合成前期）\\S 期（DNA 合成期）\\G_2 期（分裂前期）\end{cases}\\分裂期\end{cases}$$

不同种类的细胞，其细胞周期的时程长短不同，在单位时间里可进入细胞周期进行增殖的细胞数也不相同，因此具有不同的再生能力。

一般低等动物比高等动物的细胞或组织再生能力强。就个体而言，幼稚组织比高分化组织再生能力强；平时易受损伤的组织及生理状态下经常更新的组织有较强的再生能力。人体细胞按再生能力分类，见表 2-1-1。

表 2-1-1　人体细胞按再生能力分类

分　类	特　　点	举　　例
不稳定细胞	1. 又称持续分裂细胞。不断增殖，以代替衰亡或破坏的细胞 2. 干细胞的存在是这类组织不断更新的必要条件	表皮细胞、呼吸道和消化道黏膜被覆细胞、淋巴细胞及造血细胞等
稳定细胞	1. 又称静止细胞。细胞增殖现象不明显，在细胞增殖周期中处于静止期（G_0），但受到组织损伤的刺激时，则进入 DNA 合成前期（G_1），表现出较强的再生能力 2. 器官的再生能力是由其复制潜能决定的	胰、内分泌腺、涎腺、汗腺、皮脂腺和肾小管的上皮细胞等
永久性细胞	1. 又称非分裂细胞。在出生后不能分裂增殖，一旦遭受破坏则成为永久性缺失 2. 在神经细胞存活的前提下，受损的神经纤维有着活跃的再生能力	神经细胞、骨骼肌细胞及心肌细胞等

主治语录：永久性细胞包括神经细胞、骨骼肌细胞及心肌细胞，不包括神经纤维。

二、干细胞及其在再生中的作用

（一）概述

干细胞是个体发育过程中产生的具有无限或较长时间自我更新和多向分化能力的一类细胞。

1. 特点

（1）能无限地增殖分裂。

（2）具有处于静止状态的能力。

（3）缺少细胞系标志物。

（4）通过非对称分裂，使得子细胞成为功能专一的分化细胞，保持亲代的特征，仍作为干细胞保留下来。

2. 分类　根据来源和个体发育过程中出现的先后次序不同，干细胞可分为胚胎干细胞和成体干细胞。

（二）胚胎干细胞

1. 起源于着床前胚胎内细胞群的全能干细胞，具有向3个胚层分化的能力，可以分化为成体所有类型的成熟细胞。

2. 胚胎干细胞是在人胚胎发育早期——囊胚（受精后5~7天）中未分化的细胞。囊胚含有约140个细胞，外表是一层扁平细胞，称滋养层，可发育成胚胎的支持组织如胎盘等。中心的腔称囊胚腔，腔内一侧的细胞群，称内细胞群，这些未分化细胞可进一步分裂、分化、发育成个体。因而这些细胞被认为具有全能性。当内细胞群在培养皿中培养时，我们称之为胚胎干细胞。

3. 研究胚胎干细胞的意义

（1）拥有类似胚胎的全能分化性，可以从单个的受精卵发育成完整的个体，利用其作为材料和干细胞研究方法最终阐明人类正常胚胎的发生发育、非正常胚胎的出现（通过改变细胞系的靶基因）等的复杂调控机制。

（2）人胚胎干细胞的分离及体外培养的成功，对生物医学领域的一系列重大研究，如致畸致瘤实验、组织移植、细胞治疗和基因治疗等都产生重要影响。

（3）胚胎干细胞最激动人心的潜在应用是用来修复甚至替换丧失功能的组织和器官。

（三）成体干细胞

1. 成体干细胞是指存在于各组织、器官中具有自我更新和一定分化潜能的不成熟细胞。

2. 机体内多种分化成熟的组织中存在成体干细胞，如造血干细胞、表皮干细胞、间充质干细胞、肌肉干细胞、肝脏干细胞、神经干细胞等。

3. 人们渴望从自体中分离出成体干细胞，在体外定向诱导分化为靶组织细胞并保持增殖能力，将这些细胞回输入体内，从而达到长期治疗的目的。横向分化的发现在干细胞研究中具有革命性意义。

（四）干细胞在组织修复与细胞再生中的作用

当组织损伤后，骨髓内的干细胞和组织内的干细胞都可以进入损伤部位，进一步分化成熟来修复受损组织的结构和功能。人类成体干细胞及其主要分化方向，见表2-1-2。

表 2-1-2　人类成体干细胞及其主要分化方向

细胞类型	分　　　布	主要分化方向
造血干细胞	骨髓，外周血	骨髓和血液淋巴造血细胞
间质干细胞	骨髓，外周血	骨，软骨，腱，脂肪组织，肌组织，骨髓间质，肝细胞，神经细胞
神经干细胞	室管膜细胞，中枢神经系统的星形胶质细胞	神经元，星形胶质细胞，少突胶质细胞
肝脏干细胞	胆管内或近胆管	肝细胞，胆管细胞，之后产生卵圆形细胞
胰脏干细胞	胰岛，巢蛋白阳性细胞，卵圆形细胞，胆管细胞	β 细胞
骨骼肌干细胞/卫星细胞	肌纤维	骨骼肌纤维
皮肤干细胞	表皮基底层，毛囊膨大区	毛皮，毛囊
肺上皮干细胞	器官基底部和黏液分泌细胞，细支气管血细胞，Ⅱ型肺泡细胞	黏液细胞，纤毛细胞，Ⅰ型、Ⅱ型肺泡细胞
肠上皮干细胞	每个隐窝周围的上皮细胞	潘氏细胞，刷状缘肠上皮细胞，分泌黏液的杯状细胞，肠绒毛内分泌细胞

1. 骨髓组织　骨髓中干细胞的基本特征是具有自我维持和自我更新能力，即干细胞通过不对称性的有丝分裂，不断产生大量祖细胞并使其保持不分化状态。骨髓中干细胞的另一个特点是具有可塑性，可以分化为肝脏、肌肉及神经组织的细胞，一定条件下肌肉干细胞、神经干细胞还可以分化为间充质干细胞，参与相应组织的修复。骨髓组织的两类干细胞如下。

（1）造血干细胞：是体内各种血细胞的唯一来源，它主要存在于骨髓、外周血、脐带血中。在临床治疗中应用较早，可以用于治疗急慢性白血病、重型再生障碍性贫血、地中海贫血、

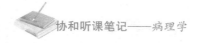

恶性淋巴瘤、多发性骨髓瘤等血液系统疾病以及小细胞肺癌、乳腺癌、睾丸癌、卵巢癌、神经母细胞瘤等多种实体肿瘤。

（2）间充质干细胞（MSC）：是骨髓另一种成体干细胞，具有干细胞的共性。研究发现人的骨骼肌脂肪、骨膜、脐血、外周血中也存在 MSC，与造血干细胞有相同的作用。由于它具有向骨、软骨、脂肪、肌肉及肌腱等组织分化的潜能，因而利用其进行组织工程学研究具有如下优势。

1）取材方便且对机体无害。

2）由于间充质干细胞取自自体，由它诱导而来的组织在进行移植时不存在组织配型及免疫排斥问题。

3）分化的组织类型广泛，理论上能分化为所有的间质组织类型。

2. 脑

（1）脑内的神经干细胞是多能干细胞，可以进一步分化为脑内神经元、星形胶质细胞和少突胶质细胞。

（2）依据其体外培养时对丝裂原反应性的不同，分为 EGF 反应型细胞和 FGF-2 反应型细胞，前者多分化为胶质细胞，后者多分化为神经元表型祖细胞。

三、组织再生的机制和过程

是否能通过再生来修复组织的损伤，取决于损伤组织的类型和损伤的程度。

（一）上皮组织的再生

1. 被覆上皮再生　鳞状上皮缺损时，由创缘或底部的基底层细胞分裂增生，以及组织干细胞的分化增殖，向缺损中心迁移，先形成单层上皮，以后增生分化为鳞状上皮。

新生的上皮细胞起初为立方形，以后增高为柱状细胞。

2. 腺上皮再生

（1）腺上皮再生的情况依损伤的状态而异：如果有腺上皮的缺损而腺体的基底膜未被破坏，可由残存细胞分裂补充，完全恢复原来腺体结构；如腺体构造（包括基底膜）完全被破坏，则难以再生。构造比较简单的腺体如子宫内膜腺、肠腺等可从残留部细胞再生。

（2）肝细胞有活跃的再生能力，肝再生情况如下：①肝在部分切除后，通过肝细胞分裂增生，短期内就能使肝脏恢复原来的大小。②肝细胞坏死时，不论范围大小，只要肝小叶网状支架完整，从肝小叶周边区再生的肝细胞可沿支架延伸，恢复正常结构。③肝细胞坏死较广泛，肝小叶网状支架塌陷，网状纤维转化为胶原纤维，或由于肝细胞反复坏死及炎症刺激，纤维组织大量增生，形成肝小叶内间隔，此时再生肝细胞难以恢复原来的小叶结构，成为结构紊乱的肝细胞团，如肝硬化时的再生结节。

（二）纤维组织的再生

1. 在损伤的刺激下，受损处的成纤维细胞进行分裂、增生。成纤维细胞可由静止状态的纤维细胞转变而来。幼稚的成纤维细胞胞体大，两端常有突起，突起亦可呈星状，胞质略呈嗜碱性。电镜下，胞质内有丰富的粗面内质网及核蛋白体，说明其合成蛋白的功能很活跃。胞核体积大，染色淡，有1~2个核仁。

2. 当成纤维细胞停止分裂后，开始合成并分泌前胶原蛋白，在细胞周围形成胶原纤维，细胞逐渐成熟，变成长梭形，胞质越来越少，核越来越深染，成为纤维细胞。

（三）软骨组织和骨组织的再生

1. 软骨再生起始于软骨膜的增生，这些增生的幼稚细胞形

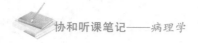

似成纤维细胞，以后逐渐变为软骨母细胞，并形成软骨基质，细胞被埋在软骨陷窝内而变为静止的软骨细胞。

2. 软骨再生能力弱，软骨组织缺损较大时由纤维组织参与修补。

主治语录：骨组织再生能力强，骨折后可完全修复。

（四）血管的再生

1. 毛细血管的再生　毛细血管的再生过程又称为血管形成，是以生芽方式来完成的。

（1）首先在蛋白分解酶作用下基底膜分解，该处内皮细胞分裂增生形成突起的幼芽，随着内皮细胞向前移动及后续细胞的增生而形成一条细胞索，数小时后便可出现管腔，形成新生的毛细血管，进而彼此吻合构成毛细血管网。

（2）增生的内皮细胞分化成熟时还分泌Ⅳ型胶原、层粘连蛋白和纤维连接蛋白，形成基底膜的基板。周边的成纤维细胞分泌Ⅲ型胶原及基质，组成基底膜的网板，本身则成为血管外膜细胞，至此毛细血管的构筑遂告完成。

（3）新生的毛细血管基底膜不完整，通透性较高。为适应功能的需要，这些毛细血管还会不断改建，有些管壁增厚发展为小动脉、小静脉，其平滑肌等成分可能由血管外未分化间叶细胞分化而来。

2. 大血管的修复　大血管离断后需手术吻合，吻合处两侧内皮细胞分裂增生，互相连接，恢复原来内膜结构。但离断的肌层不易完全再生，而由结缔组织增生连接，形成瘢痕修复。

（五）肌组织的再生

1. 肌组织的再生能力很弱。横纹肌的再生依肌膜是否存在及肌纤维是否完全断裂而有所不同。

2. 心肌再生能力极弱，破坏后一般都是瘢痕修复。

（六）神经组织的再生

脑及脊髓内的神经细胞破坏后不能再生，由神经胶质细胞及其纤维修补，形成胶质瘢痕。外周神经受损时，如果与其相连的神经细胞仍然存活，则可完全再生。

四、细胞再生的影响因素

细胞死亡和各种因素引起的细胞损伤，皆可刺激细胞增殖。

细胞的增殖是再生的关键环节，很大程度上受细胞外微环境和各种化学因子的调控。过量的刺激因子或抑制因子缺乏，均可导致细胞增生和肿瘤的失控性生长。细胞的生长可通过缩短细胞周期来完成，但最重要的因素是使静止细胞重新进入细胞周期。

（一）细胞外基质在细胞再生过程中的作用

细胞外基质（ECM）的主要作用是把细胞连接在一起，借以支撑和维持组织的生理结构和功能。

1. 胶原蛋白

（1）胶原蛋白是动物体内最常见的一种蛋白，为所有多细胞生物提供细胞外支架。

（2）胶原蛋白由三条具有 gy-x-y 重复序列的多肽 α 链构成三螺旋结构。约 30 条 α 链形成了至少 14 种不同的胶原蛋白。Ⅰ、Ⅱ、Ⅲ型胶原为间质性或纤维性胶原蛋白，体内含量最为丰富。Ⅳ、Ⅴ、Ⅵ型胶原为非纤维性（或无定形）胶原蛋白，存在于间质和基底膜内。

（3）胶原蛋白的前体在核糖体内合成后，α 链要经过一系列酶的修饰，包括脯氨酸和赖氨酸残基的羟基化，从而使胶原蛋白富含羟化脯氨酸（10%）。胶原前肽的羟基化需要维生素 C。

> 主治语录：蛋白的交联结构决定了其张力强度。

2. 弹性蛋白

（1）各种组织，如皮肤、子宫和肺等器官在组织结构上需要弹性以发挥功能。虽然张力强度是由胶原蛋白提供的，但这些组织的回缩能力则由弹性纤维来完成。

（2）这些纤维可延长数倍并在张力消失后回缩至其原长度。在形态上，弹性纤维包括一个中轴，其周围由微丝形成的网状结构围绕。中轴由分子量为 70kD 的弹性蛋白构成。在大血管壁（如主动脉）、子宫、皮肤和韧带中存在大量弹性蛋白。

（3）成熟的弹性蛋白含有交联结构以调节其弹性。

3. 黏附性糖蛋白和整合素　黏附性糖蛋白和整合素在结构上不相同，其共同特性为既能与其他细胞外基质结合，又能与特异性的细胞表面蛋白结合。

（1）纤维粘连蛋白：主要作用是能使细胞与各种基质成分发生粘连。可由成纤维细胞、单核细胞、内皮细胞及其他细胞产生。纤维粘连蛋白与细胞黏附、细胞伸展和细胞迁移直接相关。

（2）层粘连蛋白：是基底膜中含量最为丰富的大分子糖蛋白，为三个不同的亚单位共价结合形成的交叉状结构并跨越基底膜。一方面可与细胞表面的特异性受体结合，另一方面也可与基质成分如IV型胶原和硫酸肝素结合，还可介导细胞与结缔组织基质黏附。

（3）整合素：是细胞表面受体的主要家族，对细胞和细胞外基质的黏附起介导作用。其特殊类型在白细胞黏附过程中还可诱导细胞与细胞间的相互作用。

4. 基质细胞蛋白　可与基质蛋白、细胞表面受体及能作用于细胞表面的其他分子（如生长因子、细胞因子或蛋白水解酶）相互作用。

（1）富含半胱氨酸的酸性分泌蛋白：可促进损伤后发生的组织重建，其本身又是一个血管生成抑制剂。

（2）血栓黏合素：为具有多种功能的蛋白，可抑制血管生成。

（3）骨桥蛋白：可介导白细胞迁移。

（4）细胞黏合素家族：为多聚体大分子蛋白，与细胞黏附的调控有关。

5. 蛋白多糖和透明质酸素　蛋白多糖和透明质酸素构成了细胞外基质的另一重要成分。其结构包括核心蛋白及与核心蛋白相连接的多糖或多个多糖聚合形成的氨基多糖。

（1）最常见的一些蛋白多糖包括硫酸肝素、硫酸软骨素和硫酸皮肤素。它们在调控结缔组织的结构和通透性中具有多重作用。

（2）透明质酸素是大分子蛋白多糖复合物的骨架，可结合大量的水分子形成高度水合的凝胶，使多种类型的结缔组织，尤其是关节软骨，具有膨胀压、抗压、反弹及润滑的能力。透明质酸素亦存在于发生迁移和增殖细胞周围的细胞外基质中，抑制细胞间的黏附并促进细胞迁移。

（二）生长因子

当细胞受到损伤因素的刺激后，可释放多种生长因子，促进修复过程。有些生长因子可作用于多种类型的细胞，而有些生长因子只作用于特定的靶细胞。

1. 血小板源性生长因子（PDGF）　来源于血小板的 α 颗

粒，能引起成纤维细胞、平滑肌细胞和单核细胞的增生和游走，并能促进胶质细胞增生。

2. 成纤维细胞生长因子（FGF） 几乎可刺激所有间叶细胞，但主要作用于内皮细胞，特别在毛细血管的新生过程中，能使内皮细胞分裂并诱导其产生蛋白溶解酶，后者溶解基膜，便于内皮细胞穿越、生芽。

3. 表皮生长因子（EGF） 是从下颌下腺分离出的一种 6kD 多肽，对上皮细胞、成纤维细胞、胶质细胞及平滑肌细胞都有促进增殖的作用。

4. 转化生长因子（TGF） TGF-α 与 EGF 有相同作用。TGF-β 由血小板巨噬细胞、内皮细胞等产生，低浓度诱导 PDGF 合成、分泌，为间接分裂原；高浓度抑制 PDGF 受体表达，使其生长受到抑制；还促进成纤维细胞趋化，产生胶原和纤维连接蛋白，抑制胶原降解，促进纤维化发生。

5. 血管内皮生长因子（VEGF） 对肿瘤血管的形成有促进作用。可促进正常胚胎的发育、创伤愈合及慢性炎症时的血管增生。VEGF 还可明显增加血管的通透性，进而促进血浆蛋白在细胞基质中沉积，为成纤维细胞和血管内皮细胞长入提供临时基质。

6. 具有刺激生长作用的其他细胞因子 白介素-1（IL-1）和肿瘤坏死因子（TNF）能刺激成纤维细胞的增生及胶原合成，TNF 还能刺激血管再生。

（三）抑素与接触抑制

1. 抑素具有组织特异性。

2. 皮肤创伤，缺损部周围上皮细胞分裂、增生、迁移，将创面覆盖而相互接触时，或部分切除后的肝脏，当肝细胞增生使肝脏达到原有大小时，细胞停止生长，不致堆积起来，这种现象称为接触抑制。细胞缝隙连接（可能还有桥粒）也许参与接触抑制的调控。

3. 细胞生长和分化涉及多种信号之间的整合及相互作用。

第二节　纤维性修复

纤维性修复首先通过肉芽组织增生，溶解、吸收损伤局部的坏死组织及其他异物，并填补组织缺损，以后肉芽组织转化成以胶原纤维为主的瘢痕组织，完成修复过程。

一、肉芽组织的形态及作用

（一）肉芽组织的成分及形态

1. 成分　由新生薄壁的毛细血管以及增生的成纤维细胞构成，并伴有炎症细胞浸润。

2. 形态

（1）肉眼观：鲜红色，颗粒状，柔软、湿润，形似鲜嫩的肉芽。

（2）镜下观

1）大量由内皮细胞增生形成的实性细胞索及扩张的毛细血管，对着创面垂直生长。

2）以小动脉为轴心，在周围形成袢状、弯曲的毛细血管网。

3）毛细血管周围有许多新生成纤维细胞、炎症细胞（巨噬细胞为主）及大量渗出液。

（二）肉芽组织的作用及结局

1. 作用

（1）抗感染、保护创面。

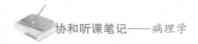

（2）填补伤口及其他组织缺损。

（3）机化或包裹坏死物、血栓、炎性渗出物及其他异物。

2．成熟的主要形态标志

（1）间质的水分逐渐吸收减少。

（2）炎症细胞减少并逐渐消失。

（3）部分毛细血管管腔闭塞、数目减少，部分毛细血管改建成小动脉、小静脉。

（4）成纤维细胞产生大量胶原纤维，自身转变为纤维细胞。

（5）肉芽组织成熟为纤维结缔组织，并且逐渐转化为老化阶段的瘢痕组织。

主治语录：肉芽组织在组织损伤后 2~3 天内即可出现，随时间的推移逐渐成熟。

二、瘢痕组织的形态及作用

瘢痕组织是指肉芽组织改建成熟形成的纤维结缔组织。此时，组织由大量平行或交错分布的胶原纤维束组成。

1．形态

（1）肉眼观：局部呈收缩状态，颜色苍白或灰白、半透明，质硬韧并缺乏弹性。

（2）镜下观：瘢痕组织由大量胶原纤维束组成。纤维束往往呈均质性红染即玻璃样变，纤维细胞很稀少，核细长而深染，组织内血管减少。

2．作用

（1）瘢痕组织对机体有利的一面

1）把损伤的创口或其他缺损长期地填补并连接起来，保持组织器官的完整性。

2）瘢痕组织内含有大量胶原纤维，大量胶原纤维存在使得组织器官具有一定的抗拉力，保持其坚固性。如果胶原形成不足或承受力大而持久，加之瘢痕缺乏弹性，可造成瘢痕膨出，在腹壁可形成疝，在心壁可形成室壁瘤。

（2）瘢痕组织对机体不利或有害的一面

1）瘢痕收缩：特别是发生于关节附近和重要器官的瘢痕，常引起关节挛缩或活动受限，如十二指肠溃疡瘢痕可引起幽门梗阻。

2）瘢痕性粘连：特别是器官之间或器官与体腔壁之间发生的纤维性粘连，常常影响其功能。器官内广泛损伤导致广泛纤维化玻璃样变，可发生器官硬化。

3）瘢痕组织增生过度：又称肥大性瘢痕。如果这种肥大性瘢痕突出于皮肤表面并向周围不规则地扩延，称为瘢痕疙瘩（临床常称为"蟹足肿"）。

主治语录：解决瘢痕收缩和器官硬化等的关键是在细胞生长调控和细胞外基质等分子病理水平上，阐明如何调控肉芽组织中胶原的合成和分泌以及如何加速瘢痕中胶原的分解与吸收。

三、肉芽组织和瘢痕组织的形成过程及机制

形成过程包括血管生成、成纤维细胞增殖和迁移、细胞外基质成分的积聚和纤维组织的重建。

（一）血管生成的过程

1. 血管形成　见于发生初期，是由内皮细胞前期细胞（EPC）或者血管母细胞形成的新血管。

2. 血管生成　是由组织中既存的成熟血管的内皮细胞发生增殖和游走，形成的小血管。

（1）步骤

1）原有血管基底膜降解并引起毛细血管芽的形成和细胞迁移。

2）内皮细胞向刺激方向迁移。

3）位于迁移细胞后面的内皮细胞增殖和发育成熟。

（2）调控

1）生长因子和受体：VEGF 和血管生成素在血管形成中发挥特殊作用。进一步的血管新生则依赖于血管生成素（Ang1 和 Ang2）的调控。Ang1 与内皮细胞上的称为 Tie2 的受体相互作用，使内皮细胞外侧出现新的细胞，这种新的细胞除维持新生血管的稳定外，Ang1 和 Tie2 的相互作用还可促进血管的成熟，使其从简单的内皮细胞构成的管腔，成为更精细的血管结构并维持内皮细胞处于静止状态。

与创伤愈合有关的生长因子，见表 2-2-1。

表 2-2-1　与创伤愈合有关的生长因子

作　　用	名　　称
对单核细胞具有趋化性	PDGF，FGF，TGF-β
成纤维细胞迁移	PDGF，EGF，FGF，TGF-β，TNF
成纤维细胞增殖	PDGF，EGF，FGF，TNF
血管生成	VEGF，Ang，FGF
胶原合成	TGF-β，PDGF，TNF
分泌胶原酶	PDGF，FGF，EGF，TNF，TGF-β 抑制物

主治语录：在发育成熟组织的生理性血管新生和病理性血管新生过程中，VEGF 作用最为重要。

2）细胞外基质：血管生成的关键环节是内皮细胞的运动和直接迁移。这些过程由几类蛋白调控，见表 2-2-2。

表 2-2-2 蛋白调控

蛋白类型	特　点
整合素	特别是 $\alpha_v\beta_3$，它对新生血管的形成和稳定尤为重要
基质-细胞蛋白	包括血栓黏合素 1、SPARC 和细胞黏合素 C，它们可导致细胞与基质的相互作用失衡，从而促进血管新生
蛋白水解酶	1. 在内皮细胞迁移过程中发挥重要作用 2. 蛋白酶水解细胞外基质所产生的水解片段也对血管生成起调节作用。如内皮抑素为一种特殊类型的胶原小片段，可抑制内皮细胞增殖和血管形成

（二）纤维化

在富含新生血管和疏松细胞外基质的肉芽组织内发生纤维化的过程包括损伤部位成纤维细胞的迁移和增殖、细胞外基质积聚。

1. 成纤维细胞增殖

（1）肉芽组织富含新生血管。VEGF 除可促进血管生成外还能增高血管的通透性。血管通透性的增高导致血浆蛋白如纤维蛋白原和血浆纤维连接蛋白在细胞外基质中积聚，为生长中的成纤维细胞和内皮细胞提供临时基质。

（2）多种生长因子可启动成纤维细胞向损伤部位的迁移及随之发生的增殖，包括 TGF-β、PDGF、EGF、FGF 和促纤维化性细胞因子，如 IL-1 和 TNF-α。这些生长因子来源于血小板和各种炎症细胞以及活化的内皮细胞。

（3）在肉芽组织中，巨噬细胞除具清除细胞外碎片、纤维蛋白和其他外源性物质的重要细胞等作用外，还对 TGF-β、PDGF 和 bFGF 的表达有正反馈调节作用，因而促进成纤维细胞的迁移和增殖。每种细胞皆可直接或间接地调节成纤维细胞的迁移和增殖。

（4）TGF-β 是感染性纤维化的最重要的生长因子。

2. 细胞外基质积聚

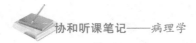

（1）在修复过程中，增生的成纤维细胞和内皮细胞的数量逐渐减少。成纤维细胞开始合成更多的细胞外基质并在细胞外积聚。

（2）纤维性胶原是修复部位结缔组织的主要成分，对创伤愈合过程中张力的形成尤为重要。

（3）胶原的合成早在 3~5 天即开始出现，并根据创口的大小可持续数周。许多调节成纤维细胞增殖的生长因子同样可刺激细胞外基质的合成。

（4）胶原的积聚不仅与胶原合成的增加有关，还与胶原降解抑制有关。最后，肉芽组织转变为含有梭形成纤维细胞、致密胶原、弹性纤维和其他细胞外基质成分的瘢痕。在瘢痕成熟过程中，血管逐渐退化，最终由富含血管的肉芽组织演变为苍白、血管稀少的瘢痕。

（三）组织重构

1. 肉芽组织转变为瘢痕的过程也包括细胞外基质的结构改变过程。

2. 一些能刺激胶原和其他结缔组织分子合成的生长因子，还有调节金属蛋白酶合成与激活的作用，而金属蛋白酶是降解细胞外基质成分的关键酶。

3. 细胞外基质合成与降解的最终结果不仅导致了结缔组织的重构，而且又是慢性炎症和创伤愈合的重要特征。

4. 胶原和其他细胞外基质成分的降解可由锌离子依赖性的基质金属蛋白酶家族来完成。金属蛋白酶家族，见表 2-2-3。

表 2-2-3　金属蛋白酶家族

名　　称	生理作用
间质胶原酶	降解 Ⅰ 、Ⅱ 、Ⅲ型纤维性胶原
明胶酶（又称Ⅳ型胶原酶）	降解明胶及纤维粘连蛋白

续　表

名　　称	生理作用
基质溶素	降解蛋白多糖、层粘连蛋白、纤维粘连蛋白和无定形胶原
膜型金属蛋白酶	—

✎ **主治语录：** 中性粒细胞弹性蛋白酶、组织蛋白酶G、激肽、纤溶酶及前文提到的蛋白水解酶虽可降解细胞外基质成分，但它们为丝氨酸蛋白水解酶，而非金属蛋白酶。

可见创伤愈合过程中胶原酶及其抑制剂活性在受到严密调控的同时，也成为损伤部位清除坏死物质和结缔组织重构的必要条件。

<h2 align="center">第三节　创伤愈合</h2>

创伤愈合是指机体遭受外力作用，皮肤等组织出现离断或缺损后的愈合过程，包括细胞的迁移、细胞外基质重构和细胞增殖三个基本过程。

一、皮肤创伤愈合

（一）皮肤创伤愈合的基本过程

以皮肤手术切口为例，创伤愈合的基本过程如下。

1. 伤口的早期变化

（1）伤口局部有组织坏死和血管断裂出血，数小时内便产生炎症反应，表现为充血、浆液渗出、白细胞游出，故局部红肿。

（2）早期白细胞浸润以中性粒细胞为主，3天后转为以巨噬细胞为主。

（3）伤口中的血液和渗出液中的纤维蛋白原很快凝固形成凝块，有的凝块表面干燥形成痂皮，凝块及痂皮起着保护伤口的作用。

2. 伤口收缩　2~3 日后边缘的整层皮肤及皮下组织向中心移动，于是伤口迅速缩小，直到 14 天左右停止。伤口收缩是由伤口边缘新生的肌成纤维细胞的牵拉作用引起的，而与胶原无关。

　　主治语录：伤口缩小的程度因伤口部位、伤口大小及形状而不同，其意义在于缩小创面。

3. 肉芽组织增生和瘢痕形成

（1）第 3 天开始从伤口底部及边缘长出肉芽组织填平伤口。毛细血管以每日延长 0.1~0.6mm 的速度增长。其方向大都垂直于创面，并呈袢状弯曲。

（2）第 5~6 天起成纤维细胞产生胶原纤维，其后一周胶原纤维形成甚为活跃，以后逐渐缓慢下来。随着胶原纤维越来越多，出现瘢痕形成过程，大约在伤后一个月瘢痕完全形成。瘢痕中的纤维最终与皮肤平行。

　　主治语录：肉芽组织中没有神经，故无感觉。

4. 表皮及其他组织再生

（1）创伤发生 24 小时内，伤口边缘及募集的表皮干细胞在凝块下面向伤口中心迁移，并增生、分化成为鳞状上皮。

（2）如果肉芽组织长时间不能将伤口填平并形成瘢痕，则上皮再生将延缓；在另一种情况下，由于异物及感染等刺激而过度生长的肉芽组织，高出于皮肤表面，也会阻止表皮再生，因此临床常需将其切除。

（3）若伤口过大（一般认为直径超过 20cm 时），则再生表皮很难将伤口完全覆盖，往往需要植皮。

（二）创伤愈合的类型

见表 2-3-1。

表 2-3-1 创伤愈合的类型

项目	一期愈合	二期愈合
伤口情况	组织缺损少，创缘整齐、无感染、经黏合或缝合后创面对合严密	组织缺损大，创缘不整、哆开、无法整齐对合、伴感染明显
炎症反应	轻微	
再生速度	表皮再生在伤后 24～48 小时内覆盖伤口	待感染控制、坏死组织清除后，开始再生
肉芽组织、瘢痕形成情况	肉芽组织在第 3 天可从伤口边缘长出少量肉芽组织并迅速填平伤口，5～7 天伤口两侧出现胶原纤维连接，切口达临床愈合。第 2 周末瘢痕开始变白，3 个月抗拉力强度达顶峰，切口数月后形成一条白色线状瘢痕，瘢痕小	伤口大、伤口收缩明显；伤口底部、边缘长出大量肉芽组织，愈合时间长，形成的瘢痕大

二、骨折愈合

分为外伤性骨折和病理性骨折。骨的再生能力很强。骨折愈合的好坏，所需的时间与骨折的部位、性质、错位的程度、年龄以及引起骨折的原因等因素有关。骨折愈合过程如下。

（一）血肿形成

骨组织和骨髓都有丰富的血管，在骨折的两端及其周围伴有大量出血，形成血肿，数小时后血肿发生凝固，与此同时常出现轻度的炎症反应。

由于骨折伴有血管断裂，在骨折早期，常可见到骨髓组织

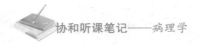

的坏死，骨皮质亦可发生坏死，如果坏死灶较小，可被破骨细胞吸收；如果坏死灶较大，可形成游离的死骨片。

（二）纤维性骨痂形成

骨折后的 2~3 天，血肿开始由肉芽组织取代而机化，继而发生纤维化形成纤维性骨痂或称暂时性骨痂，肉眼及 X 线检查见骨折局部呈梭形肿胀。

约 1 周，上述增生的肉芽组织及纤维组织可进一步分化，形成透明软骨。透明软骨的形成一般多见于骨外膜的骨痂区，骨髓内骨痂区则少见。

（三）骨性骨痂形成

上述纤维性骨痂逐渐分化出骨母细胞，并形成类骨组织，以后出现钙盐沉积，类骨组织转变为编织骨。

纤维性骨痂中的软骨组织也经软骨化骨过程演变为骨组织，至此形成骨性骨痂。

（四）骨痂改建或再塑

为了适应骨活动时所受应力，编织骨经过进一步改建成为成熟的板层骨，皮质骨和髓腔的正常关系以及骨小梁正常的排列结构也重新恢复。改建是在破骨细胞的骨质吸收及骨母细胞的新骨质形成的协调作用下完成的。

三、影响创伤愈合的因素

（一）全身因素

1. 年龄　青少年的组织再生能力强、愈合快。老年人则相反，组织再生力差，愈合慢，此与老年人血管硬化，血液供应减少有很大关系。

2. 营养

（1）严重的蛋白质缺乏，尤其是含硫氨基酸（如甲硫氨酸、胱氨酸）缺乏时，肉芽组织及胶原形成不良，伤口愈合延缓。

（2）α-多肽链中的两个主要氨基酸——脯氨酸及赖氨酸，必须经羟化酶羟化，才能形成前胶原分子，而维生素 C 具有催化羟化酶的作用，当维生素 C 缺乏时，前胶原分子难以形成，从而影响了胶原纤维的形成。

主治语录：维生素中以维生素 C 对愈合最重要。

（3）补给锌能促进愈合。

（二）局部因素

1. 感染与异物　感染对再生修复的妨碍甚大。伤口如有感染，或有较多的坏死组织及异物，必然是二期愈合。

临床对创面较大、已被细菌污染但尚未发生明显感染的伤口，施行清创术以清除坏死组织、异物和细菌，并可在确保没有感染的情况下，缝合创口。这样有可能使本来是二期愈合的伤口，达到一期愈合。

2. 局部血液循环　局部血液供应良好时，则再生修复较为理想；局部血液循环不良时，则该处伤口愈合迟缓。

3. 神经支配　正常的神经支配对组织再生有一定的作用。如麻风引起的溃疡不易愈合，是神经受累致使局部神经性营养不良的缘故。

4. 电离辐射　能破坏细胞、损伤小血管、抑制组织再生，因此影响创伤的愈合。

（三）其他因素

凡影响创伤愈合的全身及局部因素对骨折愈合都起作用，

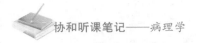

影响骨折愈合的因素另需强调以下三点：

1. 骨折断端的及时、正确的复位　是为以后骨折完全愈合创造必要的条件。

2. 骨折断端及时、牢靠的固定　更显重要，一般要固定到骨性骨痂形成后。

3. 早日进行全身和局部功能锻炼，保持局部良好的血液供应　在不影响局部固定情况下，应尽早离床活动。

 历年真题

1. 组织和细胞损伤后，周围细胞增殖、修复的过程是
   A. 增生
   B. 再生
   C. 化生
   D. 肥大
   E. 机化

2. 患者，男，32 岁。因肝损伤行急症手术。曾患甲型肝炎已治愈。术中见肝右叶外侧 5cm 裂口，深 3cm。术后肝肾功能检查正常，食欲、体力恢复正常。肝脏损伤得以顺利修复，从内环境分析，主要起再生作用的是
   A. 不稳定细胞
   B. 肥大细胞
   C. 纤维细胞
   D. 稳定细胞
   E. 永久性细胞

参考答案：1. B　2. D

第三章 局部血液循环障碍

核心问题

1. 充血及静脉性充血的概念，重要器官淤血的病理特点。
2. 出血、水肿的基本概念。
3. 血栓形成的概念、形成要素及分类。
4. 栓塞的概念、类型及临床后果。
5. 梗死的概念及分类。

内容精要

局部血液循环障碍及其所引起的病变常常是疾病的基本病理变化，可导致局部组织甚至器官的充血、水肿、出血、血栓形成、栓塞或梗死的发生。

第一节 充血和淤血

一、充血

动脉性充血即器官或组织动脉输入血量增多，一般简称充血，是一种主动过程。其表现为局部组织或器官小动脉和毛细

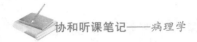

血管扩张，血液输入量增多。

（一）常见类型

1. 生理性充血　指局部组织或器官因生理需要和代谢增强而发生的充血。如进食后的胃肠道黏膜充血，运动时骨骼肌组织充血，妊娠时子宫充血等。

2. 病理性充血　指各种病理状态下局部组织或器官发生的充血。炎症性充血是较为常见的病理性充血。

减压后充血是指较长时间受压的局部组织或器官当压力突然解除后，细动脉发生反射性扩张引起的充血。

（二）病理变化

由于微循环内血液灌注量增多，动脉性充血的器官和组织体积轻度增大。充血若发生于浅表部位时，由于局部微循环内氧合血红蛋白增多，局部组织颜色鲜红，因代谢增强使局部温度增高。镜下见局部细小动脉及毛细血管扩张、充血。

（三）后果

动脉性充血常是短暂的血管反应，通常对机体无不良后果。但在有高血压或动脉粥样硬化等疾病的基础上，由于情绪激动等原因，可造成脑血管（如大脑中动脉）充血、破裂，严重时引起出血性脑卒中。

二、淤血

局部组织或器官静脉血液回流受阻，血液淤积于小静脉和毛细血管内，导致血量增加，称静脉性充血，简称淤血。

（一）原因

见表 3-1-1。

表 3-1-1 淤血的原因

原 因	机 制	举 例
静脉受压	多种原因可压迫静脉引起静脉管腔狭窄或闭塞，血液回流障碍，导致组织或器官淤血	1. 肿瘤压迫局部静脉 2. 肠疝嵌顿、肠套叠、肠扭转压迫肠系膜静脉
静脉腔阻塞	静脉血栓形成或侵入静脉内的肿瘤细胞形成瘤栓，可阻塞静脉血液回流，局部出现淤血	1. 下肢深静脉血栓形成 2. 较大的静脉干阻塞或多条静脉阻塞
心力衰竭	心力衰竭时心脏不能排除正常容量的血液进入动脉，心腔内血液滞留，压力增高，阻碍了静脉的回流，造成淤血	1. 二尖瓣或主动脉瓣狭窄和关闭不全、高血压病后期或心肌梗死等引起左心衰竭 2. 慢性支气管炎、支气管扩张症、硅沉着病等疾病引起肺源性心脏病，出现右心衰竭

（二）病理变化和后果

1. 发生淤血的局部组织和器官常常体积增大、肿胀，重量增加。由于局部血流停滞，毛细血管扩张，散热增加，体表温度降低。镜下见细小静脉及毛细血管扩张，过多的红细胞积聚。

2. 毛细血管淤血导致血管内流体静压升高和缺氧，其通透性增高，水、盐和少量蛋白质可漏出，漏出液潴留在组织内引起淤血性水肿；漏出液积聚在浆膜腔时称为积液，如胸腔积液、心包腔积液等。

3. 毛细血管通透性进一步增高或破裂，引起红细胞漏出，形成小灶性出血，称淤血性出血。出血灶中的红细胞碎片被吞噬细胞吞噬，血红蛋白被溶酶体酶分解，析出含铁血黄素并堆积在吞噬细胞胞质内，这种细胞称含铁血黄素细胞。

4. 发绀 由于淤血时微循环的动脉血灌注量减少，血液内氧合血红蛋白含量减少而还原血红蛋白含量增加，发生于体表

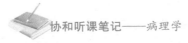

的淤血可见局部皮肤呈紫蓝色。

5. 短时间的淤血后果轻微，长时间的淤血又称慢性淤血。由于局部组织缺氧，营养物质供应不足和代谢中间产物堆积和刺激，导致实质细胞萎缩、变性甚至死亡；间质纤维组织增生，并且组织内网状纤维胶原化，器官逐渐变硬，出现淤血性硬化。

主治语录：淤血的后果取决于器官或组织的部位和类型、淤血的程度和时间长短等因素。

（三）重要器官的淤血

1. 肺淤血　由左心衰竭引起，左心腔内压力升高，阻碍肺静脉回流，造成肺淤血。肺淤血患者可出现气促、发绀等。急性肺淤血发生严重肺水肿，患者咳大量粉红色泡沫痰、面色如土、呼吸困难，有濒死感，可出现心肺衰竭，危及生命。

（1）急性肺淤血：肺体积增大，呈暗红色，切面流出泡沫状红色血性液体。镜下观：肺泡壁毛细血管扩张充血，肺泡壁变厚，可伴肺泡间隔水肿，部分肺泡腔内充满水肿液，可见出血。

（2）慢性肺淤血：肺泡壁毛细血管扩张、充血更为明显，还可见肺泡间隔变厚和纤维化。肺泡腔内除有水肿液及出血外，还可见大量吞噬含铁血黄素颗粒的巨噬细胞，即心衰细胞。肺淤血性硬化时质地变硬，呈棕褐色，称为肺褐色硬化。

2. 肝淤血　常由右心衰竭引起，肝静脉回流心脏受阻，血液淤积在肝小叶循环的静脉端，致使肝小叶中央静脉及肝窦扩张、淤血。

（1）急性肝淤血：肝脏体积增大，呈暗红色。镜下，小叶中央静脉和肝窦扩张，充满红细胞，严重时可有小叶中央肝细胞萎缩、坏死。小叶外围汇管区附近的肝细胞由于靠近肝小动脉，缺氧程度较轻，可仅出现肝脂肪变性。

（2）慢性肝淤血：肝小叶中央区因严重淤血呈暗红色，两个或多个肝小叶中央淤血区可相连，而肝小叶周边部肝细胞则因脂肪变性呈黄色，致使在肝的切面上出现红（淤血区）、黄（肝脂肪变区）相间的状似槟榔切面的条纹，称为槟榔肝。镜下见肝小叶中央肝窦高度扩张、淤血、出血，肝细胞萎缩，甚至消失，肝小叶周边肝细胞脂肪变性。

长期严重的肝淤血时，肝小叶中央肝细胞萎缩、消失，网状纤维塌陷后胶原化，肝窦旁的贮脂细胞增生，合成胶原纤维增多，加上汇管区纤维结缔组织的增生，致使整个肝脏的间质纤维组织增多，形成淤血性肝硬化。

主治语录：慢性肺淤血时可出现心衰细胞，慢性肝淤血时可出现槟榔肝。

第二节　出　　血

血液从血管或心腔溢出，称为出血。毛细血管出血常常发生于慢性淤血。大动脉、大静脉的破裂性出血则常由于血管外伤引起，或由于炎症和肿瘤侵蚀血管壁所引起。根据发生部位，出血可分为内出血和外出血。

一、出血的病因和发病机制

出血有生理性出血和病理性出血。按发生机制分类如下。

（一）破裂性出血

破裂性出血乃由心脏或血管壁破裂所致，出血量较多。原

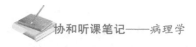

因：血管机械性损伤、血管壁或心脏病变、血管壁周围病变侵蚀、静脉破裂和毛细血管破裂。

（二）漏出性出血

由于微循环的毛细血管和毛细血管后静脉通透性增高，血液通过扩大的内皮细胞间隙和受损的基底膜漏出血管外，称为漏出性出血。常见原因如下。

1. 血管壁的损害　常由于缺氧、感染、中毒等因素的损害引起。如脑膜炎双球菌败血症、立克次体感染、肾综合征出血热、蛇毒、有机磷中毒等损伤血管壁致通透性增高；维生素 C 缺乏时毛细血管壁脆性和通透性增加；过敏性紫癜时由于免疫复合物沉着于血管壁引起变态反应性血管炎。

2. 血小板减少或功能障碍　再生障碍性贫血、白血病、骨髓内广泛性肿瘤转移等均可使血小板生成减少；原发性或继发性血小板减少性紫癜、弥散性血管内凝血（DIC）使血小板破坏或消耗过多；细菌的内毒素及外毒素也有破坏血小板的作用。

血液中血小板数少于 $5×10^9$/L 时，即有出血倾向。

3. 凝血因子缺乏　如凝血因子Ⅷ（血友病 A）、Ⅸ（血友病 B）、血管性假血友病因子（vWF）等因子的先天性缺乏。

肝实质疾患，如肝硬化、肝癌时，凝血因子Ⅶ、Ⅸ、Ⅹ合成减少；DIC 时凝血因子消耗过多等。

二、出血的病理变化

（一）内出血

1. 类型　①体腔积血，如心包积血、胸腔积血。②血肿，如硬脑膜下血肿、皮下血肿等。

2. 表现 少量出血时仅能在显微镜下看到组织内有数量不等的红细胞或含铁血黄素的存在。

(二) 外出血

1. 类型 鼻出血、咯血、呕血、便血、尿血。

2. 表现 微小的出血进入皮肤、黏膜、浆膜面形成较小（直径 1~2mm）的出血点称为瘀点。直径 3~5mm 的出血点称为紫癜。直径超过 1~2cm 的皮下出血灶称为瘀斑。

这些局部出血灶的红细胞被降解，由巨噬细胞吞噬，血红蛋白（呈红-蓝色）被酶解转变为胆红素（呈蓝绿色），最后变成棕黄色的含铁血黄素，成为出血灶的特征性颜色改变。在有广泛性出血的患者，有时发展为黄疸。

三、出血的后果

1. 缓慢少量的出血，多可自行停止，主要由于局部受损血管发生反射性收缩使破损处缩小，或血管受损处血小板聚集经凝血过程形成血凝块，阻止继续出血。

2. 少量局部组织出血或体腔积血，可通过吸收或机化消除。

3. 较大的血肿吸收不完全则可机化或纤维包裹。

4. 破裂性出血若出血过程迅速，在短时间内丧失循环血量 20%~25% 时，可发生出血性休克。

5. 漏出性出血，若出血广泛时，如肝硬化因门静脉高压发生广泛性胃肠道黏膜出血，亦可导致出血性休克。

6. 发生在重要器官的出血，即使出血量不多，亦可引起严重的后果，如心脏破裂引起心包内积血，由于心脏压塞，可导致急性心功能不全。

主治语录：出血对机体的影响取决于出血的类型、出血量、出血速度和出血部位。

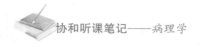

第三节 血 栓 形 成

在活体的心脏和血管内血液发生凝固或血液中某些有形成分凝集形成固体质块的过程成为血栓形成。所形成的固体质块称为血栓。

一、血栓形成的条件和机制

血栓形成的条件包括心血管内皮细胞的损伤、血流状态的异常以及血液凝固性增加。

（一）心血管内皮细胞的损伤

心血管内膜的内皮细胞具有抗凝和促凝两种特性，在生理情况下，以抗凝作用为主，从而使心血管内血液保持液体状态。

1. 内皮细胞的抗凝作用机制

（1）屏障作用：完整的内皮细胞把血液中的血小板、凝血因子和有高度促凝作用的内皮下细胞外基质分隔开。

（2）抗血小板凝集作用：内皮细胞能合成前列环素（PGI_2）和一氧化氮（NO），来抑制血小板黏集；也能分泌二磷酸腺苷酶（ADP 酶），降解 ADP 和抑制血小板凝集。

（3）合成抗凝血酶或凝血因子作用：合成血栓调节蛋白，能与血液中凝血酶结合后激活抗凝血因子蛋白 C，后者与内皮细胞合成的蛋白 S 协同作用，灭活凝血因子 V 和Ⅷ；合成膜相关肝素样分子，该分子能与抗凝血酶Ⅲ结合，灭活凝血酶、凝血因子 X、Ⅸ等；合成蛋白 S，协同灭活凝血因子。

（4）促进纤维蛋白溶解作用：合成组织型纤维蛋白溶酶原活化因子（t-PA），促使纤维蛋白溶解，以清除沉着于内皮细表面的纤维蛋白。

2. 内皮细胞促进血液凝固的机制

（1）激活外源性凝血过程：内皮细胞损伤时，释出组织因子，激活外源性的凝血过程。

（2）辅助血小板黏附：内皮损伤时释放出 vWF，介导血小板与内皮下胶原的黏附。

（3）抑制纤维蛋白溶解：内皮细胞分泌纤维蛋白溶酶原活化因子的抑制因子（PAIs），抑制纤维蛋白溶解。

正常完整的内皮细胞主要起抑制血小板黏附和抗凝血作用，在内皮损伤或被激活时则引起局部凝血。

主治语录：心血管内膜的损伤，是血栓形成的最重要和最常见的原因。

内皮细胞损伤后，暴露出内皮下的胶原，激活血小板和凝血因子Ⅻ，启动了内源性凝血过程。与此同时，损伤的内皮细胞释放组织因子，激活凝血因子Ⅶ，启动外源性凝血过程。启动凝血过程中，血小板活化主要有 3 种连续反应：黏附反应、释放反应和黏集反应。凝血酶是血栓形成的核心成分，故成为临床治疗血栓的靶点。

3. 临床情况　心血管内膜损伤导致血栓形成，多见于风湿性和感染性心内膜炎、心肌梗死区的心内膜、严重动脉粥样硬化斑块溃疡、创伤性或炎症性的动静脉损伤部位等。缺氧、休克、败血症和细菌内毒素等可引起全身广泛的内皮损伤，激活凝血过程，造成弥散性血管内凝血，在全身微循环内形成血栓。

（二）血流状态的异常

1. 正常血流中，红细胞和白细胞在血流的中轴（轴流），

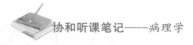

其外是血小板，最外是一层血浆（边流）。<u>血流状态异常主要指出现血流减慢和血流产生漩涡等改变，有利于血栓的形成。</u>

2. 静脉血栓比动脉血栓多见的原因

（1）静脉内静脉瓣膜处的血流不但缓慢，而且出现漩涡，因而静脉血栓形成常以瓣膜处为起始点。

（2）静脉血流有时出现短暂的停滞。

（3）静脉壁较薄，容易受压。

（4）血流通过毛细血管到达静脉后，血液的黏性有所增加。

主治语录：二尖瓣狭窄时的左心房、动脉瘤内或血管分支处血流缓慢及出现涡流时，则易并发血栓形成。

（三）血液凝固性增加

血液凝固性增加是指血液中血小板和凝血因子增多，或纤维蛋白溶解系统活性降低，导致血液的高凝状态。此状态可见于原发性（遗传性）和继发性（获得性）疾病。

1. <u>遗传性高凝状态</u>　最常见为第 V 因子基因突变。遗传性高凝血状态还与抗凝血酶Ⅲ、蛋白 C 或蛋白 S 的先天性缺乏有关。

2. <u>获得性高凝状态</u>　见于广泛转移的晚期恶性肿瘤、DIC、严重创伤、大面积烧伤、产后导致大出血、妊娠期高血压、高脂血症等。

二、血栓形成的过程及血栓的形态

（一）形成过程

大致过程：①血管内皮细胞损伤，暴露内皮下的胶原，血小板与胶原黏附。②血小板释放颗粒（含 ADP，5-HT，并合成

血栓素 A_2）。③ADP、5-HT、血栓素 A_2 激活血中血小板，互相黏集，并将纤维蛋白原转变为纤维蛋白，网住白细胞和红细胞。④内膜受损处血栓形成。

血栓形成后的发展、形态和组成以及血栓的大小，取决于血栓发生的部位和局部血流状态。

（二）类型和形态

见表 3-3-1。

表 3-3-1 血栓的类型和形态

项 目	白色血栓	混合血栓	红色血栓	透明血栓
又称	血小板血栓、析出性血栓	延续性血栓、层状血栓	—	微血栓或纤维素性血栓
发生情况	血流较快（心瓣膜、心腔内和动脉内）	血流缓慢和出现旋涡	血流缓慢的静脉	DIC 晚期患者
部位	静脉性血栓的头部	静脉延续性血栓的体部	静脉延续性血栓的尾部	主要在毛细血管内
主要成分	血小板、少量纤维蛋白	血小板、纤维素、红细胞	纤维素、红细胞、白细胞	纤维蛋白
肉眼观	灰白色小结节或赘生物状，表面粗糙，质实，与血管壁紧密黏着	灰白与红褐相间的条纹状；粗糙、干燥的圆柱状；与血管壁粘连不易脱落	暗红色；新鲜时湿润、有弹性；与血管壁无粘连	只能在显微镜下观察到
举例	急性风湿性心内膜炎	房颤时左房的球形血栓、二尖瓣狭窄时左房的球形血栓、动脉瘤内的附壁血栓	容易脱落导致栓塞	最常见于 DIC

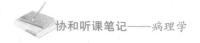

三、血栓的结局

（一）软化、溶解和吸收

新形成的血栓内的纤溶酶激活和白细胞崩解释放的溶蛋白酶可使血栓软化并逐渐被溶解。血栓的溶解快慢取决于血栓的大小和新旧程度。

（二）机化和再通

1. 如果纤溶酶系统活性不足，血栓存在时间较长时则发生机化。由肉芽组织逐渐取代血栓的过程，称为血栓机化。较大的血栓约2周便可完全机化，此时血栓与血管壁紧密黏着不再脱落。

2. 在血栓机化过程中，由于水分被吸收，血栓干燥收缩或部分溶解而出现裂隙，周围新生的血管内皮细胞长入并被覆于裂隙表面形成新的血管，并相互吻合、沟通，使被阻塞的血管部分重建血流，这一过程称为再通。

（三）钙化

若长时间存在的血栓可发生钙盐沉着，称为钙化。血栓钙化后成为静脉石或动脉石。机化的血栓，在纤维组织玻璃样变的基础上也可发生钙化。

四、血栓形成对机体的影响

血栓形成对破裂的血管起止血作用，这是对机体有利的一面。多数情况下，血栓形成对机体有不同程度的不利影响，这取决于血栓的部位、大小、类型和血管腔阻塞的程度，以及有无侧支循环的建立。

（一）阻塞血管

动脉血管管腔未完全阻塞时，可引起局部器官或组织缺血，实质细胞萎缩。若完全阻塞而又无有效的侧支循环时，则引起梗死。

静脉血栓形成发生于浅表静脉时，常不引起明显的症状；发生于深部静脉时，若未能建立有效的侧支循环，则引起淤血、水肿、出血，甚至坏死（如肠出血性梗死）。

（二）栓塞

当血栓与血管壁黏着不牢固时，或在血栓软化、碎裂过程中，血栓的整体或部分脱落成为栓子，随血流运行，引起栓塞。

深部静脉形成的血栓或在心室、心瓣膜上形成的血栓最容易脱落成为栓子。若栓子内含有细菌，可引起组织的败血性梗死或脓肿形成。

（三）心瓣膜变形

风湿性心内膜炎和感染性心内膜炎时，心瓣膜上可反复形成血栓，发生机化后可最终造成瓣膜口狭窄、瓣膜关闭不全。

（四）广泛性出血

DIC 时微循环内广泛性纤维素性血栓形成可导致广泛性出血。

第四节 栓 塞

栓塞是在循环血液中出现的不溶于血液的异常物质，随血流运行阻塞血管腔的现象。阻塞血管的异常物质称为栓子。栓

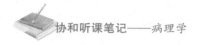

子可以是固体、液体或气体。最常见的栓子是脱落的血栓或其节段，其他的栓子包括脂肪滴、空气、羊水和肿瘤细胞团等。

一、栓子的运行途径

栓子一般随血流方向运行，最终停留在口径与其相当的血管并阻断血流。来自不同血管系统的栓子，其运行途径不同。

1. 静脉系统和右心腔栓子　随血流进入肺动脉主干及其分支，引起肺栓塞。

2. 主动脉系统和左心腔栓子　随动脉血流运行，阻塞于各器官的小动脉内，常见于脑、脾、肾及四肢的指、趾部。

3. 门静脉系统栓子　来自肠系膜静脉等门静脉系统的栓子，可引起肝门静脉分支的栓塞。

4. 交叉性栓塞（反常性栓塞）　偶见来自右心腔或腔静脉系统的栓子，在右心腔压力升高的情况下通过先天性房（室）间隔缺损到达左心，再进入体循环系统引起栓塞。

5. 逆行性栓塞　极罕见于下腔静脉内血栓，在胸内压、腹压突然升高（如咳嗽或深呼吸）时，使血栓一时性逆流至肝、肾、髂静脉分支并引起栓塞。

二、栓塞的类型和对机体的影响

（一）血栓栓塞

血栓栓塞是栓塞最常见的原因，占所有栓塞的99%以上。

1. 肺动脉栓塞　常来自于下肢膝以上的深部静脉，特别是腘静脉、股静脉和髂静脉，偶尔可来自盆腔静脉或右心附壁血栓。

2. 体循环动脉栓塞　约80%体循环动脉栓塞的栓子来自左心腔，常见于感染性心内膜炎时左心瓣膜上的赘生物，以及二尖瓣狭窄时的左心房血栓和心肌梗死时合并的附壁血栓,少数可来自动脉粥样硬化和动脉瘤内的附壁血栓。

(二)脂肪栓塞

长骨骨折、严重脂肪组织挫伤、烧伤、脂肪肝受挤压时,脂肪细胞破裂,游离出的脂肪滴经破裂的小静脉入血液而引起脂肪栓塞。

脂肪栓塞的后果取决于栓塞部位及脂滴数量的多少。少量脂滴入血,可被巨噬细胞吞噬吸收,或由血中脂酶分解清除,无不良后果。若大量脂滴(9~20g)短期内进入肺循环,使75%的肺循环面积受阻时,可引起窒息和因急性右心衰竭而死亡。

(三)气体栓塞

气体栓塞是指大量空气迅速进入血液循环或原溶于血液内的气体迅速游离,形成气泡而阻塞心血管。

1. 空气栓塞 多由于静脉损伤破裂,外界空气由缺损处入血流所致。如头颈、胸壁和肺手术或创伤时损伤静脉、使用正压静脉输液以及人工气胸或气腹误伤静脉时,空气可因吸气时静脉腔内负压而被吸引,由损伤口进入静脉。

2. 减压病(又称沉箱病或潜水员病) 人体从高气压环境迅速进入常压或低气压环境,原来溶于血液、组织液和脂肪组织的气体(包括氧气、二氧化碳和氮气)迅速游离形成气泡。氧和二氧化碳可再溶于体液内被吸收,但氮气在体液内溶解迟缓,致在血液和组织内形成很多微气泡或融合成大气泡,引起气体栓塞,故又称为氮气栓塞。

(四)羊水栓塞

是分娩过程中一种罕见的严重并发症。分娩过程中由于强

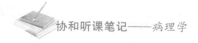

烈宫缩,宫内压增高,可将羊水压入破裂的子宫壁静脉窦,经血液循环进入肺动脉分支、小动脉及毛细血管内引起羊水栓塞。

羊水栓塞的证据是在显微镜下观察到肺小动脉和毛细血管内有羊水的成分,包括角化鳞状上皮、胎毛、胎脂、胎粪和黏液,亦可在母体血液中找到羊水的成分。

主治语录:羊水可引起过敏性休克、反射性血管痉挛以及 DIC。

(五)其他栓塞

如肿瘤细胞团、异物(寄生虫卵)等。

第五节 梗 死

梗死是器官或局部组织由于血管阻塞、血流停滞导致缺氧而发生的坏死。

一、梗死形成的原因和条件

(一)梗死形成的原因

1. 血栓形成 血管血栓形成导致动脉血流中断或灌注不足是梗死形成的最常见原因,主要见于心肌梗死和脑梗死。

2. 动脉栓塞 多为动脉血栓栓塞,亦可为气体、羊水、脂肪栓塞,常引起脾、肾、肺和脑的梗死。

3. 动脉痉挛 在严重的冠状动脉粥样硬化或合并硬化灶内出血的基础上,冠状动脉可发生强烈而持续的痉挛,引起心肌梗死。

4. 血管受压闭塞 如位于血管外的肿瘤压迫血管;肠扭转、

肠套叠和嵌顿疝时，肠系膜静脉和动脉受压或血流中断；卵巢囊肿扭转及睾丸扭转致血流供应中断等引起的坏死。

（二）影响梗死形成的因素

1. 器官血供特性　有双重血液循环的器官，其中一条动脉阻塞，因有另一条动脉可以维持供血，通常不易引起梗死。

2. 局部组织对缺血的敏感程度

（1）大脑的少突胶质细胞和神经细胞对缺血、缺氧最为敏感，3~4分钟的缺血即引起梗死。

（2）心肌细胞对缺血也很敏感，缺血 20 ~ 30 分钟就会死亡。

（3）骨骼肌、纤维结缔组织对缺血耐受性最强。

二、梗死的病变及类型

（一）梗死的形态特征

1. 梗死灶的形状　多数器官的血管呈锥形分支，如脾、肾、肺等，故梗死灶也呈锥形，或三角形；肠系膜血管呈扇形分支和支配某一肠段，故肠梗死灶呈节段形；心冠状动脉分支不规则，故心肌梗死灶的形状也不规则，呈地图状。

主治语录：梗死灶的形状取决于发生梗死的器官血管分布方式。

2. 梗死灶的质地　取决于坏死的类型。实质器官如心、脾、肾的梗死为凝固性坏死；脑梗死为液化性坏死，新鲜时质软、疏松，日久后逐渐液化成囊状。

3. 梗死灶的颜色　取决于病灶内的含血量。含血量少时颜色灰白，称为贫血性梗死或白色梗死。含血量多时，颜色暗红，

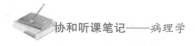

称为出血性梗死或红色梗死。

（二）梗死的类型

见表3-5-1。

表 3-5-1　梗死的类型

项　目	贫血性梗死	出血性梗死	败血性梗死
发生于	1. 支配该器官的动脉分支被阻塞后 2. 组织结构较致密、侧支循环不充分的实质器官	1. 在严重淤血的基础上发生 2. 组织疏松、双重血供或吻合支丰富的器官	含有细菌的栓子阻塞血管
举例	肾、脾、心、脑	肺、肠、卵巢囊肿蒂扭转	全身多个器官
主要变化	梗死灶呈灰白色	明显出血，红色，故称红色梗死	梗死灶内有细菌团及大量炎症细胞浸润，可形成脓肿
备注	脑梗死多半为白色梗死，特别是大脑中动脉、前动脉供血区	肠梗死可发生于突发肠系膜动脉主干栓塞，并不一定有肠淤血基础	常见于急性感染性心内膜炎

1. **贫血性梗死**　当动脉分支阻塞时，可在肉眼或在显微镜下呈现梗死灶周围交界处的呈灰白色充血、出血带。镜下，贫血性梗死灶呈凝固性坏死，早期细胞尚可见核固缩、核碎裂和核溶解等改变，胞质嗜伊红染色，均匀一致，组织结构轮廓尚保存。随后肉芽组织长入，最终被瘢痕组织代替。

2. **出血性梗死的常见类型**

（1）肺出血性梗死：常位于肺下叶，尤好发于肋膈缘，病灶呈锥形（楔形），肺膜表面有纤维素性渗出物。

（2）肠出血性梗死：多见于肠系膜动脉栓塞和静脉血栓形

成，或在肠套叠、肠扭转、嵌顿疝、肿瘤压迫等情况下引起出血性梗死。

三、梗死对机体的影响和结局

（一）梗死对机体的影响

梗死对机体的影响大小取决于发生梗死的器官、梗死灶的大小和部位，以及有无细菌感染等因素。重要器官的大面积梗死可引起器官严重功能障碍，甚至导致患者死亡。例如大面积心肌梗死可导致心功能不全或死亡；大面积脑梗死可导致瘫痪或死亡。梗死若发生在脾、肾，则对机体影响较小，常常仅引起局部症状。

（二）梗死的结局

梗死灶是组织的不可逆性病变，梗死组织可被溶解、吸收，或发生机化、包裹和钙化。

第六节 水 肿

水肿是指组织间隙内的体液增多。如果体液积聚在体腔则称为积水，如胸腔积水、心包积水、腹腔积水（腹水）、脑积水等。

一、水肿的发病机制

毛细血管血压的增高或胶体渗透压的降低均能导致组织间液的增多和水肿形成。水肿也可由局部炎症介质影响血管通透性引起。当淋巴管阻塞时（如肿瘤压迫），淋巴液回流障碍也会导致水肿。

（一）静脉流体静压增高

局部静脉流体静压的增高常由静脉回流障碍引起，全身性静脉流体静压增高则往往由右心充血性心力衰竭引起。此外，左心衰竭时可引起肺淤血、水肿；肿瘤压迫局部静脉或静脉血栓形成可引起局部水肿；妊娠子宫压迫髂总静脉导致下肢水肿。

（二）血浆胶体渗透压的降低

血浆胶体渗透压主要由血浆清蛋白维持。血管外组织胶体渗透压的增高也会造成水肿。如炎症时，局部组织细胞坏死、崩解，局部胶体渗透压升高，血浆蛋白渗出至组织内，局部组织出现水肿。

（三）淋巴回流障碍

当淋巴道堵塞时，淋巴回流受阻或不能代偿地加强回流时，含蛋白的水肿液在组织间隙聚积，可形成淋巴性水肿。如乳腺癌治疗时将乳腺或腋下淋巴结手术切除或用放射治疗，可引起患侧上肢的严重水肿。

乳腺癌时，由于癌细胞浸润阻塞乳腺皮肤表浅淋巴管，导致皮下组织水肿出现"橘皮"样外观。丝虫病时，腹股沟淋巴管和淋巴结纤维化，引起患侧下肢和阴囊水肿，严重时称象皮病。

二、水肿的病理变化

水肿的大体改变为组织肿胀，颜色苍白而质软，切面有时呈胶冻样。镜下水肿液积聚于细胞和纤维结缔组织之间或腔隙内，HE 染色为透亮的空白区，细胞外基质成分被水肿液分隔。

1. 皮下水肿　右心衰竭性水肿是典型的体位性水肿，长期站立时下肢水肿，而卧床时骶部水肿。由肾功能不全或肾病综合征引起的水肿影响全身各部位。早期时影响疏松结缔组织，如眼睑水肿。

皮肤水肿时表面紧张、苍白，用手指压时留下凹陷，称为凹陷性水肿。

2. 肺水肿 引起肺水肿的最常见原因是左心衰竭。水肿液积聚于肺泡腔内，使肺肿胀有弹性，质变实，重量增加，切面有淡红色泡沫状液体渗出。

3. 脑水肿 脑外伤可以引起局部或全脑水肿，取决于损伤的性质和程度。脑水肿在肉眼观察时脑组织肿胀，脑回变扁平，脑沟变浅，重量增加。镜下见脑组织疏松，血管周隙加宽。

三、水肿对机体的影响

水肿对机体的影响取决于水肿的部位、程度、发生速度及持续时间。全身性皮下水肿常提示心力衰竭和肾衰竭，或营养不良。局部的皮肤水肿影响伤口的愈合和感染的清除。肺水肿影响通气功能，甚至引起死亡。脑水肿由于可引起颅内压增高，脑疝形成，或压迫脑干血管影响脑干血液供应，造成患者的快速死亡。喉头严重水肿时可引起气管阻塞，致患者窒息死亡。

 历年真题

1. 肺脏严重淤血时不出现的改变是
   A. 合并感染
   B. 透明膜形成
   C. 肺泡出血
   D. 肺泡水肿
   E. 肺泡内含铁血黄素增加

2. 炎性充血主要是指
   A. 动脉扩张，局部组织含血量增多
   B. 静脉回流障碍，组织含血量增多
   C. 炎性区微循环内血量增多
   D. 炎性区小血管破裂

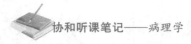

E. 炎性区组织间隙中血量增多

3. 患儿，男，14 岁。因右大腿深部巨大血管瘤行手术治疗，术后情况良好，伤口一期愈合。拆线后下床活动 5 分钟后突然晕倒，抢救无效死亡。应考虑

A. 脑血管意外

B. 心肌梗死

C. 休克致死

D. 肺动脉栓塞

E. 脂肪栓塞

参考答案：1. B　2. A　3. D

第四章　炎　　症

核心问题

1. 炎症的基本病理变化、局部表现和全身反应。
2. 急性炎症过程中的血管及白细胞反应、炎症介质的作用。
3. 急性炎症的病理类型。
4. 慢性肉芽肿性炎与慢性炎症的病理特点。

内容精要

炎症反应有助于清除和吸收坏死组织和细胞，并修复损伤。如果没有炎症反应，机体将不能控制感染和修复损伤，不能长期在充满致病因子的自然环境中生存。但在一定情况下，炎症对机体也可引起不同程度的危害。

第一节　炎症的概述

一、炎症的概念

1. 炎症是具有血管系统的活体组织对各种损伤因子的刺激所发生的以防御反应为主的基本病理过程。

2. 并非所有活体动物都能发生炎症反应，只有当生物进化到具有血管时，才能发生以血管反应为中心环节，同时又保留了低级生物所具备的吞噬和清除功能的复杂而完善的炎症反应。

3. 炎症是损伤、抗损伤和修复的动态过程，包括如下步骤。

（1）各种损伤因子对机体的组织和细胞造成损伤。

（2）在损伤周围组织中的前哨细胞（如巨噬细胞），识别损伤因子及组织坏死物，产生炎症介质。

（3）炎症介质激活宿主的血管反应及白细胞反应，使损伤局部的血液循环中的白细胞及血浆蛋白渗出到损伤因子所在部位，稀释、中和、杀伤及清除有害物质。

（4）炎症反应的消退与终止。

（5）实质细胞和间质细胞增生，修复受损伤的组织。

二、炎症的原因

见表 4-1-1。

表 4-1-1　炎症的原因

原　因	举　例
生物因素	细菌、病毒、立克次体、寄生虫等
物理因素	高温、低温、机械性创伤、紫外线和放射线等
化学因素	外源性（强酸、强碱、强氧化剂等），内源性（代谢产物等）
其他因素	组织坏死、变态反应、异物

主治语录：炎症最常见的原因是生物因素。

三、炎症的基本病理变化

包括变质、渗出和增生。病变早期以变质或渗出为主，后期以增生为主。但三者又是相互联系的。

1. 变质　指炎症局部组织发生的变性和坏死。

（1）实质细胞常出现的变质性变化包括细胞水肿、脂肪变性、细胞凝固性坏死和液化性坏死等；间质细胞常出现的变质性变化包括黏液样变性和纤维素样坏死等。

（2）变质反应的轻重由致炎因子和机体的反应状态共同决定。

2. 渗出　指炎症局部组织血管内的液体成分、纤维素等蛋白质和各种炎症细胞通过血管壁进入组织间隙、体腔、体表和黏膜表面的过程。所渗出的液体和细胞成分总称为渗出物或渗出液。

渗出液的产生是由于血管通透性增高和白细胞主动游出血管所致。渗出液若集聚在组织间隙内，称为炎性水肿；渗出液若集聚于浆膜腔，则称为炎性浆膜腔积液。渗出液和漏出液的比较，见表4-1-2。

表 4-1-2　渗出液和漏出液的比较

项　目	渗出液	漏出液
原因	炎症	非炎症
蛋白量	>30g/L	<30g/L
细胞数	通常>500×10^6/L	通常<100×10^6/L
比重	>1.018（多数>1.020）	<1.018
外观	混浊	清亮
凝固性	易自凝	不自凝

通常渗出液对机体具有积极意义，如稀释和中和毒素等；但渗出液过多有压迫和阻塞作用，渗出物中的纤维素吸收不良可发生机化，例如引起肺肉质变等。

3. 增生　在致炎因子的作用下，炎症局部的实质细胞和间质细胞可发生增生，炎症性增生具有限制炎症扩散和修复创伤

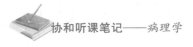

组织的可能。

主治语录：一般变质是损伤性过程，渗出和增生是抗损伤和修复过程。

四、炎症的局部表现和全身反应

（一）炎症的局部表现

1. 红　炎症局部发红是由于局部血管扩张、充血。

2. 肿　肿胀主要是由于局部血管通透性增高，液体和细胞成分渗出。

3. 热　发热是由于动脉性充血、血流加快、代谢旺盛。

4. 痛和功能障碍　疼痛是由于渗出物压迫以及炎症介质作用于感觉神经末梢，在此基础上可进一步引起局部器官的功能障碍。

（二）炎症的全身反应

如发热（外源性和内源性致热原共同作用的结果）、末梢血白细胞数目改变（常见表现）、心率加快、血压升高、寒战、食欲缺乏等。

（三）炎症的意义

1. 积极作用

（1）阻止病原微生物蔓延全身。

（2）液体和白细胞的渗出可稀释毒素、消灭致炎因子和清除坏死组织。

（3）实质细胞和间质细胞进行增生，修复损伤组织，恢复组织和器官的功能。

2. 潜在的危害性

（1）当炎症使组织和细胞变性和坏死时，会影响受累组织和器官的功能，如病毒性心肌炎可以影响心脏功能。

（2）当炎症伴发的大量炎性渗出物累及重要器官时，可以造成严重后果，如细菌性脑膜炎的脓性渗出物可以引起颅内压增高，甚至形成脑疝而威胁患者生命。

（3）炎症引起的增生性反应，如结核性心包炎引发的心包增厚、粘连可形成缩窄性心包炎，严重影响心脏功能。

（4）长期的慢性炎症引起多种慢性疾病，如肥胖、心血管疾病、2型糖尿病、肿瘤等。

（5）"亚炎症"是一种介于"机体平衡"和"慢性炎症"之间的低水平炎症，其与癌症、衰老、肥胖、肌肉退化等有关。

五、炎症的分类

1. 依据炎症累及的器官分类　如心肌炎、肝炎、肾炎等。

2. 依据炎症病变的程度分类　轻度、中度、重度炎症。

3. 依据炎症的基本病变性质分类　变质性炎、渗出性炎和增生性炎，渗出性炎可进一步分为浆液性炎、纤维素性炎、化脓性炎、出血性炎等。

4. 依据炎症持续的时间分类　急性炎症、慢性炎症。

急性炎症反应迅速，持续时间短，通常以渗出性病变为主，浸润的炎症细胞主要为中性粒细胞；但有时也可以表现为以变质性炎或增生性病变为主，前者如急性肝炎，后者如伤寒。慢性炎症持续时间较长，一般以增生性病变为主，其浸润的炎症细胞主要为淋巴细胞和单核细胞。

第二节　急性炎症

急性炎症是机体对致炎因子的快速反应，目的是把白细胞

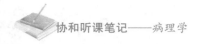

和血浆蛋白（如抗体、补体、纤维素）运送到炎症病灶，杀伤和清除致炎因子。

一、急性炎症过程中的血管反应

（一）血流动力学改变

1. 细动脉短暂收缩 损伤发生后立即出现，仅持续几秒钟，由神经调节和化学介质引起。

2. 血管扩张和血流加速 首先细动脉扩张，然后毛细血管床开放，导致局部血流加快、血流量增加（充血）和能量代谢增强，这是炎症局部组织发红和发热的原因。

血管扩张的机制与神经和体液因素有关，神经因素即轴突反射，体液因素主要是由于组胺、NO、缓激肽和前列腺素等化学介质作用于血管平滑肌而引起血管扩张。

3. 血流速度减慢 血管通透性升高导致血浆渗出，小血管内红细胞浓集，因此，血液黏稠度增加，血流阻力增大，血流速度减慢甚至血流淤滞。

血流淤滞有利于白细胞靠近血管壁、黏附于血管内皮细胞表面并渗出到血管外。

主治语录：急性炎症过程中血流动力学改变的速度取决于致炎因子的种类和严重程度。在炎症病灶的不同部位，其血流动力学改变不同。

（二）血管通透性增加

1. 内皮细胞收缩 持续时间短，通常发生于毛细血管后小静脉。

2. 内皮细胞损伤 烧伤和化脓菌感染等严重损伤刺激可直

接损伤内皮细胞。白细胞黏附于内皮细胞被激活，释放具有毒性的氧代谢产物和蛋白水解酶，也可造成内皮细胞损伤和脱落。

3. 内皮细胞穿胞作用增强　这是血管通透性增加的另一机制。

4. 新生毛细血管高通透性　在炎症修复过程中，以出芽方式形成新生毛细血管，其内皮细胞连接不健全，加之 VEGF 等因子的作用，使新生毛细血管具有高通透性。

主治语录：血管通透性增加是导致炎症局部液体和蛋白渗出血管的重要原因。

二、急性炎症过程中的白细胞反应

（一）白细胞渗出

1. 白细胞边集和滚动　在毛细血管后小静脉，随着血流缓慢和液体的渗出，体积较小而移动较快的红细胞逐渐把体积较大、移动较慢的白细胞推离血管的中心部（轴流），白细胞到达血管的边缘部分，称为白细胞边集。随后内皮细胞被细胞因子和其他炎症介质激活并表达黏附分子，白细胞与内皮细胞表面的黏附分子不断地发生结合和分离，白细胞在内皮细胞表面翻滚，称为白细胞滚动。

介导白细胞滚动的黏附分子是选择素，其是细胞表面的一种受体。目前发现的选择素：①E 选择素，表达于内皮细胞。②P 选择素，表达于内皮细胞和血小板。③L 选择素，表达于白细胞。内皮细胞的 P 选择素和 E 选择素，介导中性粒细胞、单核细胞、T 淋巴细胞在内皮细胞表面的滚动。

2. 白细胞黏附　白细胞紧紧黏附于内皮细胞是白细胞从血管中游出的前提。该过程是由白细胞表面的整合素与内皮细胞

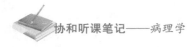

表达的配体（免疫球蛋白超家族分子）介导的。

3. 白细胞游出　指白细胞穿过血管壁进入周围组织的过程，通常发生在毛细血管后小静脉。

在急性炎症的早期（24 小时内），中性粒细胞迅速对细胞因子发生反应，并与黏附分子结合，所以最先游出。24～48 小时则以单核细胞浸润为主。此外，致炎因子的不同，渗出的白细胞也不同，葡萄球菌和链球菌感染以中性粒细胞浸润为主，病毒感染以淋巴细胞浸润为主，一些变态反应则以嗜酸性粒细胞浸润为主。

4. 趋化作用　白细胞游出血管后，通过趋化作用而聚集到炎症病灶。趋化作用是指白细胞沿化学物质浓度梯度向着化学刺激物做定向移动。这些具有吸引白细胞定向移动的化学刺激物称为趋化因子。

趋化因子可以是外源性的，也可以是内源性的。最常见的外源性趋化因子是细菌产物，特别是含有 N-甲酰甲硫氨酸末端的多肽。内源性趋化因子包括补体成分（特别是 C5a）、白细胞三烯（主要是 LTB_4）和细胞因子（特别是 IL-8 等）。

主治语录：白细胞渗出是炎症反应最重要的特征。

（二）白细胞激活

白细胞通过识别微生物产物的受体、G 蛋白偶联受体、调理素受体及细胞因子受体来识别感染的微生物，并被激活，发挥杀伤和清除作用。

1. 吞噬作用　是指白细胞吞噬病原体、组织碎片和异物的过程。

（1）具有吞噬作用的细胞主要为中性粒细胞和巨噬细胞。中性粒细胞吞噬能力较强，其胞质颗粒中的髓过氧化物酶

（MPO）、溶酶体酶等在杀伤、降解微生物的过程中起了重要作用。炎症灶中的巨噬细胞来自血液的单核细胞和局部的组织细胞，其溶酶体中含有酸性磷酸酶和过氧化物酶。巨噬细胞受到外界刺激被激活后，细胞体积增大，细胞表面皱襞增多，线粒体和溶酶体增多，功能增强。

（2）吞噬过程

1）识别和附着：吞噬细胞表面的甘露糖受体、清道夫受体和各种调理素受体都有识别、结合和摄入微生物的功能。

2）吞入：吞噬体与初级溶酶体颗粒融合，形成吞噬溶酶体。

3）杀伤和降解：进入吞噬溶酶体的细菌可被依赖氧的机制和不依赖氧的机制杀伤和降解。

2. 免疫作用　发挥作用的主要细胞为单核细胞、淋巴细胞和浆细胞。

（三）白细胞介导的组织损伤作用

白细胞在吞噬过程中，不仅可向吞噬溶酶体内释放产物，而且还可将产物（如溶酶体酶、活性氧自由基）释放到细胞外间质中，损伤正常细胞和组织，加重原始致炎因子的损伤作用。白细胞介导的组织损伤见于多种疾病，例如肾小球肾炎、哮喘、移植排斥反应、肺纤维化等。

　　主治语录：急性炎症时的白细胞反应：①白细胞渗出血管并聚集到感染和损伤的部位。②白细胞激活，发挥吞噬作用和免疫作用。③白细胞介导的组织损伤作用：白细胞可通过释放蛋白水解酶、化学介质和氧自由基等，引起机体正常组织损伤并可能延长炎症过程。

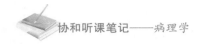

（四）白细胞功能缺陷

任何影响白细胞黏附、化学趋化、吞入、杀伤和降解的先天性或后天性缺陷，均可引起白细胞功能缺陷，导致炎症失控。

1. 黏附缺陷　白细胞黏附缺陷（LAD）是典型的例子。

2. 吞噬溶酶体形成障碍　如 Chediak-Higashi 综合征。

3. 杀菌活性障碍。

4. 骨髓白细胞生成障碍　主要见于再生障碍性贫血、肿瘤化疗和肿瘤广泛骨转移等。

三、炎症介质在炎症过程中的作用

炎症介质是指参与和介导炎症反应的化学因子。

（一）炎症介质的共性

1. 炎症介质可来自血浆和细胞。

2. 大多数的炎症介质需与靶细胞上的某种受体结合，才具有生物学活性。

3. 炎症介质作用于靶细胞，使其产生次级炎症介质，炎症介质可以仅作用于一种或者几种细胞，可对不同的细胞和组织产生不同的作用。

4. 炎症介质被激活或分泌到细胞外后，半衰期十分短暂，很快被酶降解灭活，或被拮抗分子抑制或清除。

（二）细胞释放的炎症介质

1. 血管活性胺　包括组胺和 5-羟色胺（5-HT），储存在细胞的分泌颗粒中，在急性炎症反应时最先释放。组胺主要存在于肥大细胞和嗜碱性粒细胞的颗粒中，也存在于血小板内。

5-HT主要存在于血小板中。

2. 花生四烯酸代谢产物　包括前列腺素（PG）、白细胞三烯（简称白三烯，LT）和脂质素（LX），参与炎症和凝血反应。

3. 血小板激活因子（PAF）　PAF是磷脂类炎症介质，具有激活血小板、增加血管通透性以及引起支气管收缩等作用。

4. 细胞因子　是由多种细胞产生的多肽类物质，主要由激活的淋巴细胞和巨噬细胞产生，参与免疫反应和炎症反应。

TNF和IL-1是介导炎症反应的两个重要细胞因子，主要由激活的巨噬细胞、肥大细胞和内皮细胞等产生。

化学趋化因子是一类具有趋化作用的细胞因子，主要功能是刺激白细胞渗出以及调控白细胞在淋巴结和其他组织中的分布。

5. 活性氧　中性粒细胞和巨噬细胞受到微生物、免疫复合物、细胞因子或其他炎症因子刺激后，合成和释放活性氧，杀死和降解吞噬的微生物及坏死细胞。

　主治语录：活性氧的大量释放可引发组织损伤。

6. 白细胞溶酶体　存在于中性粒细胞和单核细胞溶酶体颗粒内的酶可以杀伤和降解吞噬的微生物，并引起组织损伤。

7. 神经肽　神经肽（如P物质）是小分子蛋白，可传导疼痛，引起血管扩张和血管通透性增加。肺和胃肠道的神经纤维分泌较多的神经肽。

（三）血浆中的炎症介质

血浆中存在着三种相互关联的系统，即激肽、补体和凝血系统/纤维蛋白溶解系统，当血管内皮损伤处暴露的胶原、基底膜等激活Ⅻ因子后，可以启动与炎症有关的该三大系统。主要炎症介质的作用见表4-2-1。

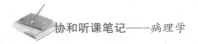

表 4-2-1　主要炎症介质的作用

功　　能	炎症介质
血管扩张	前列腺素、NO、组胺
血管通透性升高	组胺和 5-羟色胺、C3a 和 C5a、缓激肽、LTC_4、LTD_4、LTE_4、PAF、P 物质
趋化作用、白细胞渗出和激活	TNF、IL-1、化学趋化因子、C3a、C5a、LTB_4
发热	IL-1、TNF、前列腺素
疼痛	前列腺素、缓激肽、P 物质
组织损伤	白细胞溶酶体酶、活性氧、NO

四、急性炎症反应的终止

1. 由致炎因子刺激而产生的炎症介质，半衰期短并很快降解，在致炎因子被清除后，随着炎症介质的衰减，炎症反应逐渐减弱。

2. 中性粒细胞在组织中的半衰期短，其在离开血液循环后，于数小时至两天内发生凋亡而死亡。

3. 炎症反应本身会释放一系列终止信号，如脂质素、TGF-β、IL-10 等，主动终止炎症反应。

五、急性炎症的病理学类型

在急性炎症过程中，通常渗出性病变表现明显。根据渗出物的主要成分和病变特点，急性炎症分为浆液性炎、纤维素性炎、化脓性炎和出血性炎。

（一）浆液性炎

以浆液渗出为其特征，渗出的液体主要来自血浆。浆液性炎常发生于黏膜、浆膜、滑膜、皮肤和疏松结缔组织等。浆液性炎又称浆液性卡他性炎，卡他是指渗出物沿黏膜表面顺势下流的意思，如感冒初期，鼻黏膜排出大量浆液性分泌物。

（二）纤维素性炎

以纤维蛋白原渗出为主，继而形成纤维蛋白，即纤维素。在 HE 切片中，纤维素呈红染、相互交织的网状、条状或颗粒状，常混有中性粒细胞和坏死细胞碎片。

纤维素性炎易发生于黏膜、浆膜和肺组织。黏膜发生的纤维素性炎中，渗出的纤维素、中性粒细胞和坏死黏膜组织以及病原菌等可在黏膜表面形成一层灰白色膜状物，称为"假膜"，故又称假膜性炎。气管黏膜与其下组织结合较疏松，故气管的假膜较易脱落，称为浮膜性炎，可引起窒息。

浆膜发生的纤维素性炎（如"绒毛心"）可机化引发纤维性粘连。肺组织发生的纤维素性炎，例如大叶性肺炎，除了大量纤维蛋白渗出外，还可见大量中性粒细胞渗出。

（三）化脓性炎

以中性粒细胞渗出，并伴有不同程度的组织坏死和脓液形成为其特点。化脓性炎多由化脓菌感染所致。脓性渗出物称为脓液，是一种混浊的凝乳状液体，呈灰黄色或黄绿色。化脓性炎分类见表 4-2-2。

表 4-2-2　化脓性炎分类

	表面化脓和积脓（脓性卡他性炎）	蜂窝织炎	脓　　肿
定义	发生在黏膜和浆膜的化脓性炎	疏松结缔组织的弥漫性化脓性炎	局限性化脓性炎症
好发部位	黏膜、浆膜	皮肤、肌肉和阑尾	皮下、内脏
致病菌	化脓菌	主要为溶血性链球菌	主要为金黄色葡萄球菌

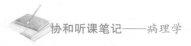

续　表

	表面化脓和积脓（脓性卡他性炎）	蜂窝织炎	脓　　肿
病理特点	中性粒细胞向黏膜表面渗出，深部组织的中性粒细胞浸润不明显	组织内大量中性粒细胞弥漫性浸润，细菌常经组织间隙和淋巴管扩散	脓腔形成，迁徙性囊肿多见

疖是毛囊、皮脂腺及其周围组织的脓肿。痈是多个疖的融合，在皮下脂肪和筋膜组织中形成许多相互沟通的脓肿，必须及时切开排脓。

（四）出血性炎

指炎症病灶的血管损伤严重，渗出物中含有大量红细胞。常见于流行性出血热、钩端螺旋体病和鼠疫等。

六、急性炎症的结局

大多数急性炎症能够痊愈，少数迁延为慢性炎症，极少数可蔓延扩散到全身。

（一）痊愈

在清除致炎因子后，如果炎性渗出物和坏死组织被溶解吸收，通过周围正常细胞的再生，可以完全恢复原来的组织结构和功能，称为完全愈复。

如果组织坏死范围较大，则由肉芽组织增生修复，称为不完全愈复。

（二）迁延为慢性炎症

致病因子长期存在，造成炎症迁延不愈。

（三）蔓延扩散

1. 局部蔓延　炎症局部蔓延可形成糜烂、溃疡、瘘管、窦道和空洞。

2. 淋巴道蔓延　炎性水肿液或部分白细胞，可通过淋巴液回流至淋巴结。其中所含的病原微生物也可沿淋巴液扩散，引起淋巴管炎和局部淋巴结炎。

3. 血行蔓延　后果见表 4-2-3。

表 4-2-3　血行蔓延的后果

名　称	含　义
菌血症	细菌由局部病灶进入血液，全身无中毒症状，但从血液中可查到细菌
毒血症	细菌的毒性产物或毒素进入血液
败血症	细菌进入血液后大量繁殖，并产生毒素，引起全身中毒症状和病理变化
脓毒败血症	化脓菌除产生败血症的表现外，可在全身一些脏器中出现多发性栓塞性脓肿，或称转移性脓肿

第三节　慢性炎症

慢性炎症是指持续数周甚至数年的炎症，其中，连绵不断的炎症反应、组织损伤和修复反应相伴发生。慢性炎症的发生情况：①病原微生物很难清除，持续存在，常可激发免疫反应，有时可表现为特异性肉芽肿性炎。②长期暴露于内源性或外源性毒性因子。③对自身组织产生免疫反应。

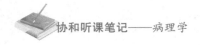

一、一般慢性炎症的病理变化特点

（一）一般慢性炎症的特点

1. 炎症灶内浸润的细胞主要为单核细胞、淋巴细胞和浆细胞，反映了机体对损伤的持续反应。

2. 组织破坏　主要由炎症细胞的产物引起。

3. 修复反应　常有较明显的成纤维细胞和血管内皮细胞的增生，以及被覆上皮细胞和腺上皮细胞等实质细胞的增生，以替代和修复损伤的组织。

（二）主要的慢性炎症细胞

单核巨噬细胞系统的激活是慢性炎症的一个重要特征。急性炎症24~48小时后，单核细胞在黏附分子和化学趋化因子的作用下，从血管中渗出并聚集到炎症灶，转化为巨噬细胞。巨噬细胞与单核细胞相比，其体积增大、生命期长、吞噬能力增强。

淋巴细胞是慢性炎症中浸润的另一种炎症细胞。淋巴细胞在黏附分子和化学趋化因子介导下，从血液中渗出并迁移到炎症病灶处。

肥大细胞在结缔组织中广泛分布，肥大细胞表面存在免疫球蛋白 IgE 的 Fc 受体，其在对昆虫叮咬、食物和药物变态反应以及对寄生虫的炎症反应中起重要作用。

嗜酸性粒细胞浸润主要见于寄生虫感染以及 IgE 介导的炎症反应（尤其是变态反应）。

二、肉芽肿性炎

（一）概念

肉芽肿性炎以炎症局部巨噬细胞及其衍生细胞增生形成境

界清楚的结节状病灶（即肉芽肿）为特征，是一种特殊类型的慢性炎症。

（二）肉芽肿性炎的常见类型

1. 感染性肉芽肿　常见病因如下。

（1）细菌感染：如结核分枝杆菌和麻风杆菌分别引起结核病和麻风。

（2）螺旋体感染：梅毒螺旋体引起梅毒。

（3）真菌和寄生虫感染：组织胞浆菌、新型隐球菌和血吸虫感染等。

2. 异物性肉芽肿　手术缝线、石棉、铍、滑石粉（可见于静脉吸毒者）、移植的人工血管等可以引起异物性肉芽肿。

3. 原因不明的肉芽肿　如结节病肉芽肿。

（三）肉芽肿的形成条件

异物性肉芽肿是由于异物刺激长期存在而形成的慢性炎症。

（四）肉芽肿的组成成分和形态特点

肉芽肿主要细胞成分是上皮样细胞和多核巨细胞，具有诊断意义。

上皮样细胞的胞质丰富，胞质呈淡粉色，略呈颗粒状，胞质界限不清；细胞核呈圆形或长圆形，有时核膜折叠，染色浅淡，核内可有 1~2 个小核仁。

多核巨细胞的细胞核数目可达几百个。结核结节中的多核巨细胞又称为朗汉斯巨细胞，由上皮样细胞融合而来，其细胞核排列于细胞周边呈马蹄形或环形，胞质丰富。

多核巨细胞还常见于不易消化的较大异物、组织中的角化上皮和尿酸盐等周围，细胞核杂乱无章地分布于细胞，又称异

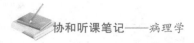

物多核巨细胞。

异物性肉芽肿的中心为异物，周围为数量不等的巨噬细胞、异物巨细胞、淋巴细胞和成纤维细胞等，形成结节状病灶。

 历年真题

1. 不属于肉芽肿性炎的疾病是
   A. 梅毒
   B. 伤寒
   C. 淋病
   D. 血吸虫病
   E. 结核病
2. 急性炎症时组织变红的主要原因是
   A. 组织间隙水肿
   B. 炎症灶内炎症细胞浸润
   C. 炎症灶内血栓形成
   D. 肉芽组织增生
   E. 血管扩张，血流加快

3. 关于纤维素性炎的描述，错误的是
   A. 常发生于浆膜、黏膜和肺
   B. 浆膜的纤维素性炎易导致浆膜粘连
   C. 心外膜的纤维素性炎常形成绒毛心
   D. 肺的纤维素性炎不会导致机化
   E. 常伴中性粒细胞浸润

参考答案：1. C　2. E　3. D

第五章 免疫性疾病

核心问题

1. 系统性红斑狼疮及类风湿关节炎的病因、病理变化。
2. 原发性免疫缺陷病的类型。
3. 实体器官移植排斥反应及骨髓移植排斥反应。

内容精要

免疫是指机体免疫系统识别"自己"和"非己",对自身成分产生天然免疫耐受,对非己异物产生免疫应答并清除,维持机体生理平衡和稳定的能力。

第一节 自身免疫病

自身免疫病是指机体自身产生的自身抗体或致敏淋巴细胞破坏自身组织和细胞,导致组织和器官功能障碍的原发性免疫性疾病。

确定自身免疫病存在的一般根据:①有自身免疫应答的存在。②排除继发性免疫应答的可能。③排除其他病因的存在。

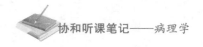

一、自身免疫病的发病机制

免疫耐受是机体对某种特定的抗原不产生免疫应答，自身耐受指机体对自身组织抗原不产生免疫应答。自身免疫耐受性的丧失是自身免疫病发生的根本机制。其确切原因尚未完全阐明，可能与下列因素有关。

（一）免疫耐受的丧失和隐蔽抗原的暴露

下列情况可导致自身免疫耐受的丧失。

1. T 淋巴细胞"免疫不应答"功能丧失　抗原特异性 T 细胞的激活，需同时识别表达于抗原提呈细胞的两类分子，即主要组织相容性复合体（MHC）和协同刺激分子。

2. 活化诱导的细胞死亡功能丧失　通过两条途径，其一是活化的 T 细胞上调 Bcl-2 家族中促凋亡成员 Bim，引发线粒体凋亡途径；另一种是通过 Fas-Fas 受体系统，诱导自身凋亡。

如果 T 细胞激活时，不能诱导细胞凋亡，则自身反应 T 细胞在外周淋巴组织中持续增殖。

3. Tr 细胞与 Th 细胞功能失衡　Tr 细胞和 Th 细胞对自身反应性 B 细胞具有重要的调控作用。当 Tr 细胞功能过弱或 Th 细胞功能过强时，则可产生大量自身抗体。

4. 共同抗原诱发交叉反应　由共同抗原刺激机体产生的共同抗体，可与相应组织发生交叉反应，引起免疫损伤。

5. 隐蔽抗原释放　机体对隐蔽抗原无免疫耐受性，一旦因外伤、感染或其他原因使隐蔽抗原释放，则可引起自身免疫反应。如一侧眼球外伤后，可致双侧眼球发生交感性眼炎。

（二）遗传因素

遗传因素与自身免疫病的易感性密切相关。

1. 一些自身免疫病，如系统性红斑狼疮、自身免疫性溶血性贫血、自身免疫性甲状腺炎等均具有家族史。

2. 有些自身免疫病与人类白细胞抗原（HLA），特别是HLA-Ⅱ类抗原相关。如系统性红斑狼疮与 DR_2、DR_3，类风湿关节炎与 DR_1、DR_4，自身免疫性甲状腺炎与 DR_3 有关。

3. 自身免疫病相关基因。如人类强直性脊柱炎与 HLA-B_{27}关系密切。

（三）感染、组织损伤和其他因素

细菌、支原体和病毒等微生物的感染，可通过下列方式导致自身免疫病的发生。

1. 微生物引起机体自身抗原表位发生改变，或微生物抗原与机体组织抗原结合形成复合抗原，回避了 Th 细胞的耐受。

2. 某些病毒（如 EB 病毒）或细菌产物非特异性激活多克隆 B 细胞，产生自身抗体。

3. 导致 Tr 细胞功能丧失。

4. 存在自身抗原。

紫外线、吸烟、局部组织损伤可致自身抗原的改变和释放诱发自身免疫反应；女性激素可能对某些自身免疫病有促进发生的作用。

二、自身免疫病的类型

自身免疫病可分为器官或细胞特异性和系统性两种类型，后者的病变主要出现在多种器官的结缔组织或血管内，又称为胶原病或结缔组织病。下面介绍几种系统性自身免疫病。

（一）系统性红斑狼疮（SLE）

SLE 是一种较常见的全身性自身免疫病，由抗核抗体为主的多种自身抗体引起。多见于年轻女性，男女之比接近 1：10。临床表现复杂多样，发热及皮肤、肾、关节、心、肝及浆膜等损害为主要表现，病程迁延反复，预后不良。

1. 病因与发病机制　免疫耐受的破坏，导致大量自身抗体产生是本病发生的根本原因。抗核抗体可分为四类，包括抗 DNA 抗体、抗组蛋白抗体、抗 RNA-非组蛋白抗体、抗核仁抗原抗体。

> 主治语录：抗核抗体是 SLE 最主要的自身抗体。

（1）遗传因素

1）在单卵双生双胞胎中的一致性较高（25%），双卵双生子中一致性为 1%~3%。

2）SLE 患者家族成员中发病的风险明显增高。

3）北美白人 SLE 发生与 HLA- DR$_2$、DR$_3$ 有关。

4）10%的患者表现为补体成分的遗传缺陷。

（2）免疫因素：导致免疫功能紊乱的原因是多方面的，包括遗传因素和环境因素的作用。患者体内的多种自身抗体形成，提示 B 细胞功能亢进是本病的发病基础。理论上，B 细胞克隆本身的缺陷、Th 细胞的过度刺激或 Tr 细胞功能过低皆可导致 B 细胞功能亢进。

（3）其他因素：包括药物、性激素和紫外线。

2. 组织损伤机制　SLE 的组织损伤与自身抗体的存在有关，多数内脏病变为免疫复合物所介导（Ⅲ型变态反应）。其中主要为 DNA-抗 DNA 复合物所致的血管和肾小球病变；其次为特异性抗红细胞、粒细胞、血小板自身抗体，经Ⅱ型超敏反应导致相应血细胞的损伤和溶解，引起全血细胞减少。狼疮小体（苏木素小体）为诊断 SLE 的特征性依据。

3. 病理变化　急性坏死性小动脉、细动脉炎是本病的基本病变，活动期病变以纤维素样坏死为主。慢性期血管壁纤维化伴管腔狭窄，血管周围有淋巴细胞浸润伴水肿及基质增多。

主治语录：在 SLE 的病变中，除狼疮细胞外，其改变都不具有特异性。

（1）皮肤：约80%的 SLE 患者有皮肤损害，50%可表现为面部蝶形红斑，类似表现亦可见于躯干和四肢。免疫荧光显示真皮与表皮交界处有 IgG、IgM 及补体 C3 的沉积，形成颗粒或团块状的荧光带，即"狼疮带"，对本病有诊断意义。

（2）肾：50%的 SLE 患者表现以狼疮性肾炎为主要表现的肾损害。狼疮性肾炎时以系膜增生型、局灶型、膜型和弥漫增生型（40%～50%）常见，晚期可发展为硬化性肾小球肾炎。

弥漫增生性狼疮性肾炎中内皮下大量免疫复合物的沉积，是 SLE 急性期的特征性病变。苏木素小体的出现有明确的诊断意义。肾衰竭是 SLE 患者的主要死亡原因。

（3）心：约半数病例有心脏受累，以心瓣膜非细菌性疣赘性心瓣膜炎最为典型，赘生物体积较小，沉积在心瓣膜表面，常累及二尖瓣或三尖瓣。

（4）关节：约95%的患者有不同程度的关节受累，表现为滑膜充血、水肿，单核细胞、淋巴细胞浸润，滑膜细胞下结缔组织内可见灶性纤维素样坏死。

（5）脾：常表现为体积增大，滤泡增生。中央动脉增厚及血管周围纤维化，出现所谓洋葱皮样改变。

（6）肺纤维化和肝汇管区非特异性炎症。

（二）类风湿关节炎（RA）

类风湿关节炎是以多发性和对称性增生性滑膜炎为主要表现的慢性全身性自身免疫性疾病，可导致关节强直畸形。发病年龄多在25～55岁之间，也可见于儿童。绝大多数患者血浆中

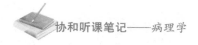

有类风湿因子（RF）及其免疫复合物存在。

1. 病因与发病机制

（1）病因尚不清楚，可能与遗传因素、免疫因素及感染因素有关。研究表明，滑膜中浸润的淋巴细胞大部分是活化的 CD4⁺Th 细胞。

（2）细胞免疫在类风湿关节炎发病中发挥主要作用，但体液免疫也参与本病的发生。

（3）导致 T 细胞激活或 RF 形成的原因尚不清楚，推测可能与 EB 病毒、支原体、小 DNA 病毒和分枝杆菌等感染有关。

主治语录：RF 的出现及滴度高低与疾病的严重程度一致，是临床诊断及预后判断的重要指标。

2. 病理变化

（1）关节病变：手、足小关节最常见，肘、腕、膝、踝、髋及脊椎等也可被累及。多为多发性及对称性。受累关节表现为慢性滑膜炎。

1）滑膜细胞肥大、增生，呈多层，可形成绒毛状突起。

2）滑膜下结缔组织多量淋巴细胞、巨噬细胞和浆细胞浸润，可见淋巴滤泡形成。

3）大量新生血管形成。

4）高度血管化、炎症细胞浸润、增生状态的滑膜覆盖于关节软骨表面形成血管翳。随着血管翳逐渐向心性伸展和覆盖整个关节软骨，关节软骨严重破坏，最终血管翳充满关节腔，发生纤维化和钙化，引起永久性关节强直。

（2）关节以外的病变：全身多种器官、组织可被累及。类风湿小结对本病具有一定特征性，1/4 患者可出现于皮下，也可见于肺、脾、心包、大动脉和心瓣膜。

镜下，小结中央为大片纤维素样坏死，周围有呈栅栏状或

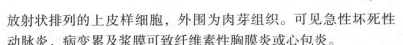

放射状排列的上皮样细胞，外围为肉芽组织。可见急性坏死性动脉炎，病变累及浆膜可致纤维素性胸膜炎或心包炎。

（三）口眼干燥综合征

本病可单独存在，也可与其他自身免疫病同时存在，前者称为原发性，后者称为继发性，最常见的是与类风湿关节炎、SLE 同时存在。

1. 病因与发病机制　发病机制不明。研究提示，口眼干燥综合征是以腺管上皮为靶器官的自身免疫性疾病。两种特征性抗核糖核蛋白成分的自身抗体——抗 SS-A 和抗 SS-B，对本病诊断有参考价值。

原发性患者 HLA-DR$_3$ 出现频率增加，而伴有类风湿关节炎的患者与 HLA-DR$_4$ 相关，提示原发性和继发性口眼干燥综合征发病机制不同。

2. 病理变化　病变主要累及唾液腺和泪腺，呼吸道、胃肠道和阴道的腺体也可受累。受累腺体主要表现为大量淋巴细胞和浆细胞浸润，并形成淋巴滤泡，同时伴腺泡结构破坏。导管细胞增生，形成上皮肌上皮岛。

（四）炎性肌病

本病不常见，依据临床特点、形态学和免疫特点分为皮肌炎、多发性肌炎及包涵体肌炎。三种类型可单独发生，也可与其他类型的自身免疫病伴发。

1. 皮肌炎　病理变化为小血管周围及肌周围结缔组织有炎症细胞浸润，肌束的周边有少量萎缩的肌纤维，可有肌纤维坏死及再生。肌束周边肌萎缩为本病的典型表现。

2. 多发性肌炎　主要组织学表现为淋巴细胞浸润及肌纤维的变性和再生。本病可能是由细胞毒性 T 淋巴细胞介导，大多

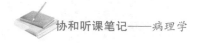

有抗核抗体存在，抗 tRNA 合成酶的 Jo-1 抗体具有特异性。

3. 包涵体肌炎　病理变化特点为围绕血管周围的炎症细胞浸润，肌细胞内有空泡，周围有嗜碱性颗粒。另外，空泡状的肌纤维含有淀粉样沉积物，刚果红染色阳性。电镜下胞质及核内有丝管状包涵体。

（五）系统性硬化

系统性硬化以全身多个器官间质纤维化和炎症性改变为特征，主要累及皮肤、胃肠道、肾脏、心脏，肌肉及肺也常常受累。可发生于任何年龄，以 30~50 岁多见，男女之比为 1:3。临床分类如下。①弥漫性硬皮病：皮肤广泛受累伴快速进展及早期内脏受累。②局限性硬皮病：相对局限的皮肤受累，内脏受累较晚，预后相对较好。

1. 病因与发病机制　病因不明。纤维化是本病的特征性病变。高丙种球蛋白血症和抗核抗体的出现提示存在 B 细胞活化过度。两种自身抗体对本病具有相对特异性，即抗 DNA 拓扑异构酶-1（DNA I）抗体（Scl-70）、抗着丝点抗体。

2. 病理变化

（1）皮肤：病变由指端开始，呈向心性发展，累及前臂、肩、颈、面部。镜下：①早期真皮水肿，血管周围 CD4$^+$T 细胞浸润。②随病变进展，真皮胶原纤维明显增多，表皮萎缩变平，皮肤附属器萎缩消失，真皮内小血管壁增厚、玻璃样变。可出现局灶性或弥漫性皮下组织钙化，尤其是局限性系统性硬化患者更易发生钙化，并可出现雷诺现象、食管蠕动障碍、手指硬化和毛细血管扩张，即 CREST 综合征。③晚期手指细呈爪状，关节活动受限，可发生指端坏死甚至脱落，面部无表情呈假面具状。

（2）消化道：约80%患者消化道受累，主要表现为管壁进行性萎缩和纤维化，伴血管周围淋巴细胞浸润，小血管壁进行性增厚。

（3）肾：叶间小动脉病变最为突出，表现为内膜黏液样变性伴内皮细胞增生，随后管壁纤维化，管腔狭窄，部分病例伴有细动脉纤维素样坏死。约50%患者死于肾衰竭。

（4）肺：可见弥漫性间质纤维化，肺泡扩张、肺泡隔断裂，形成囊样空腔，是造成蜂窝肺的重要原因之一。

（5）其他：关节和骨骼肌也可受累，关节周围结缔组织硬化和肌肉萎缩。

第二节　免疫缺陷病

免疫缺陷病是一组因免疫系统发育不全或遭受损害引起免疫功能缺陷而导致的疾病。分类：①原发性免疫缺陷病，又称先天性免疫缺陷病，与遗传有关，多发生在婴幼儿。②继发性免疫缺陷病，又称获得性免疫缺陷病，可发生在任何年龄。

一、原发性免疫缺陷病

本类疾病少见，临床表现出反复感染，严重威胁生命。按免疫缺陷性质的不同进行分类，见表5-2-1。

表 5-2-1　原发性免疫缺陷病的分类

分　类	举　例
体液免疫缺陷	原发性丙种球蛋白缺乏症、孤立性 IgA 缺乏症、普通变异型免疫缺陷病
细胞免疫缺陷	DiGeorge 综合征、Nezelof 综合征、黏膜皮肤念珠菌病
联合性免疫缺陷	重症联合免疫缺陷病、Wiskott-Aldrich 综合征、毛细血管扩张性共济失调症
腺苷酸脱氢酶缺乏症	—
吞噬细胞功能障碍	—
补体缺陷	—

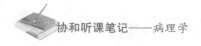

二、继发性免疫缺陷病

本类疾病更常见。感染（风疹、麻疹、巨细胞病毒感染、结核病等）、恶性肿瘤（霍奇金淋巴瘤、白血病、骨髓瘤等）、自身免疫病（SLE、类风湿关节炎等）、免疫球蛋白丧失（肾病综合征）、免疫球蛋白合成不足（营养缺乏）、淋巴细胞丧失（药物、系统感染等）和免疫抑制剂治疗等多种疾病均可伴发继发性免疫缺陷病。本节仅介绍发病率日增且死亡率极高的获得性免疫缺陷综合征（AIDS）。

🖊️**主治语录**：继发性免疫缺陷病可因机会性感染导致严重后果，故及时诊断和治疗十分重要。

获得性免疫缺陷综合征是一种逆转录病毒即人类免疫缺陷病毒（HIV）感染引起，其特征为严重免疫抑制，导致机会性感染、继发性肿瘤及神经系统症状。临床表现为发热、乏力、体重下降、全身淋巴结肿大及神经系统症状。

1. 病因与发病机制

（1）病因：本病为 HIV 感染所引起。HIV 属逆转录病毒科，为单链 RNA 病毒。患者和无症状病毒携带者是传染源。HIV 主要存在于宿主血液、精液、子宫和阴道分泌物和乳汁中。AIDS 的传播途径：①性接触传播。②血道传播。③母婴传播。④医务人员职业性传播。

（2）发病机制：①HIV 感染 $CD4^+T$ 淋巴细胞，CD4 分子是 HIV 的主要受体。②HIV 感染组织中单核巨噬细胞：存在于脑、淋巴结和肺等器官组织中的单核巨噬细胞，可有 10%～50% 被感染，其感染过程与 $CD4^+T$ 淋巴细胞存在不同之处。

2. 病理变化

（1）淋巴组织的变化：早期，淋巴结肿大。镜下，淋巴滤泡明显增生，髓质内较多浆细胞。晚期的淋巴结呈现一片荒芜，淋巴细胞几乎消失殆尽，仅有一些巨噬细胞和浆细胞残留。

（2）继发性感染：多发性机会感染是本病另一特点。其感染范围广泛，可累及各器官，以中枢神经系统、肺、消化道受累最为常见。

（3）恶性肿瘤：约有30%的患者可发生 Kaposi 肉瘤。其他常见的伴发肿瘤为淋巴瘤。

3. 临床病理联系　本病潜伏期较长，一般认为经数月至10年或更长才发展为 AIDS。

（1）HIV 感染的临床分类

1）A 类：包括急性感染、无症状感染和持续性全身淋巴结肿大综合征。

2）B 类：包括免疫功能低下时出现的 AIDS 相关综合征、继发细菌及病毒感染和发生淋巴瘤等。

3）C 类：患者已有严重的免疫缺陷，出现各种机会性感染、继发性肿瘤以及神经系统症状等 AIDS 表现。

（2）按病程分阶段

1）早期（或称急性期）：感染 HIV 3~6 周后，可表现出咽痛、发热、肌肉酸痛等非特异性症状。病毒在体内复制，但由于患者尚有较好的免疫反应能力，2~3 周后这些症状可自行缓解。

2）中期（或称慢性期）：机体的免疫功能与病毒之间处于相互抗衡的阶段，在某些病例此期可长达数年或不再进入末期。此期病毒复制持续处于低水平，临床可无明显症状或出现明显的全身淋巴结肿大，常伴发热、乏力、皮疹等。

3）后期（或称危险期）：机体免疫功能全面崩溃，临床表现为持续发热、乏力、消瘦、腹泻，并出现神经系统症状，明显的机会性感染及恶性肿瘤，血液检查可见淋巴细胞显减少，尤以 CD4$^+$T 淋巴细胞减少为著，细胞免疫反应丧失殆尽。

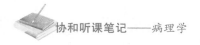

第三节　器官和骨髓移植

机体的某种细胞、组织或器官因某些病变或疾病的损伤而导致不可复性结构及功能损害时，采用相应健康细胞、组织或器官植入机体的过程称为细胞、组织或器官移植，统称移植，是临床重要的疾病治疗手段之一。

根据供体的来源分类：①自体移植。②同种异体移植。③异种移植。

根据免疫活性细胞对靶抗原的攻击方式，移植免疫反应分类：①宿主抗移植物反应（HVGR），即移植排斥反应。②移植物抗宿主反应（GVHR）。

一、移植排斥反应机制

在同种异体细胞、组织和器官移植时，受者的免疫系统常对移植物产生移植排斥反应，是一个十分复杂的免疫学现象，涉及细胞和抗体介导的多种免疫损伤机制，但皆针对移植物中的人类白细胞抗原（HLA）。供者与受者 HLA 的差异程度决定了排斥反应的轻重。

（一）单向移植排斥理论

1. T 细胞介导的排斥反应　T 细胞介导的迟发型超敏反应与细胞毒作用对移植物的排斥起着重要作用。移植物中供体的淋巴细胞（过路细胞）、树突状细胞等具有丰富的 HLA-Ⅰ、HLA-Ⅱ，是主要的变应原。

2. 抗体介导的排斥反应　T 细胞在移植排斥反应中起着主要作用，但抗体也能介导排斥反应。其表现形式有两种。

（1）超急性排斥反应，发生在移植前机体已有循环 HLA 抗体的受者。该抗体可来自过去的多次妊娠、接受输血或感染过某些表面抗原与供者 HLA 有交叉反应的细菌或病毒。在这种情况下，移植后可立即发生排斥反应，这是由于循环抗体固定于移植物的血管内皮并激活补体，引起血管内皮受损，导致血管壁炎症、血栓形成和组织坏死。

（2）在原来并未致敏的个体中，随着 T 细胞介导的排斥反应的形成，可同时有抗 HLA 抗体的产生，造成移植物损害。

此外，在机体的免疫功能缺陷，而移植物又具有大量的免疫活性细胞（如骨髓、胸腺移植）的情况下，可产生移植物抗宿主病。

（二）双向移植排斥理论

1. 在实体器官移植和骨髓移植中，都可同时发生宿主抗移植物反应（HVGR）和移植物抗宿主反应（GVHR），两者共存。

2. 在持续的免疫抑制剂作用下，这种相互免疫应答可因诱导各种免疫调节机制而逐渐减弱，最终达到一种无反应状态，形成供体、受体白细胞共存的微嵌合现象。

微嵌合现象的发现及双向移植排斥理论，现被认为是器官移植排斥反应产生的主要机制。微嵌合现象与移植耐受也有一定关系。

二、实体器官移植排斥反应

实体器官移植排斥反应按形态变化及发病机制分类：超急性排斥反应、急性排斥反应和慢性排斥反应。以肾移植为例介绍如下。

（一）超急性排斥反应

本型的发生与受者血液中已有供体特异性循环 HLA 抗体，

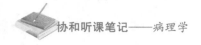

或受者、供者 ABO 血型不符有关，<u>本质上属Ⅲ型超敏反应</u>。一般于移植后数分钟至数小时出现。

移植肾肉眼观，色泽由粉红色迅速转变为暗红色，伴出血或梗死，出现花斑状外观。镜下表现为广泛的急性小动脉炎伴血栓形成及缺血性坏死。

（二）急性排斥反应

较常见。移植后未经治疗者此反应可发生在移植后数天内；经免疫抑制治疗者，可在数月或数年后突然发生。此种排斥反应可以细胞免疫为主，也可以体液免疫为主。

<u>以细胞免疫为主者，主要表现为间质内单个核细胞浸润；以体液免疫为主者，以血管炎为特征</u>。有时两种病变可同时存在。

1. 细胞型排斥反应　可见肾间质明显水肿，CD4$^+$T 和 CD8$^+$T 淋巴细胞为主的单个核细胞浸润，可引起局部肾小管坏死。

2. 血管型排斥反应　此型更常出现的是亚急性血管炎。

（三）慢性排斥反应

发病机制目前尚不清楚。慢性排斥反应多发生在术后几个月至 1 年以后，慢性排斥反应药物治疗效果不佳已成为移植物长期存在的一个主要障碍。

病理变化是血管内膜纤维化，引起管腔严重狭窄，导致肾缺血，表现为肾小球萎缩、纤维化、玻璃样变，肾小管萎缩，肾间质纤维化伴单核细胞、淋巴细胞及浆细胞浸润。

主治语录：不同的组织或器官移植产生超急性排斥反应的程度不同，肾、心脏能引起强烈的超急性排斥反应，但肝脏移植发生超急性排斥反应则属罕见。

三、骨髓移植排斥反应

（一）移植物抗宿主病（GVHD）

GVHD 分为急性、慢性两种。急性 GVHD 一般在移植后 3 个月内发生，可引起肝、皮肤和肠道上皮细胞坏死。慢性 GVHD 可以是急性 GVHD 的延续或在移植后 3 个月自然发生。

（二）移植排斥反应

同种异体骨髓移植的排斥反应由宿主的 T 细胞和 NK 细胞介导。

 历年真题

1. 超急性排异反应的主要病因是
   A. 受者存在抗移植物循环抗体
   B. 受者与供者 HLA 配型不理想
   C. 受者存在严重的免疫缺陷
   D. 受者存在抗移植物 T 淋巴细胞
   E. 供者存在外周血白细胞计数低下
2. 艾滋病患者中，最常见的恶性肿瘤是
   A. 霍奇金淋巴瘤
   B. 非霍奇金淋巴瘤
   C. Kaposi 肉瘤
   D. 子宫颈癌
   E. 阴茎癌

参考答案：1. A　2. C

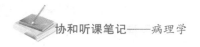
第六章　肿　瘤

核心问题

1. 肿瘤的概念、命名和分类。
2. 良性、恶性肿瘤的区别。
3. 癌前病变、非典型性增生和原位癌的概念。
4. 恶性肿瘤的生长特性、分期和分级。

内容精要

肿瘤是以细胞异常增生为特点的一大类疾病，常在机体局部形成肿块。一般良性肿瘤生长缓慢，没有侵袭性或侵袭性弱，不从原发部位播散到身体其他部位，对人体的危害小。恶性肿瘤生长迅速，侵袭性强，可以从原发部位播散到身体其他部位，对人体的危害大。

第一节　肿瘤的概念

一、概述

肿瘤是机体的细胞异常增生形成的新生物，常表现为局部的异常肿块。肿瘤形成是在各种因素的作用下，细胞生长调控严重紊乱的结果。这种导致肿瘤形成的细胞增生称为肿瘤性增生。

二、肿瘤性增生与非肿瘤性增生的区别

肿瘤性增生与非肿瘤性增生的区别，见表 6-1-1。

表 6-1-1　肿瘤性增生与非肿瘤性增生的区别

	肿瘤性增生	非肿瘤性增生
含义	导致肿瘤形成的细胞增生	不一定导致肿瘤形成的细胞增生
特性	一般是克隆性的	一般是多克隆性的
对机体影响	肿瘤细胞的形态、代谢和功能均有异常，不同程度地失去了分化成熟的能力；常表现为肿块，与机体不协调，对机体有害	为正常的细胞更新、损伤引起的防御、修复反应，通常是符合机体需要的生物学过程
病理特点	肿瘤细胞生长旺盛，失去控制，具有相对自主性，消除致瘤因素后，肿瘤仍能继续生长	细胞增生受到控制，有一定限度，引起细胞增生的原因消除后不再继续增生

第二节　肿瘤的形态

一、肿瘤的大体形态

1. 数目　一位肿瘤患者可以只有一个肿瘤（单发肿瘤），也可以同时或先后发生多个原发肿瘤（多发肿瘤）。有些肿瘤，比如消化道的癌，单发的比较多。有些则表现为多发性肿瘤，如神经纤维瘤病，患者可有数十个甚至数百个神经纤维瘤。

2. 大小　肿瘤的体积差别很大。肿瘤的体积与很多因素有关，如肿瘤的性质（良性还是恶性）、生长时间和发生部位等。一般恶性肿瘤的体积越大，发生转移的概率也越大，故恶性肿瘤的体积是肿瘤分期（早期或者晚期）的一项重要指标。在某

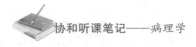

些肿瘤类型（如胃肠间质肿瘤），体积也是预测肿瘤生物学行为的重要指标。

3. 形状　肿瘤的形状可因其组织类型、发生部位、生长方式和良恶性质的不同而不同。如乳头状、绒毛状、息肉状、结节状、分叶状、浸润性、溃疡状和囊状等。

4. 颜色　肿瘤的颜色由组成肿瘤的组织、细胞及其产物的颜色决定。

5. 质地　肿瘤质地与其类型有关，还与肿瘤细胞与间质的比例有关。

6. 与周围组织的关系　良性肿瘤可形成包膜，与周围组织分界清楚。恶性肿瘤向周围组织浸润性生长致界限不清，也可推挤周围组织形成假包膜。

二、肿瘤的组织形态

肿瘤组织分为实质和间质两部分。

1. 实质　由肿瘤细胞构成，其细胞形态、组成的结构或其产物是判断肿瘤的分化方向、进行肿瘤组织学分类的主要依据。肿瘤实质是影响肿瘤生物学行为的主要因素。

2. 间质　由结缔组织、血管、淋巴管等构成，起着支持和营养肿瘤实质、参与肿瘤免疫反应等作用。肿瘤间质构成的微环境对肿瘤细胞生长、分化和迁移具有重要影响。

三、肿瘤的分化与异型性

1. 分化　是指肿瘤组织在形态和功能上与某种正常组织的相似之处。相似的程度称为肿瘤的分化程度。高分化：与相同来源的成熟的正常细胞在结构上和功能上都有很大的相似性。肿瘤的组织形态和功能与正常组织相似性越小，表示分化程度越低或分化差。分化极差，以致无法判断其分化方向的肿瘤称为未分化肿瘤。

2. 肿瘤的异型性 是指肿瘤组织结构和细胞形态与相应的正常组织有不同程度的差异。表现如下。

（1）细胞体积异常。

（2）肿瘤细胞的大小和形态很不一致（多形性），出现瘤巨细胞，即体积巨大的肿瘤细胞。

（3）肿瘤细胞核的体积增大，胞核与细胞质的比例（核质比）增高。

（4）核的大小、形状和染色差别较大（核的多形性），出现巨核、双核、多核或奇异形核。核内 DNA 常增多，核深染，染色质呈粗颗粒状，分布不均匀，常堆积在核膜下。

（5）核仁明显，体积大，数目增多。

（6）核分裂象增多，出现异常核分裂象（病理性核分裂象），如不对称核分裂、多极性核分裂等。

主治语录：异型性是肿瘤组织和细胞出现成熟障碍和分化障碍的表现，是区别良、恶性肿瘤的重要指标。

良性肿瘤的异型性较小，恶性肿瘤的异型性较大。异型性越大，肿瘤组织和细胞成熟程度和分化程度越低，与相应正常组织的差异越大。很明显的异型性称为间变，具有间变特征的肿瘤，称为间变性肿瘤，多为高度恶性的肿瘤。

第三节 肿瘤的命名与分类

一、肿瘤的命名

（一）肿瘤命名的一般原则

1. 良性肿瘤命名 在组织类型之后加"瘤（英文为后

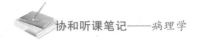

缀-oma）"。例如，腺上皮的良性肿瘤，称为腺瘤；平滑肌的良性肿瘤，称为平滑肌瘤。

2. 恶性肿瘤命名

（1）上皮组织的恶性肿瘤统称为"癌"。命名方式：在上皮的名称后面加一个"癌"字。例如，鳞状上皮的恶性肿瘤称为鳞状细胞癌；腺上皮的恶性肿瘤称为腺癌。

有些癌具有不止一种上皮分化，例如，肺的"腺鳞癌"同时具有腺癌和鳞状细胞癌成分。未分化癌是指形态或免疫表型可以确定为癌，但缺乏特定上皮分化特征的癌。

（2）间叶组织的恶性肿瘤统称为"肉瘤"。间叶组织包括纤维组织、脂肪、肌肉、血管、淋巴管、骨和软骨组织等。命名方式是在间叶组织名称之后加"肉瘤"二字。如纤维肉瘤、脂肪肉瘤。

在病理学上，癌是指上皮组织的恶性肿瘤。平常所谓"癌症"，泛指所有恶性肿瘤，包括癌和肉瘤。

（二）肿瘤命名的特殊情况

1. 有些肿瘤的形态类似发育过程中的某种幼稚细胞或组织，称为"母细胞瘤"，良性者如骨母细胞瘤；恶性者如神经母细胞瘤、髓母细胞瘤和肾母细胞瘤等。

2. 白血病、精原细胞瘤等，虽称为"病"或"瘤"，实际上都是恶性肿瘤。

3. 有些恶性肿瘤，既不叫癌也不叫肉瘤，而直接称为"恶性……瘤"，如恶性黑色素瘤、恶性脑膜瘤、恶性神经鞘膜瘤等。

4. 有的肿瘤以起初描述或研究该肿瘤的学者的名字命名，如尤因（Ewing）肉瘤、霍奇金（Hodgkin）淋巴瘤。

5. 有些肿瘤以肿瘤细胞的形态命名，如透明细胞瘤。

6. 神经纤维瘤病、脂肪瘤病、血管瘤病等名称中的"……瘤病"，主要指肿瘤多发的状态。

7. 畸胎瘤是性腺或胚胎剩件中的全能细胞发生的肿瘤，一般含有两个以上胚层的多种成分，结构混乱，分为良性畸胎瘤和不成熟畸胎瘤两类。

二、肿瘤的分类

1. 依据 主要以肿瘤的组织、细胞类型和生物学行为作依据，包括各种肿瘤的临床病理特征及预后情况。

2. 世界卫生组织肿瘤分类 对每一种肿瘤性疾病进行编码，用一个四位数字组成的主码代表一个特定的肿瘤性疾病。同时，用一个斜线和一个附加的数码代表肿瘤的生物学行为，置于疾病主码之后。例如，肝细胞腺瘤的完整编码是8170/0，肝细胞癌的完整编码为8170/3。/0代表良性肿瘤。/1代表交界性或生物学行为未定或不确定的肿瘤。/2代表原位癌，包括某些部位的Ⅲ级上皮内瘤变以及某些部位的非浸润性肿瘤。/3代表恶性肿瘤。

3. 确定肿瘤的类型 除了依靠其临床表现、影像学和形态学特点，还借助于检测肿瘤细胞表面或细胞内的一些特定的分子。

第四节 肿瘤的生长和扩散

恶性肿瘤除了不断生长，还发生局部浸润，甚至通过转移蔓延到其他部位。

一、肿瘤的生长

（一）生长方式

1. 膨胀性生长 实质器官的良性肿瘤多呈膨胀性生长，其

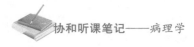

生长速度较慢，随着体积增大，肿瘤推挤但不侵犯周围组织，与周围组织分界清楚，可在肿瘤周围形成完整的纤维性被膜。

2. 外生性生长　指体表肿瘤和体腔（如胸腔、腹腔）内的肿瘤，或管道器官（如消化道）腔面的肿瘤，常突向表面，呈乳头状、息肉状、蕈状或菜花状的生长方式。良性肿瘤和恶性肿瘤都可呈外生性生长，但恶性肿瘤在外生性生长的同时，其基底部往往也有浸润。

3. 浸润性生长　肿瘤细胞长入并破坏周围组织（包括组织间隙、淋巴管或血管），这种现象叫浸润。浸润性肿瘤没有被膜（或破坏原来的被膜），与邻近的正常组织无明显界限，触诊时，肿瘤固定，活动度小。

主治语录：恶性肿瘤多呈浸润性生长。

（二）生长特点

1. 不同肿瘤的生长速度差别很大　良性肿瘤生长一般较缓慢，肿瘤生长的时间可达数年甚至数十年。恶性肿瘤生长较快，特别是分化差的恶性肿瘤，可在短期内形成明显的肿块。

2. 影响肿瘤生长速度的因素

（1）肿瘤细胞的倍增时间：指细胞分裂繁殖为两个子代细胞所需的时间。多数恶性肿瘤细胞的倍增时间并不比正常细胞更快，所以，恶性肿瘤生长迅速可能主要不是肿瘤细胞倍增时间缩短引起的。

（2）生长分数：指肿瘤细胞群体中处于增殖阶段（S 期+G_2 期）的细胞的比例。在中晚期，大多数肿瘤细胞处于 G_0 期，即使生长迅速的肿瘤，其生长分数也只在 20% 左右。

（3）肿瘤细胞的生成与死亡比例：可能在很大程度上决定肿瘤是否持续生长及其生长速度。

（三）肿瘤血管生成

肿瘤直径达到 $1\sim2mm$ 后，若无新生血管生成以提供营养，不能继续增长。实验显示，肿瘤有诱导血管生成的能力。

肿瘤细胞本身及炎症细胞（主要是巨噬细胞）能产生血管生成因子，如血管内皮细胞生长因子（VECF），诱导新生血管的生成。

肿瘤细胞本身可形成类似血管、具有基底膜的小管状结构，可与血管交通，作为不依赖于血管生成的肿瘤微循环或微环境成分，称为"血管生成拟态"。

（四）肿瘤的演进和异质性

1. 肿瘤的演进　恶性肿瘤生长过程中，其侵袭性增强的现象。可表现为生长速度加快、浸润周围组织和发生远处转移。

2. 肿瘤的异质性　是指由一个克隆来源的肿瘤细胞群在生长过程中形成在侵袭能力、生长速度、对激素的反应、对抗癌药的敏感性等方面有所不同的亚克隆的过程。

二、肿瘤的扩散

恶性肿瘤不仅可在原发部位浸润生长、累及邻近器官或组织，而且还可通过多种途径扩散到身体其他部位。这是恶性肿瘤最重要的生物学特点。

（一）局部浸润和直接蔓延

随着恶性肿瘤不断长大，肿瘤细胞常常沿着组织间隙或神经束衣连续地浸润生长，破坏邻近器官或组织，这种现象称为直接蔓延。例如，晚期子宫颈癌可直接蔓延到直肠和膀胱。

（二）转移

指恶性肿瘤细胞从原发部位侵入淋巴管、血管或体腔，迁徙

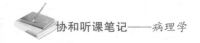

到其他部位，继续生长，形成同样类型的肿瘤。通过转移形成的肿瘤称为转移性肿瘤或继发肿瘤；原发部位的肿瘤称为原发肿瘤。

发生转移是恶性肿瘤的特点，但并非所有恶性肿瘤都会发生转移。例如，皮肤的基底细胞癌多在局部造成破坏，但很少发生转移。

恶性肿瘤有以下转移途径。

1. 淋巴道转移　肿瘤细胞侵入淋巴管，随淋巴流到达局部淋巴结（区域淋巴结）。上皮源性恶性肿瘤（癌）最常见的转移方式是淋巴道转移。

2. 血道转移　恶性肿瘤可通过血道转移累及许多器官，但最常受累的脏器是肺和肝。侵入门静脉系统的肿瘤细胞多首先发生肝转移，侵入腔静脉系统的肿瘤细胞多首先发生肺转移。

形态学上，转移性肿瘤的特点是边界清楚，常为多个，散在分布，多接近于器官的表面。位于器官表面的转移性肿瘤，由于瘤结节中央出血、坏死而下陷，形成所谓"癌脐"。

3. 种植转移　指发生于胸腹腔等体腔内器官的恶性肿瘤，侵及器官表面时，瘤细胞可以脱落，像播种一样种植在体腔其他器官的表面，形成多个转移性肿瘤的播散方式。

种植性转移常见于腹腔器官恶性肿瘤。例如，胃肠道黏液癌侵及浆膜后，可种植到大网膜、腹膜、盆腔器官如卵巢等处。在卵巢可表现为双侧卵巢长大，镜下见富于黏液的印戒细胞癌弥漫浸润。这种特殊类型的卵巢转移性肿瘤称为 Krukenberg 瘤，多由胃肠道黏液癌（特别是胃的印戒细胞癌）转移而来。

　　主治语录：注意 Krukenberg 瘤不一定都是种植性转移，也可通过淋巴道和血道转移形成。

抽取体腔积液做细胞学检查，以发现恶性肿瘤细胞，是诊断恶性肿瘤的重要方法之一。

第五节　肿瘤的分级和分期

一、分级

恶性肿瘤的"级"或"分级"是描述其恶性程度的指标。病理学上，根据恶性肿瘤的分化程度、异型性、核分裂象的数目等对恶性肿瘤进行分级。三级分级法使用较多，Ⅰ级为高分化，分化良好，恶性程度低；Ⅱ级为中分化，中度恶性；Ⅲ级为低分化，恶性程度高。

二、分期

肿瘤的"分期"是指恶性肿瘤的生长范围和播散程度。肿瘤体积越大，生长范围和播散程度越广，患者的预后越差。

对肿瘤进行分期，需考虑以下因素：原发肿瘤的大小，浸润深度，浸润范围，邻近器官受累情况，局部和远处淋巴结转移情况，远处转移等。

肿瘤分期有多种方案。国际上广泛采用 TNM 分期。

1. T 指肿瘤原发灶的情况，随着肿瘤体积的增大和邻近组织受累范围的增广，依次用 $T_1 \sim T_4$ 来表示。Tis 代表原位癌。

2. N 指区域淋巴结受累情况，淋巴结未受累时，用 N_0 表示；随着淋巴结受累程度的加深和范围的增大，依次用 $N_1 \sim N_3$ 表示。

3. M 指远处转移（通常是血道转移），没有远处转移者用 M_0 表示，有远处转移者用 M_1 表示。

第六节　肿瘤对机体的影响

一、良性肿瘤

1. 分化较成熟，生长缓慢，在局部生长，不浸润，不转移，故一般对机体的影响相对较小，主要表现为局部压迫和阻塞症状。良性肿瘤有时可发生继发性改变，亦可对机体带来程度不同的影响。

2. 如子宫黏膜下肌瘤常伴有子宫内膜浅表糜烂或溃疡，可引起出血和感染。内分泌腺的良性肿瘤可分泌过多激素而引起症状，如垂体生长激素腺瘤分泌过多生长激素，可引起巨人症或肢端肥大症。

二、恶性肿瘤

1. 分化不成熟，生长迅速，浸润并破坏器官的结构和功能，还可发生转移，对机体的影响严重，治疗效果尚不理想，患者的死亡率高，生存率低。恶性肿瘤除可引起局部压迫和阻塞症状外，还易并发溃疡、出血、穿孔等。

2. 肿瘤累及局部神经，可引起顽固性疼痛。肿瘤产物或合并感染可引起发热。内分泌系统的恶性肿瘤，包括弥散神经内分泌系统（DNES）的恶性肿瘤如类癌和神经内分泌癌等，可产生生物胺或多肽激素，引起内分泌紊乱。

3. 一些非内分泌腺肿瘤，也可以产生和分泌激素或激素类物质，如促肾上腺皮质激素（ACTH）、降钙素、生长激素（GH）、甲状旁腺素（PIH）等，引起内分泌症状，称为异位内分泌综合征。异位内分泌综合征属于副肿瘤综合征。

广义的副肿瘤综合征，是指不能用肿瘤的直接蔓延或远处转移加以解释的一些病变和临床表现，是由肿瘤的产物（如异位激素）或异常免疫反应（如交叉免疫）等原因间接引起，可表现为内分泌、神经、消化、造血、骨关节、肾脏及皮肤等系统的异常。

主治语录：内分泌腺的肿瘤（如垂体腺瘤）产生原内分泌腺固有的激素（如生长激素）导致的病变或临床表现，不属于副肿瘤综合征。

第七节　良性肿瘤与恶性肿瘤的区别

肿瘤的生物学行为和对机体的影响差别很大。多数肿瘤可以划分为良性和恶性。良性肿瘤与恶性肿瘤的区别，见表6-7-1。

表 6-7-1　良性肿瘤与恶性肿瘤的区别

鉴别要点	良性肿瘤	恶性肿瘤
分化程度	分化好，异型性小	不同程度分化障碍或未分化，异型性大
核分裂象	无或少，不见病理性核分裂象	多，可见病理性核分裂象
生长速度	缓慢	较快
生长方式	膨胀性或外生性生长	浸润性或外生性生长
继发改变	少见	常见，如出血、坏死、溃疡形成等
转移	不转移	可转移
复发	不复发或很少复发	易复发
对机体的影响	较小，主要为局部压迫或阻塞	较大，破坏原发部位和转移部位的组织；坏死、出血，合并感染；恶病质

第八节　常见肿瘤举例

一、上皮组织肿瘤

上皮组织包括被覆上皮与腺上皮。上皮组织肿瘤常见，人体的恶性肿瘤大部分是上皮组织恶性肿瘤（癌），对人类危害甚大。

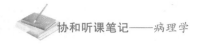

（一）上皮组织良性肿瘤

1. 乳头状瘤　见于鳞状上皮、尿路上皮等被覆的部位，分别称为鳞状细胞乳头状瘤、尿路上皮乳头状瘤等。

乳头状瘤呈外生性向体表或腔面生长，形成指状或乳头状突起，也可呈菜花状或绒毛状。肿瘤的根部可有蒂与正常组织相连。镜下，乳头的轴心由血管和结缔组织等间质成分构成，表面覆盖上皮。

2. 腺瘤　是腺上皮的良性肿瘤，如肠道、乳腺、甲状腺等器官发生的腺瘤。黏膜的腺瘤多呈息肉状；腺器官内的腺瘤则多呈结节状，与周围正常组织分界清楚，常有被膜。腺瘤的腺体与相应正常组织腺体结构相似，可具有分泌功能。

根据腺瘤的组成成分或形态特点，又可分为管状腺瘤、绒毛状腺瘤、囊腺瘤、纤维腺瘤、多形性腺瘤等类型。

（1）管状腺瘤与绒毛状腺瘤

1）多见于结肠、直肠黏膜，常呈息肉状，可有蒂与黏膜相连，但有些腺瘤是广基的，有些腺瘤则是平坦的。

2）镜下，肿瘤性腺上皮形成分化好的小管或绒毛状结构；或为两种成分混合存在（称为管状绒毛状腺瘤）。绒毛状腺瘤发展为癌的概率较高，特别是体积较大者。

（2）囊腺瘤

1）是腺瘤中腺体分泌物蓄积，腺腔逐渐扩大并互相融合的结果，肉眼上可见到大小不等的囊腔。常发生于卵巢等部位。

2）卵巢囊腺瘤的主要类型：①腺上皮向囊腔内呈乳头状生长，并分泌浆液，此为浆液性乳头状囊腺瘤。②分泌黏液，常为多房性，囊壁多光滑，少有乳头状增生，此为黏液性囊腺瘤。

（二）上皮组织恶性肿瘤

癌是人类最常见的恶性肿瘤。在 40 岁以上的人群中，癌的发生率显著增高。

1. 鳞状细胞癌（鳞癌）　常发生在鳞状上皮被覆的部位，如皮肤、口腔、唇、食管、喉、子宫颈、阴道及阴茎等处。有些部位如支气管、膀胱等，可以发生鳞状上皮化生，在此基础上发生鳞状细胞癌。

鳞状细胞癌大体上常呈菜花状，可形成溃疡。镜下，分化好的鳞状细胞癌，癌巢中央可出现层状角化物称为角化珠或癌珠；细胞间可见细胞间桥。分化较差的鳞状细胞癌可无角化，细胞间桥少或无。

2. 腺癌　是腺上皮的恶性肿瘤。腺癌较多见于胃肠道、肺、乳腺、女性生殖系统等。癌细胞形成大小不等、形状不一、排列不规则的腺体或腺样结构，细胞常不浸润规则地排列成多层，核大小不一，核分裂象多见。

乳头状结构为主的腺癌称为乳头状腺癌；腺腔高度扩张呈囊状的腺癌称为囊腺癌；伴乳头状生长的囊腺癌称为乳头状囊腺癌。分泌大量黏液的腺癌称为黏液癌，又称为胶样癌。

3. 基底细胞癌　多见于老年人头面部。镜下，癌巢由深染的基底细胞样癌细胞构成，有浅表型、结节型等组织类型；生长缓慢，表面常形成溃疡，浸润破坏深层组织，但很少发生转移，对放射治疗敏感，临床上呈低度恶性的经过。

4. 尿路上皮癌　发生于膀胱、输尿管或肾盂等部位，可为乳头状或非乳头状，分为低级别和高级别尿路上皮癌。级别越高越易复发和向深部浸润。级别较低者，亦有复发倾向。

二、间叶组织肿瘤

间叶组织肿瘤中，良性的比较常见，恶性肿瘤（肉瘤）不常见。此外，间叶组织有不少瘤样病变，形成临床可见的"肿块"，但并非真性肿瘤。有些瘤样病变拟似肉瘤，容易造成诊断困难。

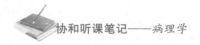

(一) 间叶组织良性肿瘤的类型

间叶组织良性肿瘤的类型，见表 6-8-1。

表 6-8-1　间叶组织良性肿瘤的类型

类　型	病理特点	好发部位
脂肪瘤	是最常见的良性软组织肿瘤，多发于成人，外观为分叶状，有被膜	背、肩、颈、四肢
血管瘤	有毛细血管瘤、海绵状血管瘤、静脉血管瘤，可自然消退	可发生在许多部位
淋巴管瘤	由增生的淋巴管构成，内含淋巴液，多发于小儿	表皮
平滑肌瘤	瘤组织由梭形细胞构成，形态比较一致，核呈长杆状，两端钝圆，形态类似平滑肌瘤细胞，排列成束状、编织状，核分裂象罕见	子宫
软骨瘤	骨膜软骨瘤 内生性软骨瘤	骨膜 手足短骨、四肢长骨骨干髓腔

(二) 间叶组织恶性肿瘤的类型

见表 6-8-2。

表 6-8-2　间叶组织恶性肿瘤的类型

类　型	病理特点	好发部位
脂肪肉瘤	多见于成人，呈结节状、分叶状，镜下可见脂肪母细胞	软组织深部、腹膜后
横纹肌肉瘤	多见于儿童和婴幼儿，恶性程度高，早期易发生血道转移	头颈部、泌尿生殖道

类 型	病理特点	好发部位
平滑肌肉瘤	肿瘤细胞凝固性坏死和核分裂象的多少对诊断很重要	子宫、腹膜后、肠系膜、大网膜及皮肤
血管肉瘤	肿瘤多隆起于皮肤表面，易坏死出血	皮肤、乳腺、肝、脾、骨
纤维肉瘤	镜下为异型的梭形细胞呈鲱鱼骨样排列	四肢皮下组织
骨肉瘤	为最常见的骨恶性肿瘤，镜下见肿瘤细胞异型明显，可见肿瘤骨	四肢长骨干骺端
软骨肉瘤	软骨基质中有异型的软骨细胞	骨盆

（三）癌与肉瘤的区别

见表6-8-3。

表6-8-3　癌与肉瘤的区别

	癌	肉 瘤
组织分化	上皮组织	间叶组织
发病率	较高。约为肉瘤的9倍，多见于40岁以上成人	较低。有些类型主要发生在年轻人或儿童；有些类型主要见于中老年人
大体特点	质较硬、色灰白、较干燥	质软、色灰红、鱼肉状
镜下特点	多形成癌巢，实质与间质分界清楚，纤维组织常有增生	肉瘤细胞多弥漫分布，实质与间质分界不清，间质内血管丰富，纤维组织少
网状纤维	见于癌巢周围，癌细胞间多无网状纤维	肉瘤细胞间多有网状纤维
转移	多经淋巴道转移	多经血道转移

三、神经外胚叶肿瘤

胚胎早期的外胚叶有一部分发育为神经系统，称为神经外

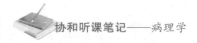

胚叶，包括神经管和神经嵴。神经管发育成脑、脊髓、视网膜上皮等；神经嵴产生神经节、施万细胞、黑色素细胞、肾上腺髓质嗜铬细胞等。

中枢神经系统原发性肿瘤约40%为胶质瘤。小儿的恶性肿瘤中，颅内恶性肿瘤的发病率仅次于白血病。周围神经系统较常见的肿瘤是神经鞘瘤和神经纤维瘤。

视网膜母细胞瘤产生自视网膜胚基，肿瘤细胞为幼稚的小圆细胞，形态类似未分化的视网膜母细胞，可见特征性的Flexener-Wintersteiner菊形团。该肿瘤大多数见于3岁以下婴幼儿，预后不好。

恶性黑色素瘤多见于皮肤和黏膜，偶见于内脏。

第九节　癌前疾病（或病变）、异型增生和原位癌

某些疾病（或病变）虽然本身不是恶性肿瘤，但具有发展为恶性肿瘤的潜能，患者发生相应恶性肿瘤的风险增高。这些疾病或病变称为癌前疾病或癌前病变。

一、癌前疾病（或病变）

（一）大肠腺瘤

常见，可单发或多发，有绒毛状腺瘤、管状腺瘤等类型。绒毛状腺瘤发生癌变的概率更高。家族性腺瘤性息肉病（FAP），几乎均会发生癌变。

（二）乳腺导管上皮非典型增生（ADH）

常见于40岁左右的妇女。其发展为浸润性乳腺癌的相对危险度为普通女性的4~5倍。

（三）慢性胃炎与肠上皮化生

胃的肠上皮化生与胃癌的发生有一定关系。慢性幽门螺杆菌胃炎与胃的黏膜相关淋巴组织（MALT）发生的 B 细胞淋巴瘤及胃腺癌有关。

（四）溃疡性结肠炎

是一种炎性肠病。在反复发生溃疡和黏膜增生的基础上可发生结肠腺癌。

（五）皮肤慢性溃疡

由于长期慢性刺激，鳞状上皮增生和非典型增生，可进一步发展为癌。

（六）黏膜白斑

常发生在口腔、外阴等处。鳞状上皮过度增生、过度角化，可出现异型性。

大体观呈白色斑块。长期不愈有可能转变为鳞状细胞癌。

主治语录：癌前疾病或病变并不是一定会发展为恶性肿瘤。

二、异型增生和原位癌

过去常用非典型增生描述上皮的病变，包括被覆上皮（如鳞状上皮和尿路上皮）和腺上皮（如乳腺导管上皮、宫内膜腺上皮）。学术界倾向使用异型增生来描述与肿瘤形成相关的非典型增生。

原位癌（CIS）：该词通常用于上皮的病变，指异型增生的

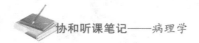

细胞在形态和生物学特性上与癌细胞相同，常累及上皮的全层，但没有突破基底膜向下浸润，有时也称上皮内癌。原位癌常见于鳞状上皮或尿路上皮等被覆的部位，如子宫颈、食管、皮肤、膀胱等处；也可见于发生鳞状化生的黏膜表面，如鳞化的支气管黏膜。

乳腺导管上皮发生癌变而未侵破基底膜向间质浸润者，称为导管原位癌或导管内癌。如能及时发现和治疗原位癌，可防止其发展为浸润性癌。

目前，较多使用上皮内瘤变这一术语来描述上皮的异型增生、原位癌，且多采用两级分类法。如胃肠道黏膜的低级别上皮内瘤变（轻度异型增生和中度异型增生）、高级别上皮内瘤变（重度异型增生和原位癌）。

新近分类将不同级别的子宫颈上皮内瘤变（CIN）重新命名为子宫颈低级别鳞状上皮内病变（LSIL）和高级别鳞状上皮内病变（HSL）。

主治语录：异型增生是上皮癌前病变的形态学改变，具有细胞和结构异型性，但其并非总是进展为癌。

第十节　肿瘤发生的分子基础

一、细胞生长与增殖的调控

（一）细胞生长与增殖的信号传导过程

正常细胞的生长与增殖通常依赖于生长因子等外源性信号。这些信号与相应受体结合，引发细胞内特定分子（信号转导分子）有序的相互作用，最终产生特定的效应（如细胞分裂）。外源性信号和这些有序的相互作用的分子，构成特定的信号通路。

生长因子可通过这样的细胞信号转导过程，导致一些转录因子的激活。这些转录因子促进特定基因的转录，如调节细胞周期的基因。

（二）细胞周期的调控

细胞周期的进行依靠细胞周期蛋白和细胞周期蛋白依赖性激酶（CDK）复合物的推动。周期蛋白的量呈细胞周期依赖性增减，在细胞周期的不同时期出现不同类型的周期蛋白。CDK与相应的周期蛋白形成复合物并活化，然后使一些蛋白磷酸化。

二、肿瘤发生与发展的分子机制

（一）癌基因活化

癌基因来源于原癌基因，原癌基因在正常情况下调节细胞的分化和生长。原癌基因向癌基因的转化可能由逆转录病毒激活所导致（称为病毒原癌基因）；也可能由其自身的某些异常导致。癌基因的激活方式有以下几种。

1. **点突变** 如促进细胞生长的信号转导蛋白 *ras* 基因 12 号密码子 GGC 发生单个碱基置换，成为 GTC，导致 Ras 蛋白的 12 号氨基酸（甘氨酸）变为缬氨酸。突变的 Ras 蛋白不能将 GTP 水解为 GDP，因此一直处于活性状态。

2. **染色体重排** 包括染色体转位和倒转，原癌基因所在的染色体发生染色体重排可导致原癌基因的表达异常或结构与功能异常。如 Burkitt 淋巴瘤可以由第 8 号染色体上的 *c-myc* 基因片段转位到 14 号染色体上而导致。

3. **基因扩增** 特定基因过度复制（与基因组中其他基因的复制不成比例），其拷贝数增加，导致特定的基因产物过量表

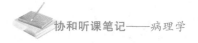

达。如神经母细胞瘤中发生的 *N-myc* 扩增，乳腺癌中 *HER2* 基因扩增。

（二）肿瘤抑制基因功能丧失

肿瘤抑制基因的产物限制细胞生长。重要的肿瘤抑制基因和相关肿瘤，见表 6-10-1。

表 6-10-1　重要的肿瘤抑制基因和相关肿瘤

基　因	功　能	相关的体细胞肿瘤	与遗传型突变相关的肿瘤
APC	抑制 WNT 信号转导	胃癌、结肠癌、胰腺癌、黑色素瘤	家族性腺瘤性息肉病、结肠癌
RB	调节细胞周期	视网膜母细胞瘤、骨肉瘤、乳腺癌、结肠癌、肺癌	家族性视网膜母细胞瘤、骨肉瘤
*p*53	调节细胞周期和转录；DNA 损伤所致的凋亡	大多数人类肿瘤	Li-Fraumeni 综合征、多发性癌和肉瘤
WT-1	转录调控	肾母细胞瘤	家族性肾母细胞瘤
*P*16	周期素依赖激酶抑制物（CKI）	胰腺癌、食管癌、黑色素瘤、乳腺癌	家族性恶性黑色素瘤
NF-1	间接抑制 ras	神经母细胞瘤	Ⅰ型神经纤维瘤病、恶性外周神经鞘膜瘤
BRCA-1	DNA 修复		女性家族性乳腺癌和卵巢癌
BRCA-2	DNA 修复		男性和女性乳腺癌
VHL	调节 HIF	肾细胞癌	遗传性肾细胞癌、小脑血管母细胞瘤

（三）代谢重编程

在氧供充分的情况下，肿瘤细胞仍然保持高水平的葡萄糖摄取，通过糖酵解途径生成乳酸，这种异常的代谢模式即有氧糖酵解或称瓦伯效应。有氧糖酵解过程中产生的中间代谢产物是肿瘤细胞构建细胞结构、参与细胞合成代谢的重要物质。肿瘤细胞代谢网络的重编程与癌基因激活多个信号通路（如生长因子受体/酪氨酸受体激酶、PI3K/Akt 通路）、抑癌基因失活相关。代谢与肿瘤之间的其他关联还包括自噬、异柠檬酸脱氢酶（IDH）的致癌性突变。

（四）凋亡调节基因功能紊乱

肿瘤生长取决于细胞增殖与细胞死亡的比例。除了原癌基因和肿瘤抑制基因的作用外，调节细胞凋亡的基因在肿瘤发生上也起着重要作用。细胞凋亡受复杂的分子机制调控。凋亡调节基因功能紊乱、凋亡途径发生障碍可导致凋亡抵抗，促进肿瘤形成。

（五）无限增殖能力/细胞永生化

肿瘤细胞获得无限增殖能力、细胞永生化与端粒酶再激活、控制细胞老化基因失常、癌症干细胞（或称肿瘤干细胞）等相关。

染色体末端存在一种称为端粒的 DNA 重复序列，其长度随细胞的每一次复制逐渐缩短，细胞复制一定次数后，短缩的端粒导致染色体相互融合，细胞死亡。

生殖细胞具有端粒酶活性，可使缩短的端粒长度恢复；但大多数体细胞没有端粒酶活性，只能复制大约 50 次。许多恶性肿瘤细胞都含有端粒酶活性，使其端粒不会缩短，细胞无限增殖。

（六）持续的血管生成

肿瘤细胞和间质细胞产生释放的血管生成因子和抗血管生

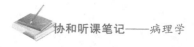

成因子共同调控肿瘤的血管生成。血管生成因子增多或抗血管生成因子缺失导致的失衡促进新生血管生长。

低氧状态和 RAS、MYC、MAPK 信号通路等均可影响肿瘤血管生成。

主治语录： 抗肿瘤血管生成是现代肿瘤治疗的重要途径。

（七）浸润和转移能力的获得

1. 肿瘤浸润和转移的分子机制复杂，与细胞黏附分子、细胞外基质（ECM）、上皮间质转化（EMT）、形成高侵袭性的瘤细胞亚克隆以及肿瘤血管生成等密切相关。

以癌为例，肿瘤浸润和转移可以大致归纳为以下步骤：①癌细胞彼此分离。②癌细胞与基底膜的黏着增加。③细胞外基质的降解。④癌细胞迁移。

2. 进入血管内的恶性肿瘤细胞，并非都能够迁徙至其他器官形成转移灶。单个肿瘤细胞大多数为自然杀伤细胞消灭，但和血小板凝集成团的肿瘤细胞，形成不易消灭的肿瘤细胞栓，可继续形成新的转移灶。高侵袭性的瘤细胞亚克隆容易形成广泛的血行播散。黏附分子 CD44 的高表达可能与某些肿瘤的血行播散有关。转移抑制基因 nm23 表达水平降低与某些肿瘤（如乳腺癌）的侵袭和转移能力有关。

肿瘤血道转移的部位和器官分布受原发肿瘤部位和血液循环途径的影响。

（八）免疫监视的逃避

1. 肿瘤抗原

（1）肿瘤特异性抗原是肿瘤细胞独有的抗原，不存在于正常细胞。同一种致癌物诱发的同样组织类型的肿瘤，在不同个体中具有不同的特异性抗原。

（2）肿瘤相关抗原既存在于肿瘤细胞也存在于某些正常细胞中。

2. 机体的抗肿瘤免疫反应　主要是细胞免疫，其效应细胞有细胞毒性 T 细胞、自然杀伤细胞和巨噬细胞等。

免疫监视功能的下降，可能参与了一些肿瘤的发生。肿瘤细胞可通过减少肿瘤抗原表达等方式，逃脱免疫监视；通过表达 TGF-β、PD-1 配体等，抑制机体免疫反应；甚至通过诱导免疫细胞的死亡，破坏机体的免疫系统。

（九）基因组不稳定

许多因素（如电离辐射、紫外线、烷化剂、氧化剂等）可以引起 DNA 损伤，除了外源因素，DNA 还可以因为复制过程中出现的错误以及碱基的自发改变而出现异常。DNA 的轻微损害可通过 DNA 修复机制予以修复，这对维持基因组的稳定性很重要。

切除修复是主要的 DNA 修复方式，主要类型包括核苷酸切除修复（NER）和碱基切除修复（BER）。复制过程导致的碱基错配，如果没有被 DNA 多聚酶的校对功能清除，则由错配修复机制修复，显然，DNA 修复机制有异常时，这些 DNA 损伤保留下来，并可能在肿瘤发生中起作用。

遗传性 DNA 修复基因异常者，如着色性干皮病（XP）患者，不能修复紫外线导致的 DNA 损伤，其皮肤癌的发生率极高，且发病年龄小。

（十）肿瘤微环境

肿瘤可诱发机体产生慢性炎症反应。炎症细胞与肿瘤间质中的成纤维细胞、内皮细胞和细胞外基质等共同构成肿瘤微环境。

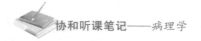

肿瘤微环境具有的促瘤效应：释放各种生长因子；释放蛋白酶降解黏附分子，去除生长屏障；促血管生成；通过上皮间质转化等机制促进浸润和转移；形成免疫抑制微环境，躲避免疫摧毁。

（十一） 表观遗传调控与肿瘤

除了经典的 DNA 碱基序列改变所致的遗传变化（如上文讨论的癌基因突变或扩增、肿瘤抑制基因的突变或缺失），还有一些遗传变化不是由于 DNA 碱基序列改变引起的，称为表观遗传学改变，包括 DNA 甲基化、组蛋白修饰等。DNA 甲基化是调控基因表达的重要机制。组蛋白修饰的异常，也是肿瘤发生的重要环节。

近年来发现，真核细胞内具有许多非编码 RNA（non-coding RNA），其功能是调节编码蛋白质的 mRNA 或调控基因的转录。微小 RNA 表达异常，导致癌基因的过表达，或肿瘤抑制基因表达降低。非编码 RNA 在基因表达调控方面的功能，属于广义的表观遗传改变。

（十二） 肿瘤发生是一个多步骤的过程

细胞的完全恶性转化，一般需要多个基因的改变，如数个癌基因的激活，或肿瘤抑制基因的失活，以及其他基因变化。一个细胞要积累这些基因改变，一般需要较长的时间，这是癌症在年龄较大的人群中发生率较高的一个原因。

主治语录：肿瘤发生的分子机制：致癌因素引起基因改变，包括原癌基因激活、肿瘤抑制基因灭活、凋亡调节基因和 DNA 修复基因功能紊乱、端粒酶激活、表观遗传及非编码 RNA 异常，使细胞出现多克隆性增殖；在进一步基因损伤基础上，发展为克隆性增殖；通过演进，形成具有不同生物学特性的亚克隆，获得浸润和转移的能力。

第十一节 环境致瘤因素

可以导致恶性肿瘤发生的物质统称为致癌物。致癌物起启动作用（也叫作激发作用），引起癌症发生过程中的始发变化。

某些本身无致癌性的物质，可以增加致癌物的致癌性，这些物质叫作促癌物。促癌物起促发作用，恶性肿瘤的发生常要经过启动和促发这两个阶段。

一、化学致癌因素

多数化学致癌物为间接致癌物，少数为直接致癌物。化学致癌物多数是致突变剂，具有亲电子基团，能与大分子（如DNA）的亲核基团共价结合，导致其结构改变（如 DNA 突变）。化学致癌物起启动作用，引起癌症发生过程中的始发变化。

（一） 间接化学致癌物

1. 多环芳烃　存在于石油、煤焦油中。致癌性特别强的有 3, 4-苯并芘及 1, 2, 5, 6-双苯并蒽等。3, 4-苯并芘是煤焦油的主要致癌成分，可由有机物的燃烧产生，存在于工厂排出的煤烟和烟草点燃后的烟雾中。

肺癌的发生率日益增加，与吸烟和大气污染有密切关系，烟熏和烧烤的鱼、肉等食品中也含有多环芳烃，这可能和某些地区胃癌的发病率较高有一定关系。

2. 芳香胺类　如乙萘胺、联苯胺等，与印染厂工人和橡胶工人的膀胱癌发生率较高有关。氨基偶氮染料，如过去食品工业中使用的奶油黄（二甲基氨基偶氮苯）和猩红，可引起实验性大白鼠肝细胞癌。

3. 亚硝胺类　可在许多实验动物诱发各器官的肿瘤，可能引起人胃肠道癌等。肉类食品的保存剂与着色剂可含有亚硝酸盐。亚硝酸盐也可由细菌分解硝酸盐产生。在胃内，亚硝酸盐与来自食物的二级胺合成亚硝胺。

4. 真菌毒素　黄曲霉菌广泛存在于霉变食品中，霉变的花生、玉米及谷类含量最多。黄曲霉毒素有多种，其中黄曲霉毒素 B_1 致癌性最强。

主治语录：HBV 感染与黄曲霉毒素 B_1 的协同作用是我国肝癌高发地区的重要致肝癌因素。

（二）直接化学致癌物

较少，主要是烷化剂和酰化剂。

有些烷化剂用于临床，如环磷酰胺既是抗癌药物又是很强的免疫抑制剂，用于抗肿瘤治疗和抗免疫治疗。由于它们可能诱发恶性肿瘤（如粒细胞性白血病），应谨慎使用。

一些金属元素、非金属元素和有机化合物对人类具有致癌作用。金属元素（如镍、铬、镉等）的致癌性可能与其二价阳离子能够与 DNA 反应有关。

二、物理致癌因素

紫外线（UV）可引起皮肤鳞状细胞癌、基底细胞癌和恶性黑色素瘤。UV 可使 DNA 中相邻的两个嘧啶形成二聚体，造成 DNA 分子复制错误。

电离辐射（包括 X 射线、γ 射线以及粒子形式的辐射如 β 粒子等）可引起癌症。放射工作者如长期接触射线而又缺乏有效防护措施，皮肤癌和白血病的发生率较一般人高。辐射能使染色体发生断裂转位和点突变，导致癌基因激活或者肿瘤抑制基因灭活。

三、生物致癌因素

生物致癌因素主要是病毒。导致肿瘤形成的病毒称为肿瘤病毒，分为 DNA 肿瘤病毒和 RNA 肿瘤病毒两大类。

（一）DNA 肿瘤病毒

DNA 肿瘤病毒感染细胞后，若病毒基因组整合到宿主 DNA 中，它们的一些基因产物可以导致细胞转化。与人类肿瘤发生密切相关的 DNA 病毒主要有以下几种。

1. 人乳头瘤病毒（HPV） 有多种类型，其中，HPV-6、HPV-11 与生殖道和喉等部位的乳头状瘤有关；HPV-16、HPV-18 与子宫颈等部位的癌有关。HPV 的 E6 和 E7 蛋白能与 RB 和 p53 蛋白结合，抑制它们的功能，导致肿瘤发生。

2. Epstein-Bar 病毒（EBV） 与伯基特（Burkitt）淋巴瘤和鼻咽癌等肿瘤有关。

3. 乙型肝炎病毒（HBV） 本身不含转化基因，病毒 DNA 的整合也无固定模式。但是，一些研究发现，HBV 感染者发生肝细胞癌的概率是未感染者的 200 倍。这可能与慢性肝损伤使肝细胞不断再生以及 HBV 产生的 HBx 蛋白有关。

（二）RNA 肿瘤病毒

RNA 肿瘤病毒是反转录病毒，可分为急性转化病毒和慢性转化病毒。

主要发生于日本和加勒比海地区的"成人 T 细胞白血病/淋巴瘤"（ATL），与人类 T 细胞白血病淋巴瘤病毒 I（HTLV-1）有关。HTLV-1 不含有已知的癌基因，也不在特定原癌基因附近整合。它的转化活性与其 *tax* 基因有关。*tax* 基因产物可激活几

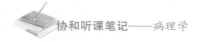

种宿主基因的转录，然后引起 *T* 细胞增殖。

（三）细菌

幽门螺杆菌为革兰阴性杆菌，是慢性胃炎和胃溃疡的重要病原因素。

幽门螺杆菌感染与胃的黏膜相关淋巴组织（MALT）发生的 MALT 淋巴瘤密切相关。幽门螺杆菌胃炎与一些胃腺癌的发生也有关系，特别是局限于胃窦和幽门的幽门螺杆菌胃炎。

第十二节　肿瘤与遗传

遗传因素对散发性肿瘤的作用是使患者对某些肿瘤具有易感性。遗传性或家族性肿瘤综合征患者具有特定的染色体和基因异常，使他们比一般人群患某些肿瘤的概率显著增高。

1. 常染色体显性遗传的遗传性肿瘤综合征　家族性视网膜母细胞瘤患者从亲代遗传了一个异常的 RB 等位基因，当另一个 RB 等位基因发生突变、丢失等异常时，发生视网膜母细胞瘤。一些癌前疾病（如家族性腺瘤性息肉病、神经纤维瘤病等）也以常染色体显性遗传方式出现。在这些疾病中，突变或缺失的基因是肿瘤抑制基因，例如 *RB*、*APC* 和 *NF*-1 等。

2. 常染色体隐性遗传的遗传性肿瘤综合征　如着色性干皮病（XP），患者受紫外线照射后易患皮肤癌。Bloom 综合征（先天性毛细血管扩张性红斑及生长发育障碍）患者易发生白血病等恶性肿瘤。这些遗传综合征与 DNA 修复基因异常有关。Li-Fraumeni 综合征患者 *p*53 基因异常，易发生肉瘤、白血病和乳腺癌等。

3. 一些肿瘤有家族聚集倾向，如乳腺癌、胃肠癌等，可能与多因素遗传有关。

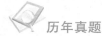 历年真题

1. 下列叙述中，不属于肿瘤特点的是
   - A. 增生细胞分化程度不一
   - B. 增生细胞具有多克隆性
   - C. 增生细胞不成熟
   - D. 增生细胞具有异型性
   - E. 增生细胞基因异常

2. 宫颈原位癌的病理特点是指
   - A. 癌局限于宫颈的部位未累及宫体
   - B. 宫颈上皮内部分细胞具有异型性
   - C. 癌细胞高度分化
   - D. 癌细胞突破上皮基膜侵入下方固有膜
   - E. 癌细胞仅局限于上皮全层

3. 患者，男，56岁。上腹胀痛不适10年，常于进食后半小时加重，可自行缓解。近3个月来体重减轻5kg。胃镜检查示胃小弯侧直径3cm溃疡病灶，取活组织标本行病理检查。能够诊断溃疡病灶属恶性的病理形态学依据是
   - A. 细胞质出现空泡
   - B. 胞质黏液明显增多
   - C. 细胞核大小一致
   - D. 核仁清楚
   - E. 细胞异型性明显

参考答案：1. B　2. E　3. E

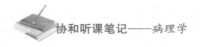

第七章　环境和营养性疾病

内容精要

环境和营养性疾病是指暴露于周围环境、工作场所及个人环境中存在的各种有害化学和物理因素而发生的各种疾病。

第一节　环境污染和职业暴露

环境污染是指人类在其社会活动和日常生活中直接或间接地向环境排放超过人类社会自身自净能力的化学物质或能量，造成大气、水、噪声及放射性污染，对人类的生态系统、生存与发展带来不利的影响。

职业暴露是指人类由于职业关系而暴露在危险因素中，从而有可能损害自身健康或危及生命的一种情况。

一、空气污染

指有害的化学性、物理性或生物性物质存在于空气中所造成的污染。

（一）室外空气污染

1. 臭氧　是汽车的排放物（二氧化氮）在含有碳氢化合物的空气中经阳光照射后而产生的一种强力氧化剂，亦被称为光化学反应的污染物。

臭氧化学性质高度不稳定，容易与细胞膜表面的不饱和脂肪酸发生反应，生成过多的自由基而发挥毒性作用，导致炎症介质的释放，引起呼吸道炎症。

2. 微粒　又称烟尘，在煤、汽油和柴油燃烧的过程中产生。

微粒吸入后易于停留在肺泡，被巨噬细胞和中性粒细胞吞噬后释放出炎症介质。

PM_{10} 和 $PM_{2.5}$ 分别是指环境空气中空气动力学当量直径 $\leqslant 10\mu m$ 或 $2.5\mu m$ 的颗粒物。直径为 $3\sim5\mu m$ 的微粒，最容易被吸入并沉着在肺部，引起肺部疾病。

如长期吸入二氧化硅（矽）粉尘，可导致硅沉着病。直径较大的烟尘，通常被鼻腔气道支气管的黏膜所阻挡和排出，即使吸入肺内的烟尘，其大部分也可通过支气管黏液纤毛运动被清除到体外。

急性暴露在柴油燃烧后产生的细小微粒可刺激眼、喉和肺，引起哮喘发作，促使心肌缺血。

3. 酸性气溶胶　排放到大气中的硫和二氧化氮可最后形成酸性气溶胶。酸性气溶胶可刺激呼吸道上皮，改变黏膜纤毛上皮细胞的自净功能，进一步加重哮喘患者的呼吸功能损害。

4. 一氧化碳　室外一氧化碳主要来自汽车发动机运转产生的尾气、某些工业制造过程中化石燃料的燃烧、森林火灾中释放出的萜烯化合物及其他生物体的燃烧。燃烧时，供氧条件越差，一氧化碳含量越高。

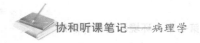

一氧化碳是一种无色无味的气体，被吸入后可迅速导致身体不适，甚至死亡。

（二）室内空气污染

室内空气污染是指在密闭空间中含有影响人体健康的有害物质，如来自烟草燃烧的烟雾、煤气炉和煤燃烧产生的废气、建材和家具释放的甲醛、宠物的变应原、灰尘、真菌孢子和细菌等，特别是室内装饰材料及家具的污染是目前造成室内空气污染的主要原因。

1. 一氧化碳　室内一氧化碳的来源主要是人群吸烟、取暖设备和厨房。取暖和天然气热水器使用不当可造成急性一氧化碳中毒（即煤气中毒）；在密闭室内释放煤气造成一氧化碳中毒是自杀死亡的常见原因。

急性一氧化碳中毒时，由于大量碳氧血红蛋白形成，使全身皮肤和黏膜呈特殊的樱桃红色，其他器官出现水肿、出血和变性等缺氧改变。

2. 甲醛　是高度可溶性和挥发性的化学物，甲醛已经被世界卫生组织确定为一类致癌物。甲醛浓度在 1mg/L 时即可引起急性眼和上呼吸道的刺激感或加重已有的哮喘症状。

3. 木材烟雾　用燃木炉子取暖是木材烟雾造成室内空气污染的原因，木材燃烧的烟雾中含有各种氧化氮、含碳微粒。木材烟雾可刺激呼吸道，是肺部感染的前因，所含的多环碳氢化合物是危险的致癌物。

4. 其他　氡是放射性气体，由铀衰变而来，广泛地分布在土壤中。居室中的氡气污染十分普遍，尤其是地下室。

氡气被吸入后，在肺部继续衰变产生 α 射线，可致肺癌。

二、职业及环境暴露性污染

劳动者在职业活动中因接触粉尘、放射性物质和其他有毒有害物质而引起的疾病称为职业病，包括肺尘埃沉着病（尘肺）、职业性放射病和职业中毒等。

职业暴露及环境暴露污染因素包括有机溶剂、高分子聚合物、金属和非金属元素等。

（一）有机溶剂

常见的有机溶剂有氯仿、四氯化碳、苯、三氯乙烯和甲醇等。

急性吸入高浓度有机溶剂可引起头痛、眩晕、中枢神经系统抑制、昏迷、肝肾损害、骨髓造血功能改变等；长期低剂量吸入有机溶剂可使发生肿瘤的概率增高，对生殖能力有一定影响。

职业暴露人群多见于生产有机溶剂的企业、建筑装修业、橡胶制作业和制鞋业等。

（二）塑料、橡胶及高分子聚合物

合成塑料、橡胶和高分子聚合物广泛用于制造地板、家用品、乳胶制品、管道、电缆和容器等。

在合成聚氯乙烯过程中使用的氯乙烯单体为无色易燃气体，可通过肺和皮肤进入体内，氯乙烯可致血管肉瘤；橡胶工人接触的 1,3-丁二烯可导致白血病的发病概率增高；塑料制品中使用的增塑剂邻苯二甲酸酯可引起实验大鼠的睾丸损伤。

（三）金属元素

1. 铅　在自然界分布很广，常以硫化铅的形式存在。

铅中毒的作用机制较为复杂。铅可抑制多种酶活性，引起相应的代谢过程障碍。铅可抑制神经突触的传导，使大脑皮质兴奋和抑制功能紊乱。铅可影响骨的钙代谢，干扰神经传递和

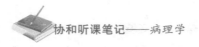

脑的发育。铅可抑制 1,25-二羟维生素 D 的生成。

铅中毒性脑病可导致脑水肿甚至脑疝形成。成人铅中毒还表现为周围运动神经损害，由于累及桡神经和腓神经而引起特征性的腕下垂和足下垂。儿童慢性铅中毒时可表现有异食癖，重者可见易激惹和共济失调，甚至发生抽搐或意识改变，嗜睡或昏迷。铅中毒儿童长骨的干骺端由于铅和钙的沉积可出现骨密度增加，形成 X 线片上的特殊改变——铅线。过量的铅还可形成牙龈"铅线"。

主治语录：临床上使用螯合剂，如 EDTA 或者合用二巯丙醇来治疗铅中毒。

2. 汞　是金属中毒性较高的元素之一，在汞矿开采、汞合金冶炼、金和银提取、日光照明灯、温度计及补牙用的银汞合金等的生产过程中易于接触，可通过汞蒸气吸入体内。汞对机体的主要损害，见表 7-1-1。

表 7-1-1　汞对机体的主要损害

名　称	主要损害
金属汞	不稳定，易挥发并通过血-脑屏障进入脑组织，在脑组织中氧化为汞离子，后者与脑内的蛋白质结合而造成脑的损害
无机汞	进入体内后以离子态与金属硫蛋白结合，容易在肾蓄积造成损害，表现为肾近曲小管上皮细胞坏死，临床表现为无尿性肾衰竭
慢性汞	慢性汞中毒者出现蛋白尿，甚至肾病综合征，可见膜性肾小球肾炎的病理学改变，电镜下可见上皮下电子致密物沉积，提示有免疫复合物沉积

3. 砷　是一种类金属元素，主要以硫化物的形式存在。

砷中毒常称砒霜中毒，多因服用含砷药物剂量过大、砷化合物生产加工过程中吸入其粉末，或误食含砷的毒鼠和杀虫药等所致。在特定地理环境下的居民可发生地方性砷中毒，通过壁炉燃煤取暖和食用燃煤烘烤过的粮食或蔬菜等，从呼吸道或消化道摄入大量的砷，长期蓄积在体内而造成慢性砷中毒。

急性砷中毒的症状有中枢神经麻痹，出现四肢疼痛性痉挛、意识模糊、谵妄、昏迷、血压下降及呼吸困难，数小时内因毒物抑制中枢神经而死亡。砷中毒患者可伴有肝脏及心肌损害。地方性砷中毒的临床表现主要有皮肤损害（皮肤角化、色素沉着或色素脱失），消化系统、神经系统、心血管系统和呼吸系统改变及癌症，特别是皮肤癌和肝癌。

4. 镉 常与铅、锌矿共生，用于制造合金、碱性电池和电镀等。镉可与巯基、氨基或羧基的蛋白质分子结合形成镉结合蛋白，抑制多种酶的活性。

镉对呼吸系统、肾脏和骨骼具有毒性作用。镉可通过呼吸道和消化道吸收进入人体，一次大量吸入可引起急性肺炎和肺水肿；镉能损伤肾小管和肝细胞，诱发低色素性贫血和肺气肿。

慢性镉中毒主要引起肺纤维化、肺气肿、肾小管损害（可致蛋白尿）等。

主治语录： 日本镉污染所致的"痛痛病"，就是长期摄入被硫酸镉污染的水源而引起的一种慢性镉中毒。

（四）非金属元素

1. 氟 是化学性质最活泼、氧化性最强的物质，摄入氟过多可引起氟中毒。

氟中毒分为工业性氟中毒和地方性氟中毒。氟在预防和控制龋病的发生中起着一定的作用。但是，长期摄入氟过多会发生慢性氟中毒，典型表现是氟斑牙和氟骨症。

多认为氧化应激水平升高是慢性氟中毒全身损害发生的主

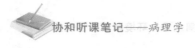

要环节。

主治语录：注意慢性氟中毒的典型表现氟斑牙和氟骨症。

2. 碘　是人体必需的元素，是合成甲状腺素的重要原料。长期碘摄入不足可引起以脑发育障碍及弥散性非毒性甲状腺肿为主要特征的碘缺乏病。

碘摄入过量会引起甲状腺肿，水源性高碘是造成高碘性甲状腺肿流行的主要原因。

（五）农药及灭鼠药

有机磷农药（如美曲膦酯和对硫磷）的急性中毒机制为抑制乙酰胆碱酯酶活性，使组织中神经递质乙酰胆碱过量蓄积，神经系统处于兴奋状态，可因呼吸衰竭而死亡。

除草剂（如百草枯）可促进细胞的氧化还原反应、产生大量氧自由基，造成多个系统的损害。灭鼠药中较常用的药物是溴敌隆，通过抑制维生素 K 和环氧化物还原酶而阻止肝脏产生凝血酶原，破坏血液的凝固功能。

第二节　个人暴露——成瘾及其相关疾病

一、吸烟

吸烟是一种最可以被预防的导致人类死亡的因素。

烟草中所含的尼古丁是一种生物碱，它与脑内相应的尼古丁受体结合后间接引起脑组织中多巴胺释放增加，由此产生幸福感和放松感，这就是吸烟成瘾的原因。

烟草燃烧产生的烟雾中包含了单胺氧化酶抑制剂，可抑制单胺氧化酶分解单胺类神经递质（多巴胺、去甲肾上腺素和

5-羟色胺）的作用，而使这些物质增多，是引起血管收缩、心搏加快、血压上升、呼吸变快及精神状况改变（如变得情绪稳定或精神兴奋）的原因。

（一）吸烟与心血管疾病

吸烟是心血管疾病的重要危险因素。吸烟引起心血管疾病的机制如下。

1. 促进血小板聚集，促进血栓形成。
2. 使一氧化氮生物合成减少，引起血管内皮功能紊乱。
3. 促进体内脂质过氧化反应，增强氧化应激水平。
4. 增强炎症反应及引起心肌能量代谢障碍等。

（二）吸烟与肺癌

香烟成分中多环碳氢化合物和亚硝胺是潜在的致癌物，能直接引起肺癌发生。

（三）吸烟与其他疾病

吸烟可导致慢性气管炎和肺气肿；消化性溃疡的发生可能与吸烟有关；吸烟导致的女性骨质疏松症加重和绝经期提前，可能与吸烟减少雌二醇的生成有关；妊娠期女性吸烟会影响胎儿的发育，吸烟孕母发生胎盘早剥、前置胎盘、子宫出血和羊膜早破的危险也增加。

与吸烟有关的肿瘤还包括唇癌、舌癌、牙龈癌、喉癌、食管癌、膀胱癌等。

二、酒精中毒

酒精中毒是由于对乙醇的嗜好所引起的急性或慢性机体中毒。

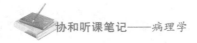

饮入的酒精80%经十二指肠及空肠吸收，进入体内后90%由肝脏进行代谢。进入脑内的乙醇与脑组织中卵磷脂结合而沉积在脑组织内，可对中枢神经系统产生较持久的毒性作用。

（一）酒精中毒的类型

见表 7-2-1。

表 7-2-1　酒精中毒的类型

类　　型	主要后果
急性酒精中毒	引起中枢神经系统兴奋及随后的抑制状态，重度中毒可造成呼吸、心搏抑制而死亡
慢性酒精中毒	可造成肝脏损害、营养不良（如维生素 B_1 缺乏症和叶酸缺乏症），及神经损害等

（二）酒精对器官和组织的作用

1. 消化系统　酒精对肝脏的损害非常严重，慢性酒精中毒主要表现为脂肪肝和肝硬化。长期大量饮酒可引起谷氨酰转肽酶、ALT 和 AST 活性异常，加速肝纤维化的形成，肝癌发生的危险亦增加。

酒精刺激引起胃腺体分泌胃酸过多，导致消化性溃疡和反流性食管炎。剧烈的呕吐还引起食管-胃结合部撕裂，甚至造成大出血。小肠黏膜也可被酒精损伤，引起氨基酸、维生素 B_1 和维生素 B_{12} 等物质吸收不良。

酗酒可导致急性胰腺炎，其机制与酒精直接刺激胰液和胰酶分泌过量有关；慢性胰腺炎多为长期酒精刺激使促胃液素分泌增多，引起胃酸分泌量增加，进而引起胰腺和胰酶分泌亢进。

2. 神经系统　慢性酒精中毒者可出现大脑皮质萎缩，重量减轻，脑室扩大。酒精引起的维生素 B_1 缺乏可造成韦尼克脑病；引起的烟酸缺乏造成糙皮性脑病。

酒精中毒导致的神经系统临床症状有精神错乱、运动性共济失调、眼球运动异常和多发性神经病等。

3. 心血管系统　酒精使血管运动中枢受抑制，导致外周毛细血管扩张，并产生一种特殊的温暖感觉。

酒精中毒引起扩张型心肌病，又称为酒精性心肌病。病理形态改变有心肌变性、纤维化及心腔扩张。

4. 其他系统

（1）酒精中毒引起叶酸和维生素 B_{12} 吸收不良而导致巨幼细胞贫血。急性酒精中毒还可引起暂时性的血小板减少症，造成出血。

（2）酗酒可造成肌肉萎缩，发生酒精中毒性急性或慢性肌病。病理检查可见肌肉坏死、肌纤维萎缩，临床表现有肌无力和肌萎缩。男性慢性酒精中毒者常可发生不育、性欲下降、男性乳腺发育；慢性酒精中毒女性常出现骨质疏松症，可能与酒精在体外可抑制骨母细胞的功能有关。

（3）酗酒者中，口腔癌、喉癌和食管癌的发病率高于非酗酒者。饮酒可加重慢性肝炎患者肝细胞的损害，促进肝癌的发生。

5. 胎儿酒精综合征　是母亲在妊娠期间酗酒对胎儿造成的永久出生缺陷。其机制与酒精通过母体进入胎盘后，阻碍胎儿神经细胞及脑部结构的发育或造成畸形，破坏神经元及脑部结构有关。

6. 多器官功能衰竭　急性酒精中毒可引起多器官功能衰竭，饮酒量与器官损害的多少成正比。机体各系统发生损伤的顺序为神经系统—消化系统—肺—心—肾，甚至引起代谢紊乱、休克和 DIC。

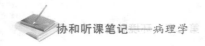

三、治疗性药物损伤（药物不良反应）

（一）激素替代疗法

最常见的是用含有雌激素和孕酮的药物来治疗绝经期和绝经后妇女。研究发现采用激素替代疗法 5 年以上的患者，其乳腺癌发生的危险和血栓形成率增加。

（二）口服避孕药

口服避孕药可降低子宫内膜癌和卵巢癌的发病率，增加血栓形成的危险性，降低盆腔炎和乳腺纤维性囊肿发生的危险性。

四、药物滥用

药物滥用是指违背了公认的医疗用途和社会准则而使用任何一种药物的行为。

（一）阿片类物质

阿片类物质包括海洛因、吗啡、氢化吗啡、可待因及氧可酮等。海洛因可产生欣快感和睡意，使用者沉浸在半麻醉状态。心醉神迷过后便是对毒品的容忍、依赖和习惯。成瘾后的戒断症状十分剧烈，痛苦难忍。

海洛因滥用者常由于大剂量使用造成呼吸抑制、心律不齐、心搏骤停及严重肺水肿等，可发生突然死亡。

（二）可卡因

可卡因别名古柯碱。可用鼻吸入或通过静脉注射。可卡因小剂量时能兴奋大脑皮质，引起使用者高度的欣快感和对各种刺激的高度敏感，然后出现狂妄和明显的情感易变。

可卡因最明显的影响是对心血管系统的作用，在肾上腺神经末梢阻止肾上腺素和去甲肾上腺素的再摄取，引起心动过速、高血压、外周血管收缩、心肌缺血、致死性心律不齐，长期使用者可有致死性扩张型心肌病。

大剂量使用可出现中枢性呼吸抑制、心力衰竭或猝死。

（三）苯丙胺类

1. 甲基苯丙胺（又称安非他明或"冰毒"）　通过促使大脑多巴胺的释放而发挥作用，抑制大脑皮质-纹状体突触前神经递质功能，减少谷氨酸的释放。因此，甲基苯丙胺产生一种欢快的感觉，随后出现严重抑郁、疲劳和易激惹。

滥用甲基苯丙胺最严重的并发症为惊厥、心律不齐和体温升高。还可引起中枢神经系统的血管炎、蛛网膜下腔出血和颅内出血等。长期使用可引起激烈行为、精神异常，包括妄想狂和幻觉。

2. 摇头丸　化学名为3,4-亚甲基二氧甲基苯丙胺（MDMA），有甲基苯丙胺样作用，并具有迷幻作用，口服摇头丸后其作用可长达4~6小时。使用后，轻者出现头晕、头痛、心悸、易激惹，重者出现呕吐、精神错乱、心律不齐、心绞痛、惊厥、脑出血、昏迷乃至死亡。

有服用者出现精神异常，类似于偏执型精神分裂症。

（四）致幻剂

1. 大麻　人吸食后能产生致幻作用，过量使用会导致精神与行为障碍、心率增快、血压升高、心绞痛、咽喉炎、气管炎和哮喘等。

2. 苯环己哌啶　为一种麻醉药和致幻剂。苯环己哌啶可导致感觉障碍、幻觉、偏执狂、敌对心理和暴力行为等；可发生

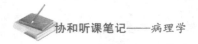

惊厥、昏迷甚至死亡等急性中毒症状。

<h1 style="text-align:center">第三节 营养性疾病</h1>

营养性疾病为膳食不平衡引起，或与遗传、体质及其他疾病引起的代谢功能异常有关。

一、肥胖症

肥胖症是最为常见的过营养性疾病。标准体重指数（BMI）= 体重（kg）/[身高（m）]^2，正常 BMI 值为 18.5~23.9。

（一）病因及发病机制

1. 热量摄入多于热量消耗使脂肪合成增加，是肥胖的物质基础；活动过少、体育锻炼不足、产后休养等导致热量消耗不足也是肥胖的原因。环境、遗传及精神因素等在肥胖的发病机制中起着重要作用。

2. 分类　见表 7-3-1。

表 7-3-1　肥胖的分类

类　型	含　义
单纯性肥胖	是指无明显内分泌及代谢性病因的肥胖，属于非病理性肥胖
继发性肥胖	是有明确病因的肥胖，如继发于肾上腺皮质功能亢进（Cushing 综合征）、甲状腺功能减退等
遗传性肥胖	主要是指遗传物质发生改变而引起的肥胖，罕见，有家族性肥胖倾向

3. 参与体内能量平衡调节的因素很多，有瘦素、胰岛素、胃促生长激素、脂联素、神经多肽 Y（NPY）、胰高血糖素样多

肽 1（GLP1）等。

瘦素、胰岛素和胃促生长激素及其受体通过体内能量平衡的正负反馈作用来调节体重，由 3 个部分构成。

（1）传入系统：由脂肪组织产生的瘦素，胰腺产生的胰岛素和胃产生的胃促生长激素作为体液信号入血，并透过血-脑屏障进入下丘脑的能量平衡中枢。

（2）受体结合：瘦素、胰岛素或胃促生长激素与相应受体结合，兴奋位于下丘脑的神经细胞，整合传入信号并发出次级调节信号。

（3）效应系统：执行下丘脑的指令，抑制或刺激食欲，增加或减少能量消耗。

（二）危害

肥胖不仅影响形体美观，更严重的是易引起多种并发症，肥胖者预期寿命远远短于正常体重者。

与肥胖相关的疾病有 2 型糖尿病、动脉粥样硬化症、高血压、脑血管病、脂肪肝、骨关节炎、胆石症、血脂异常、某些类型的癌症（包括子宫内膜癌、乳腺癌、卵巢癌、前列腺癌、肝癌、胆囊癌、肾癌和结肠癌等）。肥胖者手术后切口愈合慢，并发症较多。

（三）治疗

限制热量摄入和适量增加运动是当前有效的减肥方法，如采用低脂饮食、减少饮食量、增加运动项目和时间、纠正不良生活习惯等。

对于减肥药物的使用要十分慎重，要考虑药物副作用，尤其是含有麻黄碱和咖啡因的草药性减肥药，利尿药只能减少体内的水分而不会减少脂肪。对极度肥胖者可行胃肠旁路手术

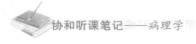

治疗。

二、营养不良

广义的营养不良包括营养不足和营养过剩两方面。本节表达的营养不良是指摄入不足、吸收不良、过度损耗或膳食不平衡所造成的营养要素不足。

（一）蛋白质-能量营养不良（PEM）

是食物供应不足或疾病因素引起的一种营养缺乏病。

（1）营养不良性消瘦：是长期在膳食中缺乏热量、蛋白质及其他营养素的结果，或患者对食物的消化、吸收和利用发生障碍所引起。

（2）恶性营养不良：表现为膳食中蛋白质缺乏突出，而热能供应相当足够，如用米粉（缺乏蛋白质食物）喂养的婴儿和儿童，由于食物中不缺乏碳水化合物，患儿的皮下脂肪厚度正常，但主要表现为营养不良性水肿、肝脾大、皮肤色素沉着、腹水、贫血、肝脂肪变和肠上皮绒毛萎缩等。患儿除了身体发育停滞，易感染外，精神和智力发育也受到影响。

（二）维生素缺乏症

维持人体健康所需的维生素有 13 种，其中维生素 A、维生素 D、维生素 E、维生素 K 是脂溶性，其余为水溶性。脂溶性维生素易于在体内储存，但消化功能紊乱时不利于脂质的吸收而造成脂溶性维生素缺乏。机体内可合成某些维生素，如维生素 D、维生素 K、维生素 H 和烟酸。

维生素缺乏症可分为原发性和继发性。临床上单一的维生素缺乏不常见，维生素缺乏常是 PEM 的伴随结果。

历年真题

重度蛋白质-能量营养不良患儿，
　夜间睡眠中突然昏迷，死亡。其
　最常见的原因是
　A. 窒息
　B. 低血容量休克

C. 败血症并急性化脓性脑膜炎
D. 心力衰竭
E. 自发性低血糖发作

参考答案：E

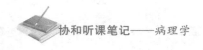

第八章 遗传性疾病和儿童疾病

核心问题

1. 遗传性疾病的类型、常见病举例。
2. 出生缺陷的分类。
3. 常见的儿童肿瘤和肿瘤样病变。

内容精要

遗传信息贮存在核基因组和线粒体基因组中。遗传性疾病在亲代和子代之间垂直传递并按一定比例出现，具有家族聚集的特点，绝大多数遗传病表现为先天性和终生性。

第一节 遗传性疾病

一、与遗传性疾病相关的基因异常

（一）蛋白质编码基因突变

基因突变是 DNA 的永久性改变。生殖细胞的基因突变通过生殖导致子代发生遗传性疾病。体细胞的基因突变不通过生殖传递给子代，但能导致肿瘤和某些先天畸形。基因突变的形式和效应如下。

1. 点突变　是指 DNA 链中一个碱基对被另一个碱基对替换。

点突变导致编码的蛋白质中一种氨基酸被另一种氨基酸取代，这种突变称错义突变。例如，镰状细胞贫血就是 β 基因的点突变导致血红蛋白 β 珠蛋白链中正常的谷氨酸变成了缬氨酸，形成 HbS。

若碱基替换使原来编码某一氨基酸的密码子变成终止密码子，RNA 迅速降解，蛋白质翻译终止，导致蛋白质合成减少或不合成，称为无义突变。

2. 移码突变　是指在 DNA 编码顺序中插入或缺失一个或两个碱基对，造成这一位置之后的一系列基因发生移位错误，其编码的氨基酸种类和顺序发生改变，影响蛋白质的生物学功能。

3. 三核苷酸重复序列突变　是指基因组中脱氧三核苷酸串联重复拷贝数增加，而且拷贝数的增加随着世代的传递而不断扩增。

例如脆性 X 智力低下综合征就是三核苷酸（CGG）重复序列异常扩增（突变）所致。该不稳定性序列长度决定了脆性 X 智力低下综合征表型的差异，（CGG）n 越长，患者的症状越严重。

（二）非基因突变的蛋白质编码基因改变

除 DNA 序列改变外，编码基因可发生拷贝数的扩增、缺失和易位，导致蛋白质功能异常的增强或丧失。生殖细胞、体细胞均可出现上述基因结构的改变。

在多数情况下，生殖细胞的基因结构改变累及相邻的染色体而非单个基因，如 22q 缺失综合征。

癌细胞常出现基因扩增、缺失或易位。例如，慢性髓系白

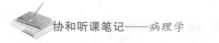

血病患者瘤细胞 22 号染色体长臂易位到 9 号染色体长臂，使 22 号染色体的 *BCR* 基因与 9 号染色体的 *ABL* 基因序列拼接，形成 *BCR-ABL* 融合基因。

（三）非编码 RNA 异常

近年来基因分析发现除蛋白质编码基因外，还有大量非蛋白质编码基因，这些非编码基因的产物，即非编码 RNA（ncRNAs）发挥着重要的调节作用。

在众多的 ncRNAs 中，微小 RNA 使转录基因沉默，长链非编码 RNA 调控遗传印记和 X 染色体失活。这些非编码 RNA 一旦出现异常，必然会影响人体组织器官的发育生长，甚至发生肿瘤。

二、遗传性疾病的类型

遗传性疾病分为单基因遗传病（孟德尔遗传病）、多基因遗传病和染色体病，此外，还有一些由三核苷酸重复序列突变、线粒体 DNA 突变以及表观修饰异常等导致的遗传病。

（一）单基因遗传病

儿童的单基因遗传病较成人多见，可通过常染色体显性（或隐性）遗传、X 连锁显性（或隐性）遗传、Y 连锁遗传 5 种方式进行遗传。单基因遗传病的遗传方式如下。

1. 常染色体显性遗传　致病基因位于常染色体上，在杂合的情况下可导致发病，即致病基因决定的是显性症状。此病的患者大多是杂合的基因型，由于各种复杂原因，杂合子可出现不同的表现形式，包括下列 3 种。

（1）完全显性遗传：是指杂合子患者表现出与纯合子患者完全相同的表型。完全显性遗传的特点如下。

1）致病基因位于常染色体上，男女发病概率相同。

2）父母中有一人为基因异常者，每个子女有 50% 的概率患病。

3）若双亲正常，患者的疾病由卵子或精子的基因突变引起，则患者的同胞不发病，也无患病的风险。

（2）不完全显性遗传：是指杂合子的表型介于显性纯合子与隐性纯合子之间。有时即使突变基因相同，患者的临床表现也有差异，这种现象称为变异表象。

例如神经纤维瘤病，不同的患者从轻者出现皮肤褐色斑点，到严重者出现多发肿瘤和骨骼畸形。

（3）延迟显性遗传：是指带显性致病基因的杂合子，在年幼时不出现症状，到一定年龄时致病基因的作用才显现出来，如 Huntington 舞蹈病。

常染色体显性突变的基因通常不能编码正常的蛋白质，可造成参与复杂代谢途径的蛋白质异常重要结构蛋白分子异常。例如，基因突变使红细胞膜骨架蛋白成分 spectrin 异常，导致球形红细胞增多症。

2. 常染色体隐性遗传

（1）常染色体上的隐性致病基因只有在纯合的情况下才会发病，称为常染色体隐性遗传病。带隐性致病基因的杂合子个体（携带者）本身不发病，但可将隐性致病基因遗传给后代而致病。

（2）常染色体隐性遗传的特点

1）致病基因位于常染色体上，男女发病概率相同。

2）患者的双亲表型往往正常，但都是致病基因携带者。

3）患者的同胞中有 1/4 患病风险；患者表型正常的同胞中有 2/3 的可能性为携带者。

4）在家系里呈散发，常看不到连续传递现象。

5）如果突变基因在人群中出现频率较低，很可能患者的父母是近亲婚配。

　　主治语录：近亲婚配是导致单基因遗传病最常见的原因。

　　3. X 连锁疾病　　性连锁疾病大多数都是 X 连锁隐性遗传病，具有以下特征。

　　（1）男性发病率远高于女性。

　　（2）若母亲为致病基因携带者，儿子有 50%的概率患病，女儿有 50%的概率为致病基因携带者。

　　（3）双亲无病时，儿子可能发病，致病基因只能从携带者母亲传给儿子，如血友病。

　　（4）男性患者的儿子全部正常，女儿全是致病基因携带者。

（二）多基因遗传病

　　多基因遗传病是一类发病率高、病情复杂、有家族聚集倾向的疾病。这类疾病涉及多个基因，每个基因只有微效累加的作用。

　　常见病包括精神分裂症、糖尿病、原发性高血压、哮喘和肿瘤等。

（三）染色体病

　　是指染色体数目异常或结构畸变所引起的疾病，是儿童常见的遗传性疾病。染色体数目异常是指以人的染色体二倍体数目为标准，体细胞染色体数目增加或减少，包括整倍体改变和非整倍体改变两种形式。

　　染色体结构畸变包括部分染色体断裂后重排而出现缺失、重复、倒位、易位、等臂染色体和环状染色体等。

（四）其他遗传病

　　1. 线粒体病　　线粒体 DNA 突变可导致线粒体病，该病罕见。因为受精卵的线粒体主要来源于卵细胞，而精子的线粒体极少，所以线粒体病由母亲传给子代，为母系遗传。

线粒体 DNA 中有参与氧化磷酸化的酶基因，这些基因突变对能量依赖程度较高的组织器官如中枢神经系统、骨骼肌、心肌、肝和肾等影响较大。

2. 遗传印记改变导致的疾病　遗传印记一般发生在受精卵形成期，来源于父亲或母亲的等位基因通过甲基化和组蛋白修饰而失活（印记），从而只表达母源或者父源的等位基因，在子代产生不同的表型。如果印记 K 的等位基因丢失就会导致疾病。

例如 Prader-Willi 综合征是由于父系的 15q12 染色体的等位基因丢失，患者表现为精神发育迟缓、身材矮而肥胖、手足小、性腺功能低下和肌张力低下。

三、遗传性疾病举例

（一）单基因遗传病

单基因遗传病以核基因遗传多见。核基因遗传病可分为常染色体显性（隐性）遗传、X 连锁显性（隐性）遗传和 Y 连锁遗传（极罕见）5 种遗传方式。常见单基因遗传病举例，见表 8-1-1。

表 8-1-1　常见单基因遗传病举例

常染色体显性遗传病	常染色体隐性遗传病	X 连锁遗传疾病
短指（趾）症	苯丙酮尿症	G6PD 缺乏症
家族性高胆固醇血症	半乳糖血症	脆性 X 综合征
神经纤维瘤	肝豆状核变性	血友病
α 地中海贫血	镰状细胞贫血	色盲
强直性肌营养不良症 1 型	白化病	Alport 综合征
成骨不全	β 地中海贫血	抗维生素 D 佝偻病
遗传性球形红细胞血症	先天性肾上腺皮质增生	
家族性腺瘤性息肉综合征	Ⅰ 型糖原贮积症	

根据缺陷蛋白质对机体产生的影响不同，通常把单基因遗传病分为先天性代谢缺陷（遗传性酶病）和分子病两类。

1. 先天性代谢缺陷（遗传性酶病）　是指遗传的原因（通常是基因突变）造成酶的蛋白质分子结构或数量异常而引起的疾病。绝大多数先天性代谢缺陷为常染色体隐性遗传，也有少数为 X 连锁隐性遗传。根据酶缺陷对机体代谢的影响不同，分为糖、脂类、氨基酸及核酸代谢缺陷，内分泌代谢缺陷，溶酶体贮积病、药物代谢缺陷和维生素代谢缺陷等。

（1）糖代谢遗传病：常见的包括糖原贮积症、半乳糖血症、葡萄糖-6-磷酸脱氢酶缺乏症和黏多糖贮积症等。

糖原贮积症是一类糖代谢障碍性遗传病，由于糖原分解或合成过程各种酶缺乏，导致正常或异常结构的糖原贮积在肝脏、肌肉、心脏和肾脏等组织而致病。可分为Ⅰ～Ⅸ型，其中Ⅰ、Ⅲ、Ⅳ、Ⅵ、Ⅸ型以肝脏病变为主，Ⅱ、Ⅴ、Ⅶ型以肌肉病变为主。Ⅰ～Ⅶ型为常染色体隐性遗传，Ⅷ、Ⅸ为 X 连锁隐性遗传。

临床诊断糖原贮积症不能仅凭病理诊断，糖代谢相关酶的分析是确诊各亚型的重要依据。

（2）脂类代谢遗传病：是特异性酶缺乏导致的疾病。

Gaucher 病是一种溶酶体内葡萄糖脑苷脂贮积症，属常染色体隐性遗传病。

β-葡糖脑苷脂酶（GBA）基因突变导致 β-GBA 活性缺乏，葡糖脑苷脂不能被水解而贮积在肝、脾、骨等器官内巨噬细胞的溶酶体，以及脑组织中。这些巨噬细胞体积大，直径可达 $10\mu m$，细胞质呈"皱纹纸"样，称为 Gaucher 细胞。

Gaucher 病可分为Ⅰ型（慢性非神经病变型）、Ⅱ型（急性婴儿神经病变型）和Ⅲ型（慢性神经病变型）。

（3）氨基酸代谢遗传病：包括苯丙酮尿症、同型胱氨酸尿症和酪氨酸血症等。

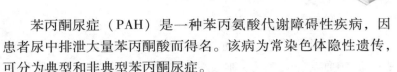

　　苯丙酮尿症（PAH）是一种苯丙氨酸代谢障碍性疾病，因患者尿中排泄大量苯丙酮酸而得名。该病为常染色体隐性遗传，可分为典型和非典型苯丙酮尿症。

　　典型苯丙酮尿症患儿肝细胞缺乏苯丙氨酸羟化酶（PAH），不能将苯丙氨酸羟化为酪氨酸而转变为苯丙酮酸和苯乙酸在体内沉积。非典型苯丙酮尿症是由于辅助因子四氢生物蝶呤生成减少，苯丙氨酸不能被羟化为酪氨酸。两型苯丙酮尿症均出现多巴胺、5羟色胺和γ-氨基丁酸等重要神经递质缺乏，引起神经系统功能损害。

　　除患者的尿和汗液有鼠尿臭味外，典型苯丙酮尿症患儿出生时正常，3~6个月时出现症状，表现为智力发育落后，行为异常、多动、肌痉挛或癫痫小发作等；非典型苯丙酮尿症患者常出现肌张力减低、嗜睡或惊厥，智力发育落后明显。此外，患者毛发、皮肤和虹膜色泽变浅，皮肤湿疹常见。

　　2. 分子病　是由遗传性或获得性基因突变使蛋白质的分子结构或合成数量异常，导致机体功能障碍的一类疾病。包括血红蛋白病、血浆蛋白病、受体蛋白病、膜转运蛋白病、结构蛋白缺陷病和免疫球蛋白缺陷病等。

　　（1）血红蛋白病：血红蛋白分子合成异常引起的疾病称为血红蛋白病。

　　地中海贫血是血红蛋白中珠蛋白合成缺如或不足导致的贫血性疾病，属常染色体隐性遗传病，表现为溶血性贫血。β地中海贫血是β珠蛋白基因突变所致。

　　由于珠蛋白合成缺如或不足，患儿临床出现不同程度的贫血症状。重度贫血患者在出生时即出现下列症状：①贫血、黄疸、肝脾大进行性加重。②由于贫血出现发育不良，表现为头大、眼距宽、马鞍鼻、前额和两颊突出。③贫血引起骨髓造血功能亢进，使骨髓腔变宽、骨皮质变薄甚至长骨骨折。

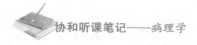

轻到中度贫血患者大多可存活至成年。

（2）血浆蛋白病：是血浆蛋白遗传性缺陷所引起的一组疾病。其中血友病较常见。血友病是一组遗传性凝血功能障碍的出血性疾病，包括血友病 A（因子Ⅷ缺乏症）、血友病 B（因子Ⅸ缺乏症）、血友病 C（因子Ⅺ缺乏症），罕见。

血友病 A 和血友病 B 为 X 连锁隐性遗传，由女性传递、男性发病。血友病 C 的出血症状一般较轻。

（3）结构蛋白缺陷病：包括肌营养不良症和成骨不全等。

肌营养不良症包括 Duchenne 型和 Becker 型肌营养不良症。Duchenne 型肌营养不良症（DMD）是 DMD 基因缺失突变，导致抗肌萎缩蛋白不能合成，影响骨骼肌和心肌细胞膜的结构完整性。

患儿出现进行性肌萎缩、肌无力伴小腿腓肠肌假性肥大。3~5 岁起病，患儿开始出现爬楼梯困难、特殊的爬起站立姿势，在 12 岁前丧失站立和行走能力，多在 20 岁前死于心力衰竭。

（4）受体蛋白病：例如家族性高胆固醇血症，是由于细胞膜上低密度脂蛋白（LDL）受体缺陷而致病，属常染色体显性遗传病。

由于患者血浆低密度脂蛋白胆固醇显著增多，在动脉沉积导致动脉粥样硬化。冠状动脉粥样硬化使心肌缺血，幼儿可出现心肌梗死。因胆固醇大量沉积于手肘、膝部、指间关节和肌腱等处，被组织细胞吞噬而形成黄色瘤。

（二）染色体病

染色体病是儿童常见的遗传性疾病。由于染色体畸变往往发生多个基因的增减或位置变化，使细胞的遗传功能受到较严重的影响。生殖细胞和受精卵的染色体畸变可导致流产、死胎或染色体病。

1. 常染色体病 是常染色体数目或结构异常引起的疾病。常染色体病约占染色体病的 2/3。常见的有 21-三体综合征，其次为 18-三体综合征、13-三体综合征及 5p 部分单体综合征等。

（1）21-三体综合征分型：又称唐氏综合征或先天愚型，有 3 种核型。

1）标准型：核型为 47XX（XY），+21。

2）易位型：多为 D/G 异位，核型为 46XX（XY），14，+t（14q21q）。

3）嵌合体型：核型为 46XX（XY）/47XX（XY），+21。

（2）21-三体综合征的常见表现

1）智力低下。

2）特殊面容，如头小而圆、面部扁平，眼距宽、眼裂小、外眦上斜、内眦赘皮，耳位低、外耳小，唇厚舌大、流涎等。

3）特殊的皮肤纹理，如贯通手。

4）发育迟缓，如骨龄落后于年龄、四肢短、"草鞋脚"及出牙延迟等。

5）男性无生育能力，女性可有生育能力。

2. 性染色体病 是指性染色体 X 或 Y 发生数目或结构异常所引起的疾病。性染色体病约占染色体病的 1/3。常见的性染色体数目异常疾病包括先天性卵巢发育不全综合征及先天性睾丸发育不全综合征。

（1）先天性卵巢发育不全综合征：又称 Turner 综合征，是全部或部分体细胞中一条 X 染色体完全或部分缺失所致，典型核型为 45，XO。

（2）先天性睾丸发育不全综合征：又称 Klinefelter 综合征，是生殖细胞在减数分裂中、卵子形成前性染色体不分离，或形成精子时 XY 不分离所致。绝大多数患者的核型为 47，XXY。

Klinefelter 综合征除不育外，无显著的畸形。在年幼儿童中

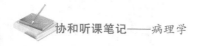

很少诊断此病，只有在患者被发现睾丸萎缩、尿道下裂或阴茎与阴囊发育不全时才就诊。

第二节　儿童疾病

一、出生缺陷

（一）概念

出生缺陷，又称先天畸形，是患儿出生时在外形或体内形成的可识别的结构或功能缺陷。但心脏缺陷或肾脏异常可能在几年后才被发现。

在胚胎早期（受孕至妊娠 3 周），严重细胞坏死可导致胎儿流产；在妊娠 4~9 周（尤其 4~5 周）胚胎正处于器官分化期，最容易受到致畸因素的侵扰而出现各种严重畸形；此后，致畸因素主要导致胎儿生长迟缓或出现轻度的器官畸形。常见的严重先天性结构畸形，见表 8-2-1。

表 8-2-1　常见的严重先天性结构畸形

系统和部位	常见严重的结构畸形
心血管系统	室间隔缺损、房间隔缺损、动脉导管未闭、法洛四联症
泌尿系统	双侧肾发育不全、多囊肾（婴儿型）、膀胱外翻
肢体	横向截肢
中枢神经系统	无脑畸形、脑积水、小头畸形、隐性脊柱裂
消化系统	食管闭锁、肛门闭锁
其他	唇腭裂、膈肌先天缺损

（二）出生缺陷的分类

1. 畸形　是某一器官或器官的某一部分原发性缺失。其基本原因是发育过程中的遗传缺陷，导致发育过程的阻滞或方向错误。例如心脏房间隔缺损、室间隔缺损。单个器官的畸形常为多基因遗传，而多发性畸形为染色体畸变引起。

2. 畸化 是缺血、感染和外伤等外部干扰因素使原来正常发育的器官出现异常，也称为继发性畸形。

3. 变形 是由于异常的机械力扭曲牵拉正常的结构而形成的缺陷。

4. 序列征 是一种异常因素导致的一系列继发性畸形。例如 Potter 序列征是由于各种原因导致羊水过少，胎儿在子宫内受压，出现面部扁平、手或足错位、臀部转位、胸壁受压及肺发育不全等一系列畸形。

5. 综合征 是已知病因并有一定可识别性的畸形模式。例如染色体畸变引起的 21-三体综合征。

（三）出生缺陷的原因

1. 遗传 几乎所有的先天畸形综合征都与染色体畸变相关，如 21-三体综合征、先天性卵巢（睾丸）发育不全综合征等。单基因突变也与部分出生缺陷有关，例如前脑无裂畸形。

2. 环境因素 母亲妊娠早期病毒感染、妊娠期服用某些致畸药物（如叶酸拮抗剂、华法林、过量维甲酸等）、受到射线照射、酗酒、患糖尿病等均可能导致胎儿畸形。

3. 遗传与环境的共同作用 是引起先天畸形的常见原因，如唇裂、腭裂和神经管畸形。

二、早产和胎儿生长受限

（一）早产

胎儿在妊娠 37 周前出生称为早产。早产是继先天畸形之后

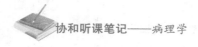

导致新生儿死亡的第二常见原因。胎儿在子宫内不能正常生长发育增加了早产的风险。

（二）胎儿生长受限（FGR）

FGR 又称为胎儿宫内生长迟缓，危险因素包括羊膜早破，宫内感染，子宫、宫颈或胎盘结构异常，多胎妊娠。

三、围产期感染

围产期感染通常经宫颈（上行）或经胎盘（血行）途径感染；偶尔病原体上行感染子宫内膜后，再经胎盘感染胎儿。

1. 经宫颈（上行）感染 大多数细菌或少数病毒通过子宫颈途径感染胎儿。病原体上行引起胎盘炎或脐带炎，也可在胎儿分娩经过产道时引起感染。胎儿将带细菌或病毒的羊水吸入而致肺炎；严重病例出现败血症和脑膜炎。

2. 经胎盘（血行）感染 大多数寄生虫（如弓形虫、疟原虫）、病毒、李斯特菌、梅毒螺旋体是经过胎盘进入胎儿血液感染的。感染既可发生在妊娠期，也可在分娩时（如乙肝病毒、HIV 病毒）。妊娠不同时期、不同的病原体感染所导致的后果不同，可出现胎儿水肿和先天性贫血，严重的后果包括自然流产和死胎。

新生儿（出生后前 7 天）败血症常由 B 族溶血性链球菌感染引起。婴儿期常出现肺炎，偶尔出现脑膜炎。出生 3 个月后常出现李斯特菌或念珠菌感染。

感染的后遗症包括生长迟缓和精神发育迟缓、白内障和先天性心脏病等。

四、坏死性小肠结肠炎（NEC）

NEC 最常见于早产儿，其发病率与胎龄成反比。常累及末端回肠、盲肠和右侧结肠。患儿表现为血便、腹胀和进行性肠麻痹。显微镜下肠黏膜和肠壁凝固性坏死，可出现溃疡和细菌菌落。

患儿围产期死亡率高，存活者可因病变部位的纤维性修复而出现肠狭窄。

五、儿童肿瘤和肿瘤样病变

（一）良性肿瘤和肿瘤样病变

儿童肿瘤以良性肿瘤多见，尤其是间叶来源肿瘤如血管瘤、淋巴管瘤和纤维性肿瘤，此外，畸胎瘤也常见。

需和良性肿瘤鉴别的两种肿瘤样病变如下。

1. 异位或迷芽　是指正常的组织或细胞出现在异常部位。例如胰腺组织出现在胃壁或小肠壁。

2. 错构瘤　是指器官内成熟组织细胞过度增生并出现紊乱排列。

（二）恶性肿瘤

常见的有白血病、淋巴瘤、神经母细胞瘤、肾母细胞瘤、骨肉瘤、尤文肉瘤、横纹肌肉瘤和生殖细胞肿瘤等。

儿童恶性肿瘤有一定的年龄分布特征。0～4 岁恶性肿瘤发病率最高，以白血病、神经母细胞瘤、肾母细胞瘤、肝母细胞瘤、横纹肌肉瘤和中枢神经系统肿瘤常见；5～9 岁以白血病、神经母细胞瘤、软组织肉瘤如横纹肌肉瘤、中枢神经系统肿瘤、尤文肉瘤和淋巴瘤常见；10～14 岁以骨肉瘤、软组织肉瘤、霍奇金淋巴瘤等较常见。儿童常见恶性肿瘤的原发部位，见表 8-2-2。

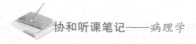

表 8-2-2　儿童常见恶性肿瘤的原发部位

病　　名	原发部位
白血病	骨髓
非霍奇金淋巴瘤	中前纵隔、回盲部、腹腔淋巴结、外周淋巴结
霍奇金淋巴瘤	外周淋巴结、中纵隔
神经母细胞瘤	肾上腺、脊柱两侧交感神经链
肾母细胞瘤	肾
骨肉瘤	长骨干骺端
尤文肉瘤	四肢骨、躯干骨、软组织
横纹肌肉瘤	泌尿生殖道、颌面部软组织、肢体
生殖细胞肿瘤	睾丸、卵巢、骶尾部、盆腔、纵隔、松果体

 历年真题

患儿，男，1 岁。头发稀黄，皮肤白嫩，头不能竖起，间断抽搐，尿有鼠尿味。诊断是

A. 21-三体综合征

B. 呆小病

C. 先天性脑发育不全

D. 苯丙酮尿症

E. 脑性瘫痪

参考答案：D

第九章　心血管系统疾病

核心问题

1. 动脉粥样硬化的危险因素、发病机制及临床表现。

2. 高血压、心肌病的分类及病理变化。

3. 风湿性心脏病的病理变化。

4. 血管炎的病理特点和主要的血管炎性疾病。

5. 动脉瘤的发病机制和病理分型。

内容精要

心血管系统由心脏和血管组成。心血管系统疾病是威胁人类健康的常见的重要疾病。

第一节　动脉粥样硬化

一、病因和发病机制

（一）危险因素

1. 高脂血症　指血浆总胆固醇（TC）和/或甘油三酯

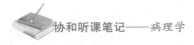

（TG）异常增高。

脂蛋白分类：乳糜微粒（CM）、极低密度脂蛋白（VLDL）、低密度脂蛋白（LDL）、中等密度脂蛋白（IDL）、高密度脂蛋白（HDL）。

LDL、VLDL、TG 异常增高是判断动脉粥样硬化（AS）和冠状动脉性心脏病（CHD）的最佳指标。

主治语录：LDL 被动脉壁细胞氧化修饰后具有促进粥样斑块形成的作用。目前认为氧化 LDL（ox-LDL）是最重要的致粥样硬化因子。

2. 高血压 具体机制不清楚，可能由于血流对血管壁的机械性压力和冲击，引起血管内皮的损伤，使内膜对脂质的通透性增加，脂质蛋白易渗入内膜，单核细胞和血小板黏附并迁入内膜，中膜 SMC 迁入内膜，从而促进 AS 的发生。

3. 吸烟 吸烟是心肌梗死主要的独立的危险因子。吸烟致 AS 的机制可能是吸烟使血液中 CO 浓度增高，从而造成血管内皮细胞缺氧性损伤。

主治语录：内皮舒张是动脉健康的标准。

4. 致继发性高脂血症的疾病

（1）糖尿病患者血中 TG 和 VLDL 水平明显升高，HDL 水平较低，而且高血糖可以导致 LDL 氧化，促进血液单核细胞迁入内膜及转变为泡沫细胞。

（2）高胰岛素血症可促进动脉壁中膜的平滑肌细胞（SMC）增生，而且与血中 HDL 含量呈正相关。

（3）甲状腺功能减退和肾病综合征均可引起高胆固醇血症，致血浆 LDL 明显增高。

5. 遗传因素 CHD 的家族聚集现象提示遗传因素是 AS 发

病的危险因素。

6. 性别与年龄

（1）女性在绝经前发病率低于男性，绝经后与男性相当。

（2）与雌激素对脂类代谢的影响有关（降低血浆胆固醇水平）。

（3）发病率随年龄的增长而增高。

7. 代谢综合征（MS） 是一种合并高血压以及葡萄糖与脂质代谢异常的综合征，伴有 LDL 升高和 HDL 降低。MS 是高血压、血糖异常、血脂紊乱和肥胖症等多种代谢成分异常聚集的病理状态，它的直接后果是导致严重心血管事件的发生，并可造成死亡。

（二）发病机制

1. 脂质渗入学说 血浆增多的胆固醇及胆固醇酯等沉积于动脉内膜，引起结缔组织增生，使动脉壁增厚和变硬，继而结缔组织发生坏死而形成动脉粥样斑块。

2. 损伤-应答反应学说（图 9-1-1）

慢性内皮细胞损伤（机械性、高血脂、吸烟）

↓

内皮细胞功能障碍（通透性增加），并产生大量炎症介质

↓

进入内膜的脂蛋白被氧化修饰
单核细胞黏附并进入动脉内膜，转变为单核细胞源性泡沫细胞
中膜的 SMC 迁入内膜

↓

SMC 吞噬脂质形成 SMC 源性泡沫细胞

图 9-1-1 损伤-应答反应学说机制

3. 动脉 SMC 的作用 动脉中膜 SMC 迁入内膜并增生，是动脉粥样硬化进展期病变的重要环节。迁移或增生的 SMC 发生表型转变，由收缩型转变为合成型。此种 SMC 表面亦有脂蛋白

受体，可以结合、摄取 LDL 和 VLDL，成为肌源性泡沫细胞，是此时期泡沫细胞的主要来源。增生的 SMC 还可合成胶原蛋白、蛋白多糖等细胞外基质，使病变的内膜增厚、变硬，促进斑块的形成，加速 AS 的发展。

4. 慢性炎症学说　炎症机制贯穿了 AS 病变的起始、进展和并发症形成的全过程，慢性促炎症因素可通过慢性炎症过程导致内皮细胞损害，内皮功能障碍致使 LDL-C 和炎症细胞进入内皮下，形成泡沫细胞和 AS。各种炎症因素也是 AS 和心脑血管疾病的危险因素，最主要的生化标志是超敏 C 反应蛋白（CRP）。

二、病理变化

（一）基本病理变化

见表 9-1-1。

表 9-1-1　动脉粥样硬化的基本病理变化

病理改变	病理特点
脂纹	是 AS 肉眼可见的最早病变，为点状或条纹状黄色不隆起或微隆起于内膜的病灶，常见于主动脉后壁及其分支开口处。镜下见病灶处内膜下有大量泡沫细胞聚集。泡沫细胞来源于巨噬细胞和 SMC
纤维斑块	由脂纹发展而来，镜下见病灶表面为一层纤维帽，由大量胶原纤维、蛋白聚糖及散在的 SMA 等组成，胶原纤维可发生玻璃样变，纤维帽下可见数量不等的泡沫细胞、平滑肌细胞、细胞外基质和炎症细胞等
粥样斑块	也称粥瘤，由纤维斑块深层细胞的坏死发展而来，是动脉粥样硬化的典型病变，镜下见纤维帽下大量粥样物质、胆固醇结晶和钙盐沉积，斑块底部和边缘出现肉芽组织、少量淋巴细胞和泡沫细胞；中膜变薄
继发性病变	斑块内出血、斑块破裂、血栓形成、钙化、动脉瘤形成、血管腔狭窄

（二）主要动脉的病理变化

见表 9-1-2。

表 9-1-2　主要动脉的病理变化

主要动脉	好发部位	主要病理变化
主动脉	主动脉后壁及分支开口处，以腹主动脉病变最严重，其后依次为胸主动脉、主动脉弓和升主动脉	1. AS 的基本病理变化 2. 可形成动脉瘤，动脉破裂可致致命性大出血
冠状动脉	冠状动脉左前降支>右主干>左主干或左旋支、后降支	1. AS 的基本病理变化 2. 引起冠状动脉粥样硬化性心脏病
颈动脉	最常见于颈内动脉起始部	纤维斑块、粥样斑块、管腔狭窄，甚至闭塞
脑动脉	基底动脉、大脑中动脉、Willis 环	纤维斑块、粥样斑块→管腔狭窄，甚至闭塞
肾动脉	最常累及肾动脉开口处及主动脉近侧端，也可累及叶间动脉及弓状动脉	1. 粥样斑块、管腔狭窄→肾实质萎缩、间质纤维化 2. 引起动脉粥样硬化性固缩肾
四肢动脉	以下肢动脉为重，常见髂动脉、股动脉及前后胫动脉	管腔狭窄→下肢供血不足→间歇性跛行、干性坏疽
肠系膜动脉	—	管腔狭窄、阻塞

1. 冠状动脉粥样硬化

（1）是冠状动脉最常见，对人类健康构成威胁最大的疾病。

（2）AS 的基本病变均可在冠状动脉中发生。

（3）管腔狭窄程度分级：Ⅰ级≤25%，Ⅱ级 26%~50%，Ⅲ级 51%~75%，Ⅳ级≥76%。

（4）冠状血管反应性改变是粥样硬化性冠状动脉疾病的特点。

（5）冠状动脉硬化是心脏性猝死的原因。

2. 冠状动脉粥样硬化性心脏病　简称为冠心病（CHD），

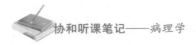

也称为缺血性心脏病（IHD），是冠状动脉粥样硬化达到晚期的结果。CHD 的主要临床表现如下。

（1）心绞痛

1）发生机制：由于心肌缺血、缺氧，代谢不全的酸性产物或多肽类物质堆积，这些物质可刺激心脏局部的神经末梢，信号经 1~5 胸交感神经节和相应脊髓段传至大脑，产生痛觉。所以心绞痛是心肌缺血所引起的反射性症状。

2）分类：心绞痛根据引起的原因和疼痛的程度，国际上分类见表 9-1-3。

表 9-1-3　心绞痛分类

稳定型心绞痛	又称轻型心绞痛，一般不发作，可稳定数月，仅在体力活动过度增加，心肌氧耗量增多时发作。冠状动脉横切面可见斑块阻塞管腔>75%
不稳定型心绞痛	是一种进行性加重的心绞痛。通常由冠状动脉粥样硬化斑块破裂和血栓形成而引发。临床上颇不稳定，在负荷时、休息时均可发作。患者多有一支或多支冠状动脉病变。光镜下，常可见到因弥漫性心肌细胞坏死而引起的心肌纤维化
变异型心绞痛	又称 Prinzmetal 心绞痛，多无明显诱因，常在休息或梦醒时发作。患者冠状动脉明显狭窄，亦可因发作性痉挛所致

（2）心肌梗死（MI）

1）分类如下。①心内膜下 MI：病变主要累及心室壁内侧 1/3，并波及肉柱和乳头肌。常表现为多发性、小灶性坏死，病变不局限于某支冠状动脉的供血区，而是不规则地分布于左心室四周，严重时病灶扩大融合累及整个心内膜下心肌，引起环状梗死。②透壁性 MI：是典型的 MI。也称为区域性 MI，累及心室壁全层或未累及全层而深达室壁 2/3。常见于左前降支供血区，包括左室前壁、心尖部、室间隔前 2/3。病变基础是常有相应的一支冠状动脉病变突出，并有血栓形成或动脉痉挛。

2）MI 并发症如下。①心力衰竭：当心内膜下 MI 累及二尖瓣乳头肌，可致二尖瓣关闭不全而诱发急性左心衰竭。梗死后心肌收缩力丧失，可致左心、右心或全心衰竭。②心脏破裂：是急性透壁性 MI 的严重并发症。③室壁瘤：原因是梗死心肌或瘢痕组织在左心室内压力作用下形成的局限性向外膨隆。发生于左心室前壁近心尖处，引起心功能不全或继发血栓形成。④附壁血栓形成：多见于左心室，MI 波及心内膜使之粗糙，或因室壁瘤形成处血流形成涡流等原因，可促进局部附壁血栓的形成。⑤心源性休克：MI 面积>40%时，心肌收缩力极度减弱，心排出量显著下降，即可发生心源性休克而死亡。⑥急性心包炎：15%~30%患者 MI 后 2~4 天发生，由于坏死组织累及心外膜可引起纤维素性心包炎。

主治语录：室壁瘤常见于 MI 的愈合期。

（3）心肌纤维化：是中至重度的冠状动脉狭窄引起的心肌纤维持续性和反复加重的缺血、缺氧所致，是逐渐发展为心力衰竭的慢性缺血性心脏病。

（4）冠状动脉性猝死：是心源性猝死中最常见的一种。多见于 40~50 岁成年人，男性比女性多见。

冠状动脉性猝死多发生在冠状动脉粥样硬化的基础上，由于冠状动脉中至重度粥样硬化、斑块内出血，致冠状动脉狭窄或微循环血栓致栓塞，导致心肌急性缺血，冠状动脉血流的突然中断，引起心室颤动等严重心律失常。

（5）慢性缺血性心脏病（或称缺血性心肌病）：是指长期缺血性心肌受损而进行性发展的充血性心衰。镜下见由于慢性缺血导致的严重的心肌纤维化，残存的心肌细胞呈肥大或萎缩改变。心肌细胞胞质液化（细胞肌浆溶解）非常普遍，以心内

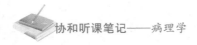

膜下区域为明显。

3. 颈动脉及脑动脉粥样硬化　脑动脉管腔狭窄→脑供血不足→脑萎缩，严重脑萎缩者智力减退，甚至痴呆。动脉瘤破裂出血→脑出血。

4. 肾动脉粥样硬化　可引起肾组织缺血、肾实质萎缩和间质纤维组织增生。因斑块合并血栓形成时致肾组织梗死。

5. 四肢动脉粥样硬化　下肢动脉为重，管腔完全堵塞侧支循环又不能完全代偿时，引起缺血部位的干性坏疽。

6. 肠系膜动脉粥样硬化　管腔狭窄、阻塞时，可有剧烈腹痛、腹胀和发热等症状，可致肠坏死、麻痹性肠梗阻、休克等严重后果。

7. 主动脉粥样硬化　病变好发于主动脉后壁及其分支开口处，以腹主动脉病变最为严重，其后依次为胸主动脉、主动脉弓和升主动脉。主动脉内膜出现的各种 AS 病变均可见到，但临床症状常不明显。病变严重者，易形成动脉瘤，动脉瘤破裂可导致致命性大出血。

第二节　高血压病

一、概述

高血压可分为原发性高血压、继发性高血压和特殊类型高血压。

1. 原发性高血压（特发性高血压）

（1）体循环动脉血压升高（收缩压持续≥140mmHg，舒张压持续≥90mmHg）。

（2）以全身细动脉硬化为基本病变，可引起心、脑、肾、眼底的病变。

（3）占所有高血压的 90%～95%。

（4）受多种基因影响。

2. 继发性高血压（症状性高血压）　原发疾病明确，高血压只是其体征之一，原发病如下。

（1）肾动脉性疾病：急性肾炎慢性肾炎，肾动脉狭窄，嗜铬细胞瘤。

（2）内分泌性疾病：原发性和肿瘤性肾上腺皮质功能亢进，甲状腺或者垂体。

（3）血管性疾病：主动脉收缩。

（4）神经或者心理因素。

（5）颅内压升高。

3. 特殊类型高血压　是指妊娠高血压和某些疾病导致的高血压危象，如高血压脑病、颅内出血、不稳定性心绞痛、AMI、急性左心衰竭伴肺水肿、主动脉缩窄及子痫等。

4. 高血压的定义和分期　见表9-2-1。

表9-2-1　高血压的定义和分期

分　类	收缩压（mmHg）		舒张压（mmHg）
正常血压	<120	和	<80
正常高值血压	120～139	和/或	80～90
高血压	≥140	和/或	≥90
1级高血压	140～159	和/或	90～99
2级高血压	160～179	和/或	100～109
3级高血压	≥180	和/或	≥110
单纯收缩期高血压	≥140	和	<90

二、病因和发病机制

（一）危险因素

1. 遗传和基因因素。

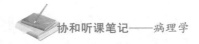

2. 肥胖、高盐膳食及饮酒。

3. 社会心理因素。

4. 体力活动。

5. 神经内分泌因素。

高血压普遍存在"三高、三低、三不"现象。"三高",即高患病率、高危险性、高增长趋势。"三低",即知晓率低、治疗率低、控制率低。"三不",即普遍存在不长期规律服药、不坚持测量血压、不重视非药物治疗。

主治语录:注意高血压的"三高、三低、三不"现象。

(二) 发病机制

1. 遗传机制　已公认遗传机制是高血压发生的基础。遗传方式有单基因和多基因遗传模式。

2. 高血压产生的机制

(1) 肾素-血管紧张素-醛固酮系统 (RAAS)。

(2) 交感神经系统:分布于各种组织和器官,与血压调节相关的主要器官或组织是心脏、血管、肾脏和肾上腺。

(3) 血管内皮功能紊乱:血管内皮不仅是血液与血管平滑肌之间的生理屏障,也是人体最大的内分泌、旁分泌器官,能分泌数十种血管活性物质,而且还是许多血管活性物质的靶器官。

(4) 胰岛素抵抗:胰岛素有舒张血管、抗炎、抗凋亡和抗动脉粥样硬化等心血管保护效应,50% 高血压患者,特别是伴有肥胖的患者,具有胰岛素抵抗和高胰岛素血症。

3. 血管重构机制 (VR)

(1) 壁/腔比值增大型:这是由于压力增加,使血管壁增厚。

(2) 壁/腔比值减小型:主要是由于持续的高血流状态致血

管扩张。

（3）壁/腔比值不变型：主要是由于血流缓慢减少的缘故。

（4）微血管减少型：毛细血管面积减少，血管外周阻力增加。

三、类型和病理变化

（一）良性高血压

1. 功能紊乱期　为高血压的早期阶段。

2. 动脉病变期

（1）细动脉硬化：是高血压病的主要病变特征，表现为细小动脉玻璃样变。

（2）小动脉硬化：主要累及肌型小动脉，如肾小叶间动脉、弓状动脉及脑的小动脉等。

（3）大动脉硬化：弹力肌型或弹力型大动脉无明显病变或并发 AS。

3. 内脏病变期

（1）心脏病变：主要为左心室肥大，是对持续性血压升高，心肌工作负荷增加的一种适应性反应。

（2）肾脏病变：高血压时，由于肾入球动脉的玻璃样变和肌型小动脉的硬化，相应的肾小管因缺血而萎缩，间质纤维组织增生，淋巴细胞浸润，出现原发性颗粒性固缩肾。

（3）脑病变

1）脑水肿或高血压脑病：由于脑小动脉硬化和痉挛，局部组织缺血，毛细血管通透性增加，发生脑水肿。脑内细动脉痉挛和病变，患者可出现剧烈头痛、意识障碍、抽搐等症状，称为高血压危象。

2）脑软化：是细小动脉病变造成的供血区域脑组织缺血的

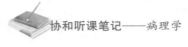

结果。

3）脑出血：是高血压最严重的，往往是致命的并发症。

主治语录：细动脉硬化是高血压病的主要病变特征，脑出血是高血压最严重的并发症。

（4）视网膜病变：视网膜中央动脉发生细动脉硬化。

（二）恶性高血压

恶性高血压亦称急进型高血压，多见于青少年。特征性的病变是增生性小动脉硬化和坏死性细动脉炎，主要累及肾。

第三节 动 脉 瘤

动脉瘤是指动脉壁因局部病变（可因薄弱或结构破坏）而向外膨出，形成永久性局限性扩张。动脉瘤病因有先天性和后天性之分，后天性动脉瘤多继发于 AS、细菌感染和梅毒等。

1. 囊状动脉瘤　某一段血管壁局部性向外膨出呈气球状囊性扩张。此种动脉瘤可使血流形成逆行性旋涡。

2. 梭形动脉瘤　所累及的血管部位呈均匀性扩张，两端均匀性缩小，可回到正常血管直径。

3. 蜿蜒性动脉瘤　所累及的血管呈不对称性扩张，呈蜿蜒状膨隆。

4. 舟状动脉瘤　累及的血管壁一侧扩张，对侧管壁正常。

5. 夹层动脉瘤　常发生于血压变动最明显的升主动脉和主动脉弓等部位。血液可从动脉内膜的破裂口进入动脉的中膜，使中膜形成假血管腔。

6. 假性动脉瘤　多为外伤引起，也称外伤性动脉瘤。动脉瘤壁由动脉外膜和局部血管破裂形成的血肿及周围结缔组织构成，并与动脉腔相通。

第四节　风　湿　病

风湿病是一种与 A 组 β 型溶血性链球菌感染有关的变态反应性疾病。病变主要累及全身结缔组织及血管，常形成特征性风湿肉芽肿，即 Aschoff 小体。病变最常累及心脏、关节和血管等处，以心脏病变最为严重。

一、病因和发病机制

（一）A 组溶血性链球菌感染

对人致病的链球菌 90% 以上是 A 组。根据其是否产生溶血和溶血的性质，又可分为 α 溶血性链球菌、β 溶血性链球菌和 γ 链球菌，对人致病的 A 组链球菌多数呈 β 溶血性。

（二）自身免疫反应机制

A 组溶血性链球菌的某些成分，其分子结构可能和人体组织的分子结构相同或类似，因而产生交叉反应。

（三）遗传易感性

风湿热患者亲属患病的风险要比无风湿热的家庭高。

（四）链球菌毒素学说

链球菌可产生多种细胞外毒素和一些酶，可以直接造成人体内组织器官的损伤。

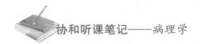

主治语录：风湿病的特征性病理变化为风湿小体，即 Aschoff 小体，对诊断风湿病有意义。

二、基本病理变化

（一）变质渗出期

是风湿病的早期改变。出现结缔组织基质的黏液样变性和胶原纤维素样坏死。同时有少量淋巴细胞、浆细胞、单核细胞浸润。此病变可持续 1 个月。

（二）增生期或肉芽肿期

此期病变特点是在变质渗出的基础之上，在心肌间质、心内膜下和皮下结缔组织中，可见具有特征性的肉芽肿性病变，称为风湿小体或 Aschoff 小体。风湿小体由聚集于纤维素样坏死灶内的成群风湿细胞及少量的淋巴细胞和浆细胞构成。此期病变可持续 2~3 个月。

（三）纤维化期或硬化期

Aschoff 小体中的坏死组织逐渐被吸收，风湿细胞转变为成纤维细胞，使风湿小体逐渐纤维化，最后形成梭形小瘢痕。此期病变可持续 2~3 个月。

三、各器官病变

（一）风湿性心脏病

1. 风湿性心内膜炎
（1）主要累及二尖瓣和动脉瓣，二尖瓣最常受累。
（2）病变初期可见瓣膜充血、肿胀、变厚。

（3）瓣膜闭锁缘常出现疣状物，这是瓣膜内皮细胞脱落，白色血栓形成所致。

（4）瓣膜表面会出现浅表的溃疡且有纤维蛋白的聚集。

（5）病变后期赘生物机化，瓣膜本身纤维化及瘢痕形成。如反复病变可导致瓣膜增厚、变硬、卷曲、缩短、粘连等。

2. 风湿性心肌炎　主要累及心肌间质结缔组织，心肌小动脉近旁的结缔组织发生纤维素样坏死，继而形成风湿小体，后期小体纤维化。

3. 风湿性心外膜炎　主要累及心外膜脏层，呈浆液性或纤维素性炎症。

当大量浆液渗出为主时，形成心外膜腔积液。当渗出以纤维素为主时，覆盖于心外膜表面的纤维素可因心脏的不停搏动和牵拉而形成绒毛状，称为绒毛心。渗出的大量纤维素如不能被溶解吸收则发生机化，使心外膜脏层和壁层互相粘连，形成缩窄性心外膜炎。

（二）风湿性关节炎

最常侵犯膝、踝、肩、腕、肘等大关节，呈游走性、反复发作性。关节局部出现红、肿、热、痛和功能障碍。关节腔内有浆液及纤维蛋白渗出，病变滑膜充血肿胀，邻近软组织内可见不典型的 Aschoff 小体。

急性期后，渗出物易被完全吸收，一般不遗留后遗症。

（三）皮肤病变

1. 环形红斑　为渗出性病变。多见于躯干和四肢皮肤，为淡红色环状红晕。光镜下，红斑处真皮浅层血管充血，血管周围水肿，淋巴细胞和单核细胞浸润。病变常在 1~2 天消退。

2. 皮下结节　为增生性病变。呈圆形或椭圆形，质硬、无

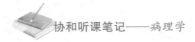

压痛的结节。光镜下，结节中心为大片状纤维素样坏死物，周围为呈放射状排列的 Aschoff 细胞和成纤维细胞，伴有以淋巴细胞为主的炎症细胞浸润。

（四）风湿性动脉炎

以小动脉受累较为常见，包括冠状动脉、肾动脉、肠系膜动脉、脑动脉及肺动脉等。

急性期，血管壁发生纤维素样坏死，伴淋巴细胞浸润，并伴有 Aschoff 小体形成。病变后期，血管壁纤维化增厚，管腔狭窄，并发血栓形成。

（五）风湿性脑病

多见于 5~12 岁儿童，女孩较多。主要病变为脑的风湿性动脉炎和皮质下脑炎。后者主要累及大脑皮质、基底节、丘脑及小脑皮质。光镜下，神经细胞变性，胶质细胞增生及胶质结节形成。当锥体外系受累时，患儿出现肢体的不自主运动，称为小舞蹈病。

第五节　感染性心内膜炎

感染性心内膜炎（IE）是病原微生物经血行途径直接侵袭心内膜，特别是心瓣膜而引起的炎症性疾病，常伴有赘生物的形成。常见病原体为链球菌。

一、病因和发病机制

自体瓣膜感染性心内膜炎的病原体主要为链球菌。急性感染性心内膜炎以金黄色葡萄球菌最为多见。亚急性感染性心内膜炎仍以甲型溶血性链球菌最多见，肠球菌次之。

二、病理变化及临床病理联系

（一）急性感染性心内膜炎

本病又称急性细菌性心内膜炎，主要是致病力强的化脓菌（如金黄色葡萄球菌、溶血性链球菌、肺炎球菌等）引起。通常病原体是先感染身体某部位，当机体抵抗力降低时，细菌入血引起脓毒血症、败血症，并侵犯心内膜。

主要侵犯二尖瓣和主动脉瓣，引起急性化脓性心瓣膜炎，在受累的心瓣膜上形成赘生物。赘生物破碎后形成含菌性栓子，可引起心、脑、肾、脾等器官的感染性梗死和脓肿。受累瓣膜可发生破裂、穿孔或腱索断裂，引起急性心瓣膜功能不全。

（二）亚急性感染性心内膜炎

本病又称亚急性细菌性心内膜炎。主要为毒力相对较弱的甲型溶血性链球菌所引起（约占75%），肠球菌、革兰阴性杆菌、立克次体、真菌等均可引起此病的发生。

主治语录：急性感染性心内膜炎为致病力强的化脓菌（如金黄色葡萄球菌）引起，亚急性感染性心内膜炎为毒力相对较弱的甲型溶血性链球菌引起。

主要病理变化如下：

1. 心脏病变　此病最常侵犯二尖瓣和主动脉瓣，病变特点是常在有病变的瓣膜上形成赘生物。赘生物呈息肉状或菜花状，受累瓣膜易变形，发生溃疡和穿孔。

2. 血管病变　细菌毒素和赘生物破裂脱落形成栓子，引起动脉性栓塞和血管炎。栓塞最多见于脑，常为无菌性梗死。

3. 变态反应　引起局灶性或弥漫性肾小球肾炎。皮肤出现

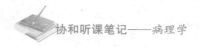

红色、微隆起有压痛的小结节，称 Osler 小结。

4. 败血症　脱落的赘生物内有细菌侵入血流，并在血流中繁殖，致患者有长期发热、脾大、白细胞增多，以及皮肤、黏膜和眼底常有小出血点、贫血等表现。

第六节　心瓣膜病

心瓣膜病是指心瓣膜受各种原因损伤后或先天性发育异常所造成的器质性病变，表现为瓣膜口狭窄和/或关闭不全，最后导致心功能不全，引起全身血液循环障碍，是最常见的慢性心脏病之一。

瓣膜口狭窄的原因是相邻瓣膜互相粘连、瓣膜增厚，其弹性减弱或丧失，瓣膜环硬化和缩窄。瓣膜开放时不能完全张开，导致血流通过障碍。

瓣膜关闭不全是由于瓣膜增厚、变硬、卷曲、缩短或瓣膜的破裂和穿孔，亦可因腱索增粗、缩短和粘连，使心瓣膜关闭时瓣膜口不能完全闭合，致部分血液发生反流。瓣膜狭窄和关闭不全可单独存在，亦可合并存在，后者称为联合瓣膜病。

一、二尖瓣狭窄

二尖瓣狭窄（MS）主要的病因是风湿热，多由上呼吸道反复链球菌感染致风湿性心内膜炎反复发作所致。少数由感染性心内膜炎引起。

二尖瓣狭窄时，血液从左心房流入左心室时受阻，导致左心房高压。左心房代偿失调→肺淤血、肺水肿或漏出性出血→肺动脉压升高→右心室代偿性肥大，继而失代偿，右心室扩张→右心房淤血及体循环静脉淤血。

临床表现为颈静脉怒张，肝淤血、肿大，下肢水肿及浆膜腔积液等心力衰竭症状。听诊心尖区可闻及舒张期隆隆样杂音。X 线检查显示，左心房增大，晚期左心室缩小，呈"梨形心"。

主治语录：MS 的标志性病变是相邻瓣叶粘连。

二、二尖瓣关闭不全

二尖瓣正常组成中的一个或多个组分不良均可导致二尖瓣关闭不全。此病多为风湿性心内膜炎的后果，也可由亚急性细菌性心内膜炎等引起。

二尖瓣关闭不全、左心收缩期，左心室部分血液反流到左心房，导致左心房容量增大，代偿性肥大，继而左心室代偿性肥大。当左心失代偿后，依次又引起肺淤血、肺动脉高压、右心室和右心房代偿性肥大进而右心衰竭和大循环淤血。

X 线检查显示，左心室肥大，呈"球形心"。二尖瓣狭窄和关闭不全常合并发生。

主治语录：二尖瓣关闭不全时心脏呈"球形心"。

三、主动脉瓣狭窄

主要由风湿性主动脉炎引起，少数由先天性发育异常、动脉粥样硬化引起瓣膜钙化所致。因瓣膜间发生粘连、增厚、变硬，并发生钙化致瓣膜口狭窄。

主动脉瓣狭窄后，左心室血液排出受阻，左心室发生代偿性肥大，室壁增厚，向心性肥大。后期左心代偿性失调，出现左心衰竭，进而引起肺淤血、右心衰竭和大循环淤血。

听诊主动脉瓣区可闻及粗糙、喷射性收缩期杂音。X 线检查显示，心脏呈"靴形"，患者出现心绞痛、脉压减小等症状和体征。

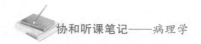

✐ **主治语录：主动脉瓣狭窄时心脏呈"靴形"。**

四、主动脉瓣关闭不全

主要由风湿性主动脉炎引起，亦可由感染性心内膜炎、主动脉粥样硬化、梅毒性主动脉炎引起。

在舒张期，因主动脉瓣关闭不全，主动脉部分血液反流至左心室，使左心室血容量增加，发生代偿性肥大。久而久之，相继发生左心衰竭、肺淤血、肺动脉高压，进而引起右心肥大，大循环淤血。主动脉瓣区听诊可闻及舒张期吹风样杂音。患者可出现颈动脉搏动、水冲脉、血管枪击音及毛细血管搏动现象。

第七节　心　肌　病

心肌病是指除 CHD、高血压性心脏病、心脏瓣膜病、先天性心脏病和肺源性心脏病等以外的以心肌结构和功能异常为主要表现的一组疾病。

一、扩张型、肥厚型及限制型心肌病

分类及病理特点，见表 9-7-1。

表 9-7-1　扩张型、肥厚型及限制型心肌病的分类及病理特点

	扩张型心肌病（DCM）	肥厚型心肌病（HCM）	限制型心肌病
特征	主要表现为心脏扩大，并有一定程度的心肌肥厚，可产生充血性心力衰竭	特征为左心室显著肥厚、室间隔非对称性增厚、舒张期心室充盈异常及左心室流出道受阻	单侧或双侧心室充盈受限；舒张期容量减少；心室内膜和内膜下心肌纤维化
病因	特发性、遗传性、获得性、继发性	50%家族史，常染色体显性遗传	特发性，原因不明

	扩张型心肌病（DCM）	肥厚型心肌病（HCM）	限制型心肌病
肉眼	心脏重量增加，两侧心腔扩张；心室壁略厚或正常（离心性肥大）；心尖部室壁呈钝圆形	心脏增大、重量增加；心室壁肥厚，以室间隔肥厚突出；二尖瓣及主动脉瓣下内膜增厚心肌细胞弥漫性肥大	心腔狭窄；心内膜和内膜下纤维性增厚；可有三尖瓣关闭不全或二尖瓣关闭不全
光镜	心肌细胞不均匀肥大、伸长，细胞核大、浓染，核型不整；心肌间质纤维化和微小坏死灶或瘢痕灶	心肌细胞核大、畸形、深染；心肌纤维走行紊乱	心内膜纤维化、玻璃样变、钙化；伴有附壁血栓形成；心内膜下心肌萎缩、变性
临床表现	心力衰竭的症状和体征；心电图显示心肌劳损和心律不齐；部分可发生猝死	心排出量下降；肺动脉高压可致呼吸困难；附壁血栓脱落引起栓塞	与缩窄性心包炎酷似；心力衰竭和栓塞；少数可发生猝死

二、致心律失常性右室心肌病（ARVC）

本病又称右室心肌病，是指右心室心肌被纤维脂肪组织进行性替代的心肌病。

病理变化：右室局部或全部心肌为脂肪组织或纤维脂肪组织替代，主要累及流出道、心尖或前下壁，心肌组织可见散在或弥漫性的淋巴细胞浸润。病变区域的心室壁变薄，可伴瘤样扩张。

临床上，主要表现为右心室进行性扩大、难治性右心衰竭和/或室性心动过速。

三、特异性心肌病

1. 克山病（KD）

（1）病理变化主要表现是心肌严重的变性、坏死和瘢痕

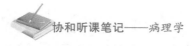

形成。

（2）肉眼观，心脏不同程度增大，重量增加。两侧心腔扩大，心室壁变薄，尤以心尖部为重，心脏呈球形。切面，心室壁可见散在分布瘢痕灶，部分病例（尸检）在心室肉柱间或左、右心耳内可见附壁血栓形成。

（3）光镜下，心肌细胞有不同程度的颗粒变性、空泡变性和脂肪变性，坏死灶凝固状或液化性肌溶解，心肌细胞核消失，肌原纤维崩解，残留心肌细胞膜空架。慢性病例以瘢痕为主。

（4）电镜下，Ⅰ带致密重叠，肌节凝聚，钙盐沉积在变性的线粒体内，致线粒体肿胀，嵴消失。

主治语录：克山病可能是由于缺乏硒等某些微量元素和营养物质，干扰和破坏了心肌代谢而引起心肌细胞的损伤，伴有急慢性充血性心力衰竭和心律失常。

2. 酒精性心肌病

（1）是因长期过量饮酒后出现的以心脏肥大、心力衰竭为特点的心脏病。

（2）可出现高血压、心血管意外、心律失常和猝死。多见于 30～55 岁男性。

（3）病理变化与 DCM 相似，但与 DCM 相比，若能够早期发现，及早戒酒，可逆转或终止左心室功能减退。

（4）临床表现为心脏扩大，窦性心动过速，舒张期血压增高，脉压减小，常有室性或房性奔马律。

3. 围生期心肌病　是指在妊娠末期或产后 5 个月内首次发生的，以累及心肌为主的一种心肌病，曾称为产后心肌病。临床表现为呼吸困难、咳血痰、肝大、水肿等心力衰竭症状。

4. 药物性心肌病　是指接受了某些药物治疗的患者因药物对心肌的毒性作用而引起心肌的损害，产生类似 DCM 和非梗阻性 HCM 的心肌病。最常见的药物是抗肿瘤药物或抗精神病药物等。

第八节 心 肌 炎

心肌炎是各种原因引起的心肌局限性或弥漫性炎症病变。

心肌炎根据病因可分感染性和非感染性。前者由病毒、细菌、螺旋体、立克次体、真菌及寄生虫等引起，后者由变态反应、理化因素或药物引起。心肌炎大多数由病毒感染引起。

一、病毒性心肌炎

1. 常见病毒是柯萨奇病毒 B 组 2~5 型、A 组 9 型，其次是埃可病毒和腺病毒，还有流感病毒、风疹病毒、巨细胞病毒、肝炎病毒等。

2. 病理变化　病毒可直接导致心肌细胞损伤，也可通过 T 淋巴细胞介导的免疫反应间接地引起心肌细胞损伤。镜下见心肌细胞间质水肿，其间可见大量淋巴细胞、单核细胞浸润，可有心肌断裂，伴有心肌间质纤维化等。

二、细菌性心肌炎

1. 常见的细菌有白喉杆菌、沙门菌属、链球菌、结核分枝杆菌、脑膜炎双球菌和肺炎链球菌等。

2. 病理变化　可见心肌及间质有多发性小脓肿灶，其周围有不同程度的心肌细胞变性坏死，间质以中性粒细胞浸润为主。

三、孤立性心肌炎

本病又称特发性心肌炎，多发生于 20~50 岁青中年人。

1. 弥漫性间质性心肌炎　主要表现为心肌间质或小血管周

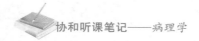

围有较多淋巴细胞、单核细胞和巨噬细胞浸润。早期心肌细胞较少发生变性、坏死。病程较长者，心肌间质纤维化，心肌细胞肥大。

2. 特发性巨细胞性心肌炎 病灶处可见心肌灶状坏死和肉芽肿形成，中心有红染、无结构的坏死物，周围有淋巴细胞、单核细胞、浆细胞或嗜酸性粒细胞浸润，并混有多量的多核巨细胞。

四、免疫反应性心肌炎

主要见于一些变态反应性疾病，如风湿性心肌炎等；其次是某些药物引起的过敏性心肌炎，如磺胺类、抗生素（青霉素、四环素、链霉素、金霉素等）、消炎药以及抗癫痫药等。

病理变化：主要表现为心肌间质性炎。在心肌间质及小血管周围可见嗜酸性粒细胞、淋巴细胞、单核细胞浸润，偶见肉芽肿形成。心肌细胞有不同程度的变性、坏死。

第九节 心 包 炎

心包炎是由病原微生物（主要为细菌）和某些代谢产物引起的脏层、壁层心外膜发生的炎症反应，大多数是一种并发性疾病，多继发于变态反应性疾病、尿毒症、心脏创伤及恶性肿瘤转移等。

一、急性心包炎

为渗出性炎症，常形成心包积液。

（一）浆液性心包炎

以浆液性渗出为主要特征。主要由非感染性疾病引起，患者多为青年人。累及心肌者亦称心肌心包炎。

病理变化：心外膜血管扩张、充血，血管壁通透性增高。心包腔有一定量的浆液性渗出液，并伴有少量的中性粒细胞淋巴细胞和单核细胞的渗出。

临床表现为患者胸闷不适。体检心界扩大、听诊心音弱而远。

（二）纤维素性及浆液纤维素性心包炎

病理变化：肉眼观，心包脏、壁两层表面附着一层粗糙的黄白色纤维素性渗出物，呈绒毛状，故称绒毛心。光镜下，渗出液由浆液、纤维蛋白、少量的炎症细胞和变性的坏死组织构成。

临床表现有心前区疼痛，听诊可闻及心包摩擦音。

主治语录：纤维素性及浆液纤维素性心包炎是心包炎中最常见的类型。

（三）化脓性心包炎

是由链球菌、葡萄球菌和肺炎双球菌等化脓菌侵袭心包所致。

病理变化：肉眼观，心包腔面覆盖一层较厚的呈灰绿色、混浊而黏稠的纤维素性脓性渗出物。光镜下，心外膜表面血管扩张充血，大量中性粒细胞浸润。渗出物内可见大量变性、坏死的中性粒细胞及无结构粉染物质。

炎症累及周围心肌细胞明显时，称为心肌心包炎；若炎症累及心脏周围组织明显时，称纵隔心包炎。当渗出物吸收不完全时，可发生机化，导致缩窄性心包炎。

（四）出血性心包炎

大多数是由结核分枝杆菌经血道感染引起，亦可由恶性肿

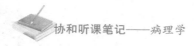

瘤累及心包所致。

心包腔含大量浆液性、血性的积液。此外，心外科手术可继发出血性心包炎，出血多时可致心脏压塞。

二、慢性心包炎

多由急性心包炎转化而来，临床病程持续 3 个月以上。分型如下。

（一）非特殊型慢性心包炎

仅局限于心包本身，病变较轻，故临床无明显症状。

常见病因有结核病、尿毒症、变态反应性疾病（如风湿病）等。

（二）特殊型慢性心包炎

1. 粘连性纵隔心包炎　常继发于化脓性心包炎、干酪样心包炎、心外科手术或纵隔放射性损伤之后。

心外膜因纤维粘连而闭塞，并与纵隔及周围器官粘连。心脏因受心外膜壁层的限制和受到与周围器官粘连的牵制而工作负担增加，引起心脏肥大、扩张。

2. 缩窄性心包炎　由于心包腔内渗出物机化和瘢痕形成，致心脏舒张期充盈受限，严重影响心排出量。多继发于化脓性心包炎、结核性心包炎和出血性心包炎。

第十节　先天性心脏病

先天性心脏病是指出生时就存在心血管结构和功能异常的心脏病，是由于胎儿时期心血管系统发育异常或发育障碍以及出生后应当退化的组织未能退化所造成，也称先天性心脏畸形。

主治语录：新生儿和儿童时期最常见的心脏病是先天性心脏病。

一、房间隔缺损（ASD）

是先天性心脏病中常见的类型之一。ASD 根据解剖部位的不同可分为卵圆孔未闭、中央型缺损、静脉窦型、冠状静脉窦型及原发孔缺损等类型。

X 线检查显示，心脏扩大，以右房右室最明显，肺动脉段突出，主动脉结缩小。ECG 提示，电轴右偏，不完全右束支传导阻滞。

临床上，单纯房间隔缺损在儿童期大多无症状，随年龄增长症状逐渐显现，劳力性呼吸困难为主要表现，继之可发生室上性心律失常。最典型的体征为肺动脉瓣区第二心音亢进，可闻及Ⅱ～Ⅲ级收缩期喷射性杂音。

二、室间隔缺损（VSD）

单纯 VSD 的病理生理取决于缺损大小及肺血管阻力。

多数适合手术治疗的患者可分为两组，一组为充血性心力衰竭患者，通常是婴儿，生长停止，有反复胸部感染史，其缺损较大，肺血管阻力低，伴大量左向右分流。另一组为大儿童，症状不明显，缺损及左向右分流亦较大可伴有肺血管压力或阻力增高。

临床上，在心前区触及收缩期震颤，第二心音通常分裂，伴有肺血管梗阻性病变时，第二心音分裂则消失。肺血管阻力增高不严重时，可在心尖部听到显著的第三心音及舒张期充盈性隆隆样杂音，表明大量血流通过二尖瓣。ECG 提示，双侧心室负荷增加。X 线检查显示，心脏增大和肺血管影加重。

主治语录：VSD 是临床上最常见的重要先天性心内畸形，可单独存在，或合并其他心脏畸形。

三、法洛四联症

是成人最常见的发绀型先天性心肌病。本病的典型特征是室间隔缺损、右心室流出道梗阻（肺动脉口狭窄）、主动脉骑跨及右心室肥厚。

其中室间隔缺损和肺动脉口狭窄为基本病变。X 线检查显示，心脏大小一般正常，肺动脉相对偏小，呈"靴形心"。

四、动脉导管未闭 （PDA）

占先天性心脏病发病总数的 15%~20%，女性多于男性。

一般出生后 10~15 小时内形成功能上的关闭，80% 婴儿在出生后 3 个月，95% 婴儿出生后 1 年内形成解剖上的关闭。

临床上，明显体征为胸骨左缘第 2 肋间及左锁骨下方可闻及连续性机械样杂音。中等分流量者常有乏力，劳累后心悸、气喘、胸闷等症状，心脏听诊杂音性质同上，更为响亮，伴有震颤。分流量大者常伴有继发性严重肺动脉高压，致右向左分流。患者多有发绀。

五、主动脉缩窄

是指主动脉局限性狭窄，分为婴儿型和成人型两种。前者为动脉导管之前的主动脉段狭窄，又称导管前狭窄；后者为动脉导管之后的主动脉峡部狭窄，又称导管后狭窄。

婴儿型狭窄常较重，常合并动脉导管开放，下半身因动脉血氧含量低而发绀、下肢凉冷、跛行等。

成人型狭窄程度常较轻，动脉导管常常闭锁。由于狭窄以上的主动脉段与狭窄以下的主动脉段形成较大的脉压，两者之间的动脉分支形成侧支循环，以代偿下肢的血液供应。

六、大动脉移位

本病也称大血管移位，是由于胚胎时期主动脉和肺动脉转位异常而致的心血管畸形，分型如下。

1. 纠正型 是主动脉移向前方，肺动脉移向后侧，但通常伴有左、右心室互相移位，故主动脉仍出自左心室，肺动脉出自右心室，血液循环无异常，患者无症状，可健康存活。

2. 非纠正型 又称完全性大动脉移位，即主动脉和肺动脉互相交换位置，主动脉出自右心室，肺动脉出自左心室。右心室血液不能注入肺，而经主动脉流入体循环；左心室血液不能流入体循环，而经肺动脉注入肺。

 历年真题

1. 原发性高血压细小动脉的可逆性改变是
   A. 内膜下蛋白性物质沉积
   B. 血管腔狭窄
   C. 血管痉挛
   D. 血管壁平滑肌萎缩
   E. 血管纤维化

2. 单纯性二尖瓣狭窄时，首先发生代偿性肥大和扩张的是
   A. 左心室
   B. 右心室
   C. 左心房
   D. 左心房、左心室同时发生
   E. 左心房、右心室同时发生

3. 风湿性心肌炎病变主要累及
   A. 心肌细胞
   B. 心肌间质结缔组织
   C. 心肌间质的小血管
   D. 心肌间质神经组织
   E. 心肌间质的嗜银纤维

参考答案：1. C 2. C 3. B

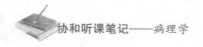

第十章 呼吸系统疾病

核心问题

1. 肺气肿的分型。
2. 大叶性肺炎的病理特点。
3. 急性呼吸窘迫综合征的病理特点。
4. 硅沉着病的病理分期。
5. 肺癌的大体、组织学分类。

内容精要

呼吸系统由呼吸道和肺构成。呼吸道包括鼻、咽、喉、气管、支气管和肺。炎症性疾病是呼吸系统最常见的一类疾病。

第一节 呼吸道和肺炎性疾病

一、鼻炎、鼻窦炎

(一) 鼻炎

鼻炎是鼻的常见疾病,有急性鼻炎和慢性鼻炎两类。

1. 急性鼻炎

(1) 急性病毒性鼻炎:常为呼吸道病毒性疾病的一部分。

潜伏期为 1~3 天。初期，鼻黏膜充血、鼻塞，浆液渗出（浆液性卡他）。继而寄生于鼻黏膜的链球菌、葡萄球菌增生繁殖，常使病毒性鼻炎转化为黏液化脓性炎，表现为脓性卡他。黏膜上皮纤毛黏结，部分上皮脱落，2~3 天后上皮始再生，约 2 周后经修复痊愈。

（2）过敏性鼻炎：属于 I 型变态反应性疾病。镜下可见鼻黏膜上皮层内杯状细胞增多、纤毛受损，基膜增厚，间质水肿，肥大细胞增多，并有大量嗜酸性粒细胞、淋巴细胞和浆细胞浸润。

2. 慢性鼻炎

（1）慢性单纯性鼻炎：是由于鼻腔血管的神经调节功能紊乱，导致以鼻黏膜血管扩张、腺体分泌增多为特征的慢性炎症。

病变表现为鼻黏膜肿胀，血管扩张、充血，黏液分泌增多，间质内淋巴细胞和浆细胞浸润。

（2）慢性肥厚性鼻炎：是以鼻黏膜肥厚、鼻甲肿胀为特征的慢性鼻炎。镜下除见黏膜肿胀、杯状细胞增多、小血管增生、内皮细胞肿胀和慢性炎症细胞浸润外，尚有黏膜上皮增生、鳞状上皮化生和黏膜下结缔组织增生等。

（3）慢性萎缩性鼻炎：与遗传因素有关。患者常伴有骨萎缩、缺铁性贫血、汗腺减少等疾病。该病多始于青春期，女性较男性多见。

病变特点为黏膜上皮广泛鳞状上皮化生，小血管呈闭塞性脉管炎改变，黏膜和腺体萎缩，甚者鼻甲骨亦萎缩，纤维结缔组织增生。

（4）特异性鼻炎：多为全身性疾病，如结核、麻风、梅毒、结节病等在鼻黏膜形成的慢性肉芽肿性炎，常可破坏鼻黏膜乃至软骨和骨质，导致鼻和面部变形。

（二）鼻窦炎

是较常见的疾病，多由鼻源性细菌感染引起。由于上颌窦与额窦、前筛窦和上颌牙的解剖关系密切而常见，因此上颌窦炎最常见，也更易于传播感染。

1. 病理变化　急性浆液性卡他性鼻窦炎时，鼻窦黏膜充血水肿。发展为急性化脓性鼻窦炎时，鼻窦黏膜固有膜层内除有大量中性粒细胞浸润外，尚有黏膜上皮细胞坏死脱落。慢性鼻窦炎时黏膜增厚，固有膜水肿，血管壁增厚，管腔狭窄甚至闭塞，间质内有较多炎症细胞浸润。

2. 并发症　病变严重时，可扩散并侵犯邻近组织，引起骨髓炎、眼眶蜂窝织炎、软脑膜炎和脑脓肿等，甚至导致败血症。

主治语录：鼻窦炎发病率最高的部位是上颌窦炎。

二、咽炎、喉炎

（一）咽炎

1. 急性咽炎　常为上呼吸道感染的一部分。病变可表现为单纯性咽炎和急性化脓性咽炎。

2. 慢性咽炎

（1）慢性单纯性咽炎：咽部黏膜充血、腺体增生，分泌增多伴淋巴细胞和浆细胞浸润。

（2）慢性肥厚性咽炎：黏膜增厚，淋巴组织及纤维结缔组织明显增生，常于咽后壁形成颗粒状隆起。

（3）慢性萎缩性咽炎：多由慢性萎缩性鼻炎蔓延而来，主要表现为黏膜和腺体的萎缩。

（二）喉炎

1. 急性喉炎　大多由病毒和细菌感染引起，常继发于感冒之后。主要表现为急性卡他性喉炎。

早期黏膜充血水肿，随后中性粒细胞浸润伴黏液脓性分泌物形成。白喉杆菌引起者表现为假膜性炎，且多由咽白喉蔓延而来。

2. 慢性喉炎 可由急性喉炎迁延而来。患者主要症状为声嘶、咽部干燥、异物感，发音时喉痛，时有痉挛性咳嗽。

（1）慢性单纯性喉炎：喉黏膜充血水肿，镜下见黏膜及黏膜下组织血管扩张、充血，间质水肿，淋巴细胞浸润。

（2）慢性增生性喉炎：喉部黏膜增厚，镜下表现为黏膜上皮增生，甚至可角化，黏膜下纤维结缔组织明显增生，大量淋巴细胞、浆细胞浸润，可有淋巴滤泡形成。

三、急性气管支气管炎、急性细支气管炎

（一）急性气管支气管炎

呼吸道常见疾病，多见于儿童及老年人。肉眼观：黏膜红肿，表面黏附白色或淡黄色黏性分泌物。根据病变特点分类，见表 10-1-1。

表 10-1-1 急性气管支气管炎的分类

名　称	病变特点
急性卡他性气管支气管炎	黏膜及黏膜下层充血、水肿。管腔表面覆有较稀薄的黏性黄色分泌物，通常可被咳出，有时也可堵塞支气管腔
急性化脓性气管支气管炎	多由急性卡他性炎发展而来，此时分泌物转变为脓性，黏膜及黏膜下层有大量中性粒细胞浸润，炎症也可经细支气管累及邻近肺泡
急性溃疡性气管支气管炎	多为病毒感染合并化脓性炎引起，病情较重，早期管腔黏膜发生浅表性坏死、糜烂，继而形成溃疡。损伤程度轻时，炎症消退后可痊愈

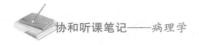

（二）急性细支气管炎

指管径小于 2mm 的细支气管的急性炎症，常见 1 岁以内的婴儿。主要由病毒感染引起。病理变化如下。

1. 细支气管黏膜充血肿胀，单层纤毛柱状上皮坏死脱落，代之以增生的无纤毛柱状上皮或扁平上皮，杯状细胞增多，黏液分泌增加，管壁内有淋巴细胞和单核细胞浸润。管腔内充满由纤维蛋白、炎症细胞和脱落的上皮细胞构成的渗出物，使管腔部分或完全阻塞而导致小灶性肺萎缩或急性阻塞性肺气肿。

2. 炎症易扩散到周围的肺间质和肺泡，形成细支气管周围炎或局限性肺炎。

3. 当病变程度较轻、范围较局限时炎症可痊愈；少数病变严重者，可形成纤维闭塞性细支气管炎。

四、肺炎

通常指肺的急性渗出性炎症，是呼吸系统的常见病及多发病。

（一）细菌性肺炎

1. 大叶性肺炎　是主要由肺炎球菌引起的以肺泡内弥漫性纤维素渗出为主的炎症。病变始于肺泡，迅速扩展至肺段或整个肺叶。临床表现为发热、胸痛、咳铁锈色痰、呼吸困难。青壮年多见。

（1）致病菌：肺炎球菌（90%）、肺炎克雷伯菌、金黄色葡萄球菌等。

（2）病理：肺泡腔内的纤维素渗出性炎症，一般单侧发生，以左肺、右肺下叶多见，也可同时或先后发生于两个或多个肺叶。典型的过程可分为 4 期，见表 10-1-2。

表 10-1-2　大叶性肺炎的分期

	充血水肿期	红色肝样变期	灰色肝样变期	溶解消散期
病程	发病后 1~2 天	发病后 3~4 天	发病后 5~6 天	发病后 7 天（历时 1~3 周）
肉眼观	肺肿胀，暗红色	肺充血肿大，暗红色	肺叶仍肿大，充血消退、灰白色	肺开始缩小，质软
镜下观	1. 肺泡间隔内毛细血管扩张 2. 肺泡腔内浆液性渗出液，混有少量的红细胞、中性粒细胞和巨噬细胞	1. 肺泡间隔内毛细血管扩张 2. 肺泡腔内充满纤维素、红细胞（大量）、少量的中性粒细胞和巨噬细胞	1. 肺泡间隔内毛细血管受压 2. 肺泡腔内纤维素渗出增多，很少见到红细胞、大量中性粒细胞	1. 肺组织逐渐恢复 2. 纤维素逐渐溶解、中性粒细胞变性坏死
胸部 X 线片	片状模糊阴影	大片致密阴影	—	恢复正常
临床表现	寒战、高热；白细胞计数增多	发绀、咳铁锈色痰	缺氧症状减轻，咳黏液脓痰	体温下降，症状、体征消失

（3）并发症

1）肺肉质变（机化性肺炎）：主要由于肺泡腔内的纤维素等渗出物无法被中性粒细胞释出的蛋白酶完全清除，而由肉芽组织机化。肉眼可见病变肺组织变为褐色肉样纤维组织。

2）胸膜肥厚和粘连：大叶性肺炎时病变常累及局部胸膜伴发纤维素性胸膜炎，若胸膜及胸膜腔内的纤维素不能被完全溶解吸收而发生机化，则致胸膜增厚或粘连。

3）肺脓肿、脓胸：当病原菌毒力强大或机体抵抗力低下时，由金黄色葡萄球菌和肺炎链球菌混合感染者，易并发肺脓肿，并常伴有脓胸。

4）败血症：严重感染时，细菌侵入血液大量繁殖并产生毒

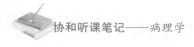

素所致。

5）感染性休克：见于重症病例，是大叶性肺炎的严重并发症。主要表现为严重的全身中毒症状和微循环衰竭，故又称中毒性或休克性肺炎，临床较易见到，死亡率较高。

2. 小叶性肺炎　由化脓菌感染所引起，病变始于细支气管，向周围或末梢肺组织扩展，形成以肺小叶为单位，呈灶性散布的急性化脓性炎症。因病变以细支气管为中心，又称支气管肺炎。小儿、年老体弱者多见。

（1）致病菌：葡萄球菌、肺炎链球菌、流感嗜血杆菌、肺炎克雷伯菌、铜绿假单胞菌、嗜肺军团杆菌等。

（2）病理变化：病变特征是以细支气管为中心的肺组织化脓性炎症。

1）肉眼：双肺表面和切面散在分布灰黄色实变病灶，下叶和背侧多见。严重者可形成融合性支气管肺炎。一般胸膜不受累。

2）镜下：早期细支气管黏膜充血、水肿，黏膜表面由黏液性渗出物渐出现纤维素、炎症细胞，进而出现脓性分泌物；周围肺组织随着病变进展，可有浆液渗出。严重者可出现融合性支气管肺炎。

（3）临床表现：发热、咳嗽、咳黏液脓性痰。X线检查则可见肺内散在不规则小片状或斑点状模糊阴影。由于病变部位细支气管和肺泡腔内含有渗出物，听诊可闻及湿啰音。

主治语录：小叶性肺炎的病变特征是以细支气管为中心的肺组织化脓性炎症。

（4）并发症：呼吸功能不全、心力衰竭、脓毒血症、肺脓肿和脓胸等。

3. 军团菌肺炎　由嗜肺军团杆菌引起的，以肺组织急性纤维素性化脓性炎为病变特点的急性传染病，常累及全身多器官。

患者常起病急，病情较严重，除高热伴呼吸道症状外，尚可有消化系统及神经系统症状；严重者可出现肺脓肿、胸膜炎、心肌炎、呼吸衰竭、肾衰竭、心功能不全等。

由于临床表现复杂且缺乏特异性症状和体征，X线检查亦难与其他肺炎鉴别，故给早期诊断及治疗造成困难。

（二）病毒性肺炎

常由上呼吸道病毒感染蔓延所致。临床表现为发热、乏力等全身中毒症状，由于间质炎性渗出，出现频繁难治的咳嗽、气促、发绀等。

1. 病原体 流感病毒、腺病毒、呼吸道合胞病毒、麻疹病毒等。

2. 病理变化 表现为间质性肺炎。

（1）肉眼：病变呈不明显，病变肺组织充血、水肿、体积增大。

（2）镜下：通常表现为肺泡间隔明显增宽，其内血管扩张、充血，间质水肿及淋巴细胞、单核细胞浸润，肺泡腔内一般无渗出物或仅有少量浆液。病变较严重时，肺泡腔内则出现由浆液、少量纤维素、红细胞及巨噬细胞混合成的渗出物，甚至可见肺组织的坏死。

由流感病毒、麻疹病毒和腺病毒引起的肺炎，其肺泡腔内渗出的浆液性渗出物常浓缩成薄层红染的膜状物贴附于肺泡内表面，即透明膜形成。

细支气管上皮和肺泡上皮也可增生、肥大，并形成多核巨细胞。如麻疹性肺炎时出现的巨细胞较多，又称巨细胞肺炎。

在增生的上皮细胞和多核巨细胞内可见病毒包涵体。病毒包涵体呈圆形或椭圆形，约红细胞大小，其周围常有一清晰的

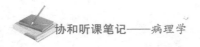

透明晕，其在细胞内出现的位置常因感染病毒的种类不同而异，腺病毒、单纯疱疹病毒和巨细胞病毒感染时，病毒包涵体出现于上皮细胞的核内并呈嗜碱性。呼吸道合胞病毒感染时，出现于胞质（嗜酸性）；麻疹肺炎时则胞核和胞质内均可见到。

主治语录：发现病毒包涵体是病理组织学诊断病毒性肺炎的重要依据。如果病毒性肺炎若合并细菌感染，则常伴有化脓性病变，易掩盖病毒性肺炎的特征。

（三）严重急性呼吸综合征（SARS）

SARS是2003年由世界卫生组织命名的以呼吸道传播为主的急性传染病，国内又称传染性非典型肺炎。SARS起病急，以发热为首发症状，偶有畏寒，可伴头痛、肌肉和关节酸痛、干咳、少痰，严重者出现呼吸窘迫。病理变化如下。

1. 肺部病变

（1）肉眼观：双肺呈斑块状实变，严重者双肺完全性实变；表面暗红色，切面可见肺出血灶及出血性梗死灶。

（2）镜下观：以弥漫性肺泡损伤为主，肺组织重度充血、出血和肺水肿，肺泡腔内充满大量脱落和增生的肺泡上皮细胞及渗出的单核细胞、淋巴细胞和浆细胞。

2. 脾和淋巴结病变　脾体积略缩小，质软。镜下见脾小体高度萎缩，脾动脉周围淋巴鞘内淋巴细胞减少，红髓内淋巴细胞稀疏。白髓和被膜下淋巴组织大片灶状出血坏死。肺门淋巴结及腹腔淋巴结固有结构消失，皮髓质分界不清，皮质区淋巴细胞数量明显减少，常见淋巴组织呈灶状坏死。

（四）肺炎支原体肺炎

是肺炎支原体引起的一种间质性肺炎。经飞沫传播，秋冬

季多发，儿童、青年发病率较高。

1. 临床表现　发热、头痛、咽痛、剧烈干咳、胸痛。查体肺野可闻及啰音。胸部 X 线检查显示节段性纹理增强及网状或斑片状阴影。

2. 病理变化　肺炎支原体感染可波及整个呼吸道，引起上呼吸道炎、气管炎和支气管炎及肺炎。肺部病变常累及一叶肺组织，以下叶多见，偶可波及双肺。病变主要发生于肺间质，故病灶实变不明显常呈节段性分布，具体见表 10-1-3。

表 10-1-3　支原体肺炎的具体病理变化

肉眼观	呈暗红色，切面可有少量红色泡沫状液体溢出，气管或支气管腔可有黏液性渗出物，胸膜一般不被累及
镜下观	1. 病变区内肺泡间隙明显增宽，血管扩张、充血，间质水肿伴大量淋巴细胞、单核细胞和少量浆细胞浸润 2. 肺泡腔内无渗出物或仅有少量混有单核细胞的浆液性渗出液 3. 小支气管、细支气管壁及其周围间质充血水肿及慢性炎症细胞浸润，伴细菌感染时可有中性粒细胞浸润 4. 严重病例，支气管上皮和肺组织可明显坏死、出血

第二节　慢性阻塞性肺疾病

慢性阻塞性肺疾病（COPD）是一组慢性气道阻塞性疾病的统称，其共同特点为肺实质和小气道受损，导致慢性气道阻塞、呼吸阻力增加和肺功能不全。主要包括慢性支气管炎、支气管哮喘、支气管扩张症和肺气肿等疾病。

一、慢性支气管炎

是指气管、支气管黏膜及其周围组织的慢性非特异性炎症，

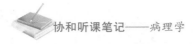

随着病情进展可并发肺气肿、肺心病。

1. 病因

（1）病毒、细菌感染，是病变进展的重要因素。

（2）吸烟。

（3）过敏因素。

（4）长期工业粉尘接触、大气污染。

（5）机体内在因素（抵抗力降低等）。

2. 病理变化　常局限于较大的支气管，渐向较小的支气管和细支气管发展，主要病变如下。

（1）呼吸道黏液-纤毛排送系统受损，纤毛柱状上皮变性、坏死、脱落，再生的病变支气管壁增厚，增生的黏膜突向管腔，间质内上皮杯状细胞增多，并发生鳞状上皮化生。

（2）黏膜下腺体增生、肥大和浆液性上皮发生黏液腺化生，导致分泌黏液增多。

（3）管壁充血、水肿，淋巴细胞、浆细胞浸润。

（4）管壁平滑肌断裂、萎缩（喘息型者平滑肌束增生、肥大），软骨可变性、萎缩或骨化。

　　主治语录：炎症导致气管壁反复发作损伤-修复，进而引起结构重塑、胶原含量增加及瘢痕形成，细支气管管腔增厚、狭窄闭塞，进而累及细支气管周围炎是引起慢性阻塞性肺气肿的主要病变基础。

3. 临床病理联系

（1）反复咳嗽、咳痰，一般为白色黏液泡沫状，可伴喘息。

（2）肺听诊可闻及哮鸣音，干性和湿性啰音。某些患者可因支气管黏膜和腺体萎缩（慢性萎缩性气管炎），分泌物减少而痰量减少或无痰。小气道的狭窄和阻塞可致阻塞性通气障碍，此时呼气阻力的增加大于吸气，久之，使肺过度充气，肺残气量明显增多而并发肺气肿。不完全可逆的气流受限是其诊断的必要条件。

二、支气管哮喘

支气管哮喘简称哮喘，是一种呼吸道过敏引起的以支气管可逆性发作性痉挛为特征的慢性阻塞性炎性疾病。临床表现为反复发作性伴哮鸣音的呼气性呼吸困难、咳嗽或胸闷等症状。

1. 病理变化

（1）肉眼：肺过度膨胀，常有灶性肺萎陷。支气管腔内含有黏稠的黏液栓。

（2）镜下：支气管黏膜水肿，杯状细胞增多，基底膜显著增厚并发生玻璃样变，黏液腺和管壁平滑肌细胞肥大和增生；管壁各层均可见嗜酸性粒细胞、单核细胞、淋巴细胞、浆细胞浸润；在支气管壁和黏液栓中可见 Charcot-Leyden 结晶（嗜酸性粒细胞的崩解产物）。

2. 临床病理联系 反复发作呼气性呼吸困难伴哮鸣音。症状可自行、经治疗后缓解，有时可并发自发性气胸。

主治语录：机体的特应性、气道壁的炎性增生和气道的高反应性增加了对变应原的敏感性，是哮喘发病的重要环节。

三、支气管扩张症

指肺内支气管管腔持久性扩张伴管壁纤维性增厚的一种慢性化脓性疾病，临床表现为慢性咳嗽、咳大量脓痰或反复咯血。

1. 病因及发病机制 呼吸道的反复感染引起支气管管壁的慢性化脓性炎症，损伤了支气管壁的重要支撑结构，同时支气管周围肺组织的慢性炎症和纤维化对管壁牵拉和咳嗽时支气管内压增高，促成支气管的持久性扩张。常见病因如下。

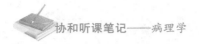

（1）先天因素：如肺囊性纤维化。

（2）获得性因素：多继发于慢性支气管炎、麻疹、肺炎、肺结核等。

（3）其他：异物吸入、腐蚀性气体吸入、肿瘤等。

2. 病理变化　病变可局限于肺叶或肺段，也可累及双肺。下叶多于上叶，下叶背部更多见（考虑与引流不畅有关），左肺多于右肺。具体见表10-2-1。

表 10-2-1　支气管扩张症的病理变化

	病理变化
肉眼观	1. 常累及段级支气管以下和直径大于2cm的中小支气管
	2. 扩张的支气管腔内常含有黏液脓样或黄绿色脓性分泌物
	3. 扩张的支气管周围肺组织可见肺萎陷、纤维化、肺气肿等
镜下观	1. 支气管黏膜上皮损伤、常有鳞状上皮化生
	2. 支气管壁增厚，黏膜下血管扩张充血和炎症细胞浸润
	3. 支气管壁的平滑肌、弹力纤维和软骨破坏、纤维化

3. 临床病理联系

（1）患者因支气管受慢性炎症及化脓性炎性渗出物的刺激，常有频发的咳嗽及咳出大量脓痰；若支气管壁血管遭破坏则可咯血，大量的咯血可致失血过多或血凝块阻塞气道，严重者可危及生命。

（2）患者常因支气管引流不畅或痰不易咳出而感胸闷、气短，炎症累及胸膜者可出现胸痛。少数患者尚可合并肺脓肿、脓胸及脓气胸。慢性重症患者常伴严重的肺功能障碍，出现气急、发绀和杵状指等，晚期可并发肺动脉高压和慢性肺源性心脏病。

四、肺气肿

肺气肿是指末梢肺组织，如呼吸细支气管、肺泡管、肺泡囊和肺泡因含气量过多伴肺泡间隔破坏，导致肺体积膨大、通气功能降低的一种疾病状态，是支气管和肺部疾病最常见的并发症。

1. 病因及发病机制　肺气肿常继发于其他肺阻塞性疾病，其中最常见的是慢性支气管炎。此外，吸烟、空气污染和肺尘埃沉着病（尘肺）等也是常见的发病原因。吸入的香烟烟雾和其他有害颗粒引起肺损伤和炎症，导致肺实质破坏（肺气肿），其发病机制主要与下列因素有关。

（1）阻塞性通气障碍：慢性支气管炎时，因慢性炎症使小支气管和细支气管管壁结构遭受破坏及以纤维化为主的增生性改变导致管壁增厚、管腔狭窄；同时黏液性渗出物的增多和黏液栓的形成进一步加剧小气道的通气障碍，使肺排气不畅，残气量过多。

（2）呼吸性细支气管和肺泡壁弹性降低：长期的慢性炎症破坏了大量的弹力纤维，使细支气管和肺泡的回缩力减弱；而阻塞性肺通气障碍使细支气管和肺泡长期处于高张力状态，弹性降低，使残气量进一步增多。

（3）α_1-抗胰蛋白酶（α_1-AT）水平降低：炎症时，白细胞的氧代谢产物氧自由基等能氧化 α_1-AT，使之失活，导致中性粒细胞和巨噬细胞分泌的弹性蛋白酶数量增多、活性增强，加剧了细支气管和肺泡壁弹性蛋白、IV 型胶原和糖蛋白的降解，破坏了肺组织的结构，使肺泡回缩力减弱。

2. 分类
（1）肺泡性肺气肿：见表 10-2-2。

表 10-2-2　肺泡性肺气肿的分类

名　称	特　点
腺泡中央型肺气肿	最常见。位于肺腺泡中央的呼吸性细支气管囊状扩张，而肺泡管、肺泡囊扩张不明显

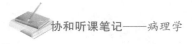

续 表

名　　称	特　　点
腺泡周围型肺气肿（隔旁肺气肿）	肺泡的呼吸性细支气管基本正常，而远侧端的肺泡管、肺泡囊扩张
全腺泡型肺气肿	常见于青壮年，呼吸性细支气管、肺泡管、肺泡囊和肺泡都扩张，含气小囊腔布满肺腺泡内；肺泡间隔破坏严重时可见囊泡性肺气肿

主治语录：腺泡中央型肺气肿最常见。

（2）间质性肺气肿：肋骨骨折、胸壁穿透伤或剧烈咳嗽引起肺内压急剧增高等均可导致细支气管或肺泡间隔破裂，使空气进入肺间质形成间质性肺气肿。

气体出现在肺膜下、肺小叶间隔，也可沿细支气管壁和血管周的组织间隙扩散至肺门、纵隔形成串珠状气泡，甚至可在上胸部和颈部皮下形成皮下气肿。

（3）其他类型肺气肿

1）瘢痕旁肺气肿：系指出现在肺组织瘢痕灶周围，由肺泡破裂融合形成的局限性肺气肿，也称不规则型肺气肿。

2）代偿性肺气肿：指肺萎缩及肺叶切除后残余肺组织或肺炎性实变病灶周围肺组织的肺泡代偿性过度充气，通常不伴气道和肺泡壁的破坏或仅有少量肺泡壁破裂。

3）老年性肺气肿：是因老年人的肺组织弹性回缩力减弱使肺残气量增多而引起的肺膨胀。

3. 病理变化

（1）肉眼观：肺体积显著膨大，边缘圆钝，色灰白，肺组织柔软、弹性差，指压后压痕不易消退。

（2）镜下观：肺泡扩张，扩张的肺泡融合成较大的囊腔；间隔变窄、断裂，相邻肺泡融合成较大的囊腔；肺毛细血管床数量减少，肺小动脉内膜呈纤维性增厚；小支气管和细支气管可见慢性炎症改变。

4. 临床病理联系

（1）患者除咳嗽、咳痰等慢性支气管炎症状外，常因阻塞性通气障碍而出现呼气性呼吸困难，气促、胸闷、发绀等缺氧症状。严重者因长期处于过度吸气状态使肋骨上抬，肋间隙增宽，胸廓前后径加大，形成肺气肿患者特有的体征"桶状胸"。

（2）因肺容积增大，X线检查见肺野扩大、横膈下降、透明度增加。后期由于肺泡间隔毛细血管床受压迫及数量减少，使肺循环阻力增加，肺动脉压升高，最终导致慢性肺源性心脏病。

第三节　肺尘埃沉着病

肺尘埃沉着病简称尘肺，是长期吸入的有害粉尘在肺内沉着，引起以粉尘结节和肺纤维化为主要病变的常见职业病。根据粉尘化学性质不同，可分为无机尘肺（如硅沉着病、石棉沉着病）和有机尘肺（如农民肺、皮毛尘肺）。

一、肺硅沉着病

肺硅沉着病简称硅肺，是长期吸入大量含游离二氧化硅的粉尘沉着于肺部引起的一种常见的职业病。病变以肺内硅结节形成、弥漫性肺间质纤维化为特征。

1. 病因及发病机制

（1）病因：吸入空气中游离二氧化硅粉尘是硅肺发病的主要原因。

（2）发病机制：发病与否与吸入二氧化硅的数量、形状及其颗粒大小密切相关。一般硅尘颗粒直径>5μm 被吸入后，经过上呼吸道时易附着于黏膜表面，大多被黏液-纤毛排送系统清除出体外，不能进入肺内。<5μm 者则可被吸入肺内，直达肺泡并被巨噬细胞吞噬，形成细胞性结节，尤以 1~2μm 的硅尘颗粒致病性最强。

2. 病理变化

（1）硅结节：境界清楚，直径 3~5mm，圆形或椭圆形，灰白色，质硬，触之有沙砾感。镜下可见呈同心圆状或旋涡状排列的玻璃样变的结节，中央可见管壁增厚、管腔狭窄的血管。相邻的硅结节可以融合形成大的结节状病灶，其中央形成硅肺性空洞。肺门淋巴结内也可有硅结节形成，致淋巴结肿大、变硬。

（2）肺组织弥漫性纤维化：病变肺组织内除见硅结节外，尚可见范围不等的弥漫性纤维化病灶，镜下为致密的玻璃样变胶原纤维。晚期病例纤维化肺组织可达全肺 2/3 以上。胸膜也可因弥漫性纤维化而广泛增厚，厚度可达 1~2cm。

（3）硅肺的分期及病理特点：见表 10-3-1。

表 10-3-1　硅肺的分期及病理特点

	Ⅰ期硅肺	Ⅱ期硅肺	Ⅲ期硅肺（重症硅肺）
病变	主要为肺门淋巴结肿大，有硅结节形成和纤维化改变	伴有较明显的肺纤维化	病灶周围合并肺气肿和肺不张，大块病灶的中央可见硅肺空洞
胸膜	可有硅结节，增厚不明显	胸膜增厚	胸膜明显增厚
硅结节	数量少，1~3mm	数量增多，体积增大	密度增大，与肺纤维化融合成团
部位	肺组织内硅结节数量较少，主要分布在双肺中下叶近肺门处	弥散于双肺，仍以中下肺叶近肺门部密度较高	弥散全肺
肺	重量、体积、硬度无改变	重量、硬度均增加，体积增大	重量、硬度明显增加，浮沉试验阳性

	Ⅰ期硅肺	Ⅱ期硅肺	Ⅲ期硅肺（重症硅肺）
胸部X线片	肺门阴影增大，密度增强，肺野内可见少量类圆形或不规则形小阴影	较多直径<1cm的阴影，分布范围较广	直径>2cm的大阴影，肺门淋巴结肿大、蛋壳样钙化

主治语录： 硅肺的基本病变是硅结节的形成和肺组织的弥漫性纤维化。

3. 并发症

（1）肺结核病：硅肺患者易并发结核病，称硅肺结核病。硅肺病变越严重，肺结核并发率越高，Ⅲ期硅肺患者并发率可高达70%以上。硅肺病灶与结核病灶可以单独分开存在，也可以混合存在。此类患者结核病变的发展速度和累及范围均比单纯肺结核病者更快、更广，也更易形成空洞，导致大出血而死亡。

（2）慢性肺源性心脏病：有60%~75%的晚期硅肺患者并发慢性肺源性心脏病。肺组织弥漫性纤维化使肺毛细血管床减少，肺小动脉闭塞性脉管炎及缺氧引起的肺小动脉痉挛等均可导致肺循环阻力增大，肺动脉压升高，最终发展为慢性肺源性心脏病。患者可因右心衰竭而死亡。

（3）肺部感染和阻塞性肺气肿：患者抵抗力低下，呼吸道防御功能减弱，易继发严重的细菌和病毒感染，导致死亡。晚期硅肺患者常合并不同程度的阻塞性肺气肿，也可出现肺大疱，若破裂则形成自发性气胸。

二、肺石棉沉着病（石棉肺）

由长期吸入石棉粉尘引起，以肺间质和胸膜纤维化为主要病变。

1. 临床表现　咳嗽、咳痰、气急、胸痛，可出现肺功能不全、肺心病等并发症。

2. 发病机制　石棉是一种天然的矿物结晶，是含有铁、镁、铝、钙和镍等多种元素的硅酸复合物，致病力与其被吸入的数量、大小、形状、溶解度有关。

3. 病理变化

（1）肉眼观：病变肺体积缩小、色灰、质硬。早期病变主要限于双肺下部和胸膜下肺组织，病变处纤维组织增生明显，切面呈网状。晚期肺组织弥漫性纤维化，常伴有明显的肺气肿和支气管扩张，使肺组织切面呈蜂窝状。胸膜脏层增厚，早期常以下部增生明显，至晚期纤维性增厚的范围更广泛，胸膜的壁层往往也出现纤维性斑块和广泛的纤维化。晚期胸膜腔闭塞，全肺被灰白色的纤维组织所包裹。胸膜壁层凸起的局限性纤维瘢痕斑块称为胸膜斑，呈灰白色，质硬，半透明，状似软骨，常位于中、下胸壁，双侧呈对称性分布。

（2）镜下观：早期表现为脱屑性肺泡炎，肺泡腔内有大量脱落的肺泡上皮细胞和巨噬细胞，部分巨噬细胞胞质内可见吞噬的石棉纤维。细支气管管壁、细支气管和血管周围的结缔组织以及肺泡间隔内有多量淋巴细胞和单核细胞浸润，也可有嗜酸性粒细胞和浆细胞浸润。肺组织纤维化，小动脉发生闭塞性动脉内膜炎。

在增生的纤维组织内可见多数石棉小体，其表面有铁蛋白包裹的石棉纤维（铁反应阳性），长短不一，黄褐色，呈哑铃形、蝌蚪形，有分节。周围可见异物巨细胞。

主治语录：石棉小体的检出是石棉肺的重要病理诊断依据。

4. 并发症 恶性肿瘤（恶性胸膜间皮瘤最多见）、肺结核与肺源性心脏病。

第四节 慢性肺源性心脏病

慢性肺源性心脏病简称肺心病，是因慢性肺疾病、肺血管及胸廓的病变引起肺循环阻力增加，肺动脉压升高而导致以右心室壁肥厚、心腔扩大甚或发生右心衰竭的心脏病。

一、病因和发病机制

1. 肺疾病 常见，以慢性支气管炎合并阻塞性肺气肿最多见，常见的还有弥漫性肺间质纤维化、支气管扩张症、支气管哮喘等。此类疾病可引起肺循环阻力增加，最终导致右心肥大、扩张。

2. 胸廓运动障碍性疾病 少见。如严重的脊柱弯曲、胸廓成形术后胸廓畸形等。

3. 肺血管疾病 甚少见。原发性肺动脉高压症、反复多发的肺小动脉栓塞等可直接引起肺动脉高压，导致肺心病。

主治语录：关键环节为肺循环阻力增加、肺动脉高压、右心阻力负荷，进而发展为肺心病。

二、病理变化

1. 肺部 除原有肺疾病（如慢性支气管炎、肺尘埃沉着病等）所表现的多种肺部病变外，肺心病时肺内的主要病变是肺小动脉的变化，特别是肺腺泡内小血管的构型重建，包括无肌型细动脉肌化及肌型小动脉中膜增生、肥厚，内膜下出现纵行平滑肌束等。此外，还可见肺小动脉炎，肺小动脉弹性纤维及

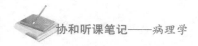

胶原纤维增生，腔内血栓形成和机化以及肺泡间隔毛细血管数量减少等。

2. 心脏　以右心室的病变为主，心室壁肥厚，心室腔扩张，扩大的右心室占据心尖部，外观圆钝。心脏重量增加。右心室前壁肺动脉圆锥显著膨隆，右心室内乳头肌和肉柱显著增粗，室上嵴增厚。

通常以肺动脉瓣下 2cm 处右心室前壁肌层厚度超过 5mm（正常 3~4mm）作为诊断肺心病的病理形态标准。镜下可见右心室壁心肌细胞肥大，核增大、深染；也可见缺氧引起的心肌纤维萎缩、肌浆溶解、横纹消失，间质水肿和胶原纤维增生等。

三、临床病理联系

肺心病发展缓慢，患者除原有肺疾病的临床症状和体征外，逐渐出现的呼吸功能不全（呼吸困难、气急、发绀）和右心衰竭（心悸、心率增快、全身淤血、肝脾大、下肢水肿）为其主要临床表现。

病情严重者，由于缺氧和二氧化碳潴留，呼吸性酸中毒等可导致脑水肿而并发肺性脑病，出现头痛、烦躁不安、抽搐、嗜睡甚至昏迷等症状。

第五节　呼吸窘迫综合征

一、急性呼吸窘迫综合征（ARDS）

是指在肺外或肺内的严重疾病过程中，发生的一种以进行性呼吸窘迫和难治性低氧血症为特征的急性呼吸衰竭综合征，是急性肺损伤的严重阶段。起病急，预后差。

1. 病因　本病多继发于严重的全身感染、创伤、休克和肺的直接损伤。毛细血管的损伤使管壁通透性升高，导致肺泡内及间质水肿和纤维素大量渗出。肺泡上皮，特别是Ⅱ型上皮损伤后，使肺泡表面活性物质缺失，导致肺泡表面透明膜形成及肺萎陷。气/血比例失调而发生低氧血症，引起呼吸窘迫。

2.发病机制 ARDS的确切发病机制尚未阐明，现认为肺毛细血管内皮和肺泡上皮的损伤是由白细胞及某些介质（如白细胞介素、细胞因子、氧自由基、补体及花生四烯酸的代谢产物等）所引起。

3.病理变化

（1）肉眼观：双肺肿胀，重量增加，暗红色，湿润，可有散在出血点或出血斑。切面膨隆，含血量多，可有实变区或萎陷灶。

（2）镜下：主要表现为肺间质毛细血管扩张、充血，肺泡腔和肺间质内有大量含蛋白质浆液（肺水肿）。在肺呼吸性细支气管、肺泡管及肺泡的内表面可见薄层红染的膜状物被覆，即透明膜形成。透明膜的成分为血浆蛋白及坏死的肺泡上皮碎屑。间质内可有点状出血和灶状坏死，微血管内常见透明血栓和白细胞栓塞，肺泡上皮弥漫性损伤。

（3）电镜下：见损伤的Ⅱ型肺泡上皮细胞的线粒体因嵴被破坏而呈空泡变，内质网扩张，板层小体变性、坏死。发病数日后即可见肺间质内成纤维细胞及Ⅱ型肺泡上皮大量增生，透明膜机化和胶原沉着，导致肺泡和肺间质弥漫性纤维化。

二、新生儿呼吸窘迫综合征（NRDS）

是指新生儿出生后已出现短暂（数分钟至数小时）的自然呼吸，继而出现进行性呼吸困难、发绀、呻吟等急性呼吸窘迫症状和呼吸衰竭。多见于早产儿、过低体重儿、过期产儿。又称新生儿肺透明膜病。

1. 病因和发病机制　与肺发育不全、缺乏肺表面活性物质有关。

2. 病理变化　双肺质地较坚实，色暗红，含气量少。镜下见呼吸性细支气管、肺泡管和肺泡壁内表面贴附一层均质红染的透明膜。所有肺叶均有不同程度的肺不张和肺水肿。严重病例肺间质及肺泡腔内可见较明显的出血。部分病例可见吸入的羊水成分（鳞状上皮细胞和角化物质等）。

第六节　呼吸系统常见肿瘤

一、鼻咽癌

是鼻咽部上皮组织发生的恶性肿瘤。发病有明显的地域性。患者多为女性，发病年龄多在 40~50 岁。

1. 临床症状　鼻出血、鼻塞、耳鸣、听力减退、复视、偏头痛和颈部淋巴结肿大等。

2. 病因　尚未完全阐明。现有研究表明鼻咽癌的发病有关因素：①EB 病毒。②遗传因素。③化学致癌物质。

3. 病理变化　早期表现为局部黏膜粗糙或略隆起，或形成隆起于黏膜面的小结节，随后可发展成结节型、菜花型、黏膜下浸润型和溃疡型肿块。其中黏膜下浸润型的表面黏膜尚完好或仅轻度隆起，而癌组织在黏膜下已广泛浸润甚或转移至颈部淋巴结，故此类患者常以颈部淋巴结肿大为最常出现的临床症状。鼻咽癌以结节型最多见，其次为菜花型。

4. 组织学类型

（1）分化性鳞状细胞癌

1）角化型鳞癌：也称高分化鳞癌，其癌巢内细胞分层明显，可见细胞内角化，棘细胞间有时可见细胞间桥，癌巢中央可有角化珠形成。

2）非角化型鳞癌：又称低分化鳞癌，其癌巢内细胞分层不明显，细胞大小形态不一，常呈卵圆形、多角形或梭形，细胞间无细胞间桥，无细胞角化及角化珠形成。

✎主治语录：分化性鳞状细胞癌是鼻咽癌中最常见的类型，且与 EB 病毒感染关系密切。

（2）未分化性鳞状细胞癌

1）泡状核细胞癌：癌细胞呈片状或不规则巢状分布，境界不如分化性癌清晰。癌细胞胞质丰富，境界不清，常呈合体状。细胞核大，圆形或卵圆形，空泡状，有 1~2 个大而明显的核仁，核分裂象少见。癌细胞或癌巢间有较多淋巴细胞浸润。该型对放射治疗敏感。

2）未分化的鳞癌：癌细胞小，胞质少，呈小圆形或短梭形，弥漫分布，无明显的巢状结构。此型易与恶性淋巴瘤及其他小细胞性肿瘤混淆，必要时可分别作 CK（细胞角蛋白）、LCA（白细胞共同抗原）、desmin（结蛋白）和 NF（神经微丝蛋白）等的免疫组化染色或电镜检查以资鉴别。

（3）腺癌：主要来自鼻咽黏膜的柱状上皮，也可来自鼻咽部小腺体，高分化者表现为柱状细胞腺癌或乳头状腺癌。

5. 扩散途径　见表 10-6-1。

表 10-6-1　鼻咽癌的扩散途径

扩散途径	特　　点
直接蔓延	癌组织呈侵袭性生长，向上蔓延可破坏颅底骨质侵入颅内，向下侵犯梨状隐窝、会厌及喉上部；向外侧可破坏耳咽管侵入中耳；向前可蔓延至鼻腔甚或眼眶，向后则可破坏上段颈椎、脊髓

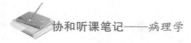

续　表

扩散途径	特　　点
淋巴道转移	鼻咽黏膜固有膜内淋巴组织丰富，富含淋巴管网，故早期常发生淋巴道转移
血道转移	较晚发生，常可转移至肝、肺、骨以及肾、肾上腺和胰等器官和组织

二、喉癌

是上呼吸道常见的恶性肿瘤。患者年龄多在 40 岁以上。长期大量吸烟或酗酒以及环境污染是主要危险因素。声嘶是喉癌（声带癌）患者常见的早期症状，发生于声带外侧者可无声嘶症状。

1. 喉癌的解剖分型　见表 10-6-2。

表 10-6-2　喉癌的解剖分型

名　　称	占全部喉癌的比例	范　　围
声 带 型（声带癌）	60%~65%	肿瘤起源于真声带，且最常位于声带前 1/3
声门上型	30%~35%	包括假声带、喉室、会厌的喉面和舌面及喉气囊肿发生的癌，其中发生于会厌者约占 1/3
跨声门型	5%以上	指肿瘤跨越喉室，淋巴结转移率高达 52%
声带下型	不足 5%	包括真声带肿瘤向下蔓延超过 1cm 和完全局限于声带下区的肿瘤

2. 喉癌组织学分型　95%~98%喉癌组织学类型为鳞状细胞癌，腺癌少见。鳞癌分型如下。

（1）原位癌：癌仅限于上皮内，上皮全层均癌变但不突破基底膜。该型甚少见，有的原位癌可长期保持，不发展为浸润癌。

（2）早期浸润癌：一般由原位癌发展而来，部分癌组织突破上皮基底膜向下浸润，在固有膜内形成癌巢。

（3）浸润癌：根据喉镜检查所见将其分为浸润癌和疣状癌两型。浸润型喉癌最常见，癌组织已浸润喉壁。组织学上将其分为高分化、中等分化和低分化鳞状细胞癌三型，其中以高分化型多见，癌细胞间可见细胞间桥，有细胞角化和角化珠形成。低分化者细胞异型性大，常以梭形细胞为主，且弥散分布不呈巢状，似肉瘤结构。癌组织主要向喉腔呈疣状突起，形成菜花状或息肉状肿块。镜下呈乳头状结构，癌细胞分化较好，可有不同程度的局限性浸润。疣状癌生长缓慢，多数不发生转移。

　　主治语录：喉癌的主要组织学类型是鳞状细胞癌，腺癌少见。

3. 扩散途径

（1）喉癌常向黏膜下浸润蔓延，侵犯邻近软组织。向前可破坏甲状软骨、颈前软组织、甲状腺，向后扩散可累及食管，向下蔓延至气管。

（2）喉癌转移一般发生较晚，常经淋巴道转移至颈淋巴结，多见于颈总动脉分叉处淋巴结。血道转移较少见，主要转移至肺、骨、肝、肾等处。

三、肺癌

1. 病因　吸烟、空气污染、职业因素和分子遗传学改变。

　　主治语录：现世界公认吸烟是肺癌致病的最危险因素之一。

2. 病理变化

（1）大体分型　　见表10-6-3。

表10-6-3　肺癌的大体分型

	中央型 （肺门型）肺癌	周围型肺癌	弥漫型肺癌
占肺癌的比例	60%～70%	30%～40%	2%～5%
发生部位	主气管或叶支气管	肺段或其远端主气管	末梢肺组织
肿块形状	巨大肿块	结节状，球形，直径2～8cm	粟粒状，多发性结节
肺门转移	发生早，肿大淋巴结与肺门融合	发生较晚，可侵犯胸膜	少见
病理类型	鳞状细胞癌最多见，多有吸烟史	腺细胞癌多见，多无吸烟史	肺泡细胞癌多见

（2）早期肺癌和隐性肺癌

1）早期肺癌：一般认为若发生于段支气管以上的大支气管者，即中央型早期肺癌，其癌组织仅局限于管壁内生长，包括腔内型和管壁浸润型，后者不突破外膜，未侵及肺实质，且无局部淋巴结转移。发生于小支气管者，又称周围型早期肺癌，在肺组织内呈结节状，直径小于2cm，无局部淋巴结转移。

2）隐性肺癌：一般指肺内无明显肿块，影像学检查阴性而痰细胞学检查癌细胞阳性，手术切除标本经病理学证实为支气管黏膜原位癌或早期浸润癌而无淋巴结转移。

（3）组织学类型

1）腺癌：近年其发生率有明显上升的趋势，是女性肺癌最常见的类型，多为非吸烟者。肺腺癌通常发生于较小支气管上皮，故大多数为周围型肺癌。肿块通常位于胸膜下，境界不甚清晰，常累及胸膜。腺癌伴纤维化和瘢痕形成较多见。

腺癌的组织学类型主要分为原位腺癌、微浸润性腺癌和浸润性腺癌。

2）鳞状细胞癌：为肺癌中最常见的类型之一，其中80%~85%为中央型肺癌。患者绝大多数为中老年男性且大多有吸烟史。该型多发生于段以上大支气管，纤维支气管镜检查易被发现。组织学上鳞状细胞癌可分为角化型、非角化型和基底细胞样型。角化型癌巢中有角化珠形成，常可见细胞间桥；非角化型无角化珠形成，细胞间桥也很难见到；基底细胞样型是癌细胞较小，质少，似基底细胞样的形态，且癌巢周边的癌细胞呈栅栏状排列。

3）神经内分泌癌：包括小细胞癌、大细胞神经内分泌癌和类癌等。小细胞癌是肺癌中分化最低、恶性度最高的一种，生长迅速、转移早，5年存活率仅1%~2%。手术切除效果差，但对放疗及化疗较为敏感。多为中央型，常发生于大支气管，向肺实质浸润生长，形成巨块。

镜下，癌细胞小，常呈圆形或卵圆形，似淋巴细胞但体积较大；也可呈梭形或燕麦形，胞质少，似裸核，癌细胞呈弥漫分布或呈片状、条索状排列，称燕麦细胞癌；有时也可围绕小血管形成假菊形团结构。

电镜下胞质内可见神经分泌颗粒，故认为其起源于支气管黏膜上皮的Kulchitsky细胞，是一种异源性神经内分泌肿瘤。免疫组化染色显示癌细胞对神经内分泌标记如神经元特异性烯醇化酶（NSE）、嗜铬蛋白A（CgA）、突触素（Syn）及人自然杀伤细胞相关抗原（Leu7）等呈阳性反应，角蛋白亦可显示阳性。

4）大细胞癌：又称为大细胞未分化癌。半数大细胞癌发生于大支气管，肿块常较大。镜下，癌细胞常呈实性团块或片状，或弥漫分布。癌细胞体积大，胞质丰富，通常均质淡染，也可呈颗粒状或胞质透明。核圆形、卵圆形或不规则形，染色深，异型性明显，核分裂象多见。

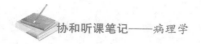

癌组织无任何腺癌、鳞癌或神经内分泌癌分化的组织学形态特点及免疫表型。大细胞肺癌恶性程度高，生长迅速，转移早而广泛，生存期大多在1年之内。

5）腺鳞癌：较少见。癌组织内含有腺癌和鳞癌两种成分，且两种成分各占10%以上，不管是以何种组织结构为主，均称为腺鳞癌。

3. 扩散途径　包括直接蔓延、淋巴转移、血道转移（脑、肾上腺、骨等）。

第七节　胸膜疾病

一、胸膜炎

多种原因可引起胸膜炎症，但较常见的是肺的炎症性疾病蔓延至胸膜。按病因可分为感染性胸膜炎（如细菌性、真菌性）和非感染性胸膜炎（如类风湿、淀粉样变性等）。胸膜炎大多表现为渗出性炎症，根据渗出物的性质可分为浆液性胸膜炎、纤维素性胸膜炎及化脓性胸膜炎。

（一）浆液性胸膜炎

本病又称湿性胸膜炎，主要表现为多量淡黄色浆液聚积于胸膜腔，形成胸腔积液。

常见于肺炎及肺结核病初期，也可是类风湿关节炎、系统性红斑狼疮等自身免疫病时全身性浆膜炎的局部表现。胸腔内渗出液过多可导致呼吸困难。

（二）纤维素性胸膜炎

本病又称干性胸膜炎，渗出物主要为纤维素伴不等量中性粒细胞浸润。多见于肺炎、肺结核、尿毒症、风湿病和肺梗死。渗出的纤维素附着于胸膜的腔面，因呼吸运动被牵拉成绒毛状。

临床听诊可闻及胸膜摩擦音，并出现胸痛。晚期若纤维素不能被溶解吸收，则发生机化，导致胸膜纤维性肥厚和粘连，严重者胸膜厚度可达数厘米，使呼吸运动明显受限。

（三）化脓性胸膜炎

常继发于肺炎球菌、金黄色葡萄球菌等化脓性细菌引起的肺炎、肺脓肿，也可由血行播散引起。脓性渗出液积聚于胸腔形成脓胸。

肺结核空洞破裂穿入胸腔可形成结核性脓胸。

二、胸膜间皮瘤

是原发于胸膜间皮的肿瘤，系由被覆胸膜的间皮细胞发生。间皮细胞具有分化为上皮和纤维组织的双向分化能力，故由间皮细胞发生的间皮瘤也具有双向分化特征。

根据肿瘤的性质间皮瘤可分为良性和恶性两类，恶性者相对多见，但其发病率远低于肺癌，二者之比约为 $1:1000$。

（一）良性胸膜间皮瘤（良性局限性胸膜间皮瘤）

罕见，多为局限性生长。此瘤生长缓慢，易于手术切除。部分肿瘤可形成乳头状、腺管状或实体结构，呈双向性间皮瘤。

（二）恶性胸膜间皮瘤（恶性弥漫性胸膜间皮瘤）

多见于老年人，典型病例表现为气急、胸痛及胸腔积液，胸腔积液常为血性。肉眼观特征性表现为胸膜弥漫性增厚，呈多发性结节状。

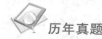 **历年真题**

1. 肺肉质变常见于
   A. 大叶性肺炎
   B. 小叶性肺炎
   C. 急性肺淤血
   D. 慢性肺淤血
   E. 慢性左心衰竭
2. 硅肺的特征性病变是
   A. 类上皮肉芽肿
   B. 胸膜呈斑状增厚
   C. 硅肺空洞
   D. 硅结节
   E. 肺间质纤维化

参考答案：1. A　2. D

第十一章　消化系统疾病

核心问题

1. 慢性胃炎分类、慢性萎缩性胃炎的病理特点。
2. 消化性溃疡及良恶性大体区分。
3. 阑尾炎的类型及并发症。
4. 溃疡性结肠炎、Crohn 病的病理特点。
5. 食管癌分期、胃癌的癌前病变、癌前状态、肠癌的发病机制及病理。
6. 病毒性肝炎的基本病理改变、病理分型。
7. 肝硬化的病理特点、临床病理联系。
8. 原发性肝癌的分型。
9. 急性胰腺炎的分型及其病理改变、慢性胰腺炎的病理特点。

内容精要

消化系统包括消化管和消化腺。主要发挥消化、吸收、排泄、解毒以及内分泌等功能。消化系统疾病的临床发病率高。

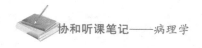

第一节 食管的炎症、狭窄与扩张

一、食管的炎症

反流性食管炎是食管炎症病变中的常见类型，它是反流性胃食管疾病（GERD）表现之一，其可并发 Barrett 食管。

（一）反流性食管炎（RE）

属于胃食管反流性疾病，是由于胃液反流至食管，引起食管下部黏膜慢性炎性改变。临床以胃灼热、胃内容物反流为突出症状，亦可出现疼痛、吞咽困难、呕血和黑便。长期慢性炎症的病例可形成 Barrett 食管。

1. 病因和发病机制 功能性或器质性疾病导致食管抗反流屏障、食管的清除作用及食管黏膜屏障对反流物的抵抗力降低，胃内容物逆流入食管下段损伤食管黏膜，引起炎症。其本质上属于化学性因素引起的食管炎。

2. 病理变化 肉眼观（可通过胃镜观察）表现为局部黏膜充血。光镜下，早期表现为上皮层内嗜酸性粒细胞浸润，出现基底细胞增生，固有膜乳头延长，可出现浅表性溃疡，上皮内见中性粒细胞浸润；炎症扩散到食管壁，可引起环状纤维化并可导致管腔狭窄。

（二）Barrett 食管

指食管远端出现柱状上皮化生（鳞状上皮被柱状上皮取代）。Barrett 食管是大部分食管腺癌的癌前病变。

1. 病因和发病机制 Barrett 食管黏膜上皮癌变机制尚未阐明，但已有研究证明在这些上皮中存在分子遗传学改变，如

*p*53 基因的突变和过度表达。有迹象表明 Barrett 食管的发生具有遗传倾向

2. 病理变化

（1）肉眼观：Barrett 食管黏膜呈不规则形的橘红色、天鹅绒样改变，在灰白色正常食管黏膜的背景上呈补丁状、岛状或环状分布。可继发糜烂、溃疡、食管狭窄和裂孔疝。

（2）光镜下：Barrett 食管黏膜由类似胃黏膜或小肠黏膜的上皮细胞和腺体所构成。Barrett 黏膜的柱状上皮细胞兼有鳞状上皮和柱状上皮细胞的超微结构和细胞化学特征。

主治语录：胃食管反流性疾病是胃食管腔过度接触或暴露于胃液引起的胃食管反流和食管黏膜损伤，常见胸骨后烧灼感、胸痛及反胃现象，是 Barrett 食管形成的主要原因。

二、食管狭窄、扩张与贲门弛缓不能

（一）食管狭窄

可分为先天性狭窄和后天性狭窄，在狭窄部位上方常伴有食管扩张和肥厚。

炎症破坏或化学药品腐蚀修复后形成瘢痕、食管肿瘤（如食管癌）阻塞、食管周围组织病变（如肺及纵隔肿瘤、动脉瘤、甲状腺肿等）压迫食管是后天性狭窄的主要原因。

（二）食管扩张

1. 原发性扩张 常分类如下。

（1）广泛性扩张：又称巨大食管症。为先天性扩张，食管神经肌肉功能障碍引起全段食管扩张，但发病原因不明。

（2）局限性扩张：又称憩室。常分类如下。

1）真性膨出性憩室：多为食管壁平滑肌层先天发育不良所致，表现为表面的黏膜部分由该处脱出。憩室多突出于后壁，增大的憩室在脊柱前方下垂，故内存食物常压迫食管形成狭窄。真性膨出性憩室多发生在咽食管交界处，少数发生在食管下段。

2）假性牵引性憩室：常因食管周围组织的慢性炎症造成瘢痕性收缩而形成。病变呈漏斗状扩张。多发生在食管前壁。

2. 继发性扩张　　是发生在食管狭窄部上方的扩张。

（三）贲门弛缓不能

发生在食管中下段及贲门。当食物通过时食管壁肌肉失去弛缓性调节而发生吞咽困难。

由于中下段食管痉挛狭窄常伴发食管上段扩张，贲门部也发生痉挛，其肌层亦明显肥厚。

主治语录：食管中下段的管壁平滑肌运动功能受Auerbach 神经丛调节。

第二节　胃　　炎

胃炎可分为急、慢性胃炎及特殊类型胃炎。急性胃炎以中性粒细胞浸润为病变特征，而慢性胃炎则以淋巴细胞和浆细胞浸润为特征，同时伴有肠上皮化生和胃黏膜腺体的萎缩。

一、急性胃炎

急性胃炎常为理化因素及病原生物感染引起，常可分类如下。

（一）急性刺激性胃炎

又称单纯性胃炎。多因暴饮暴食、食用过热或刺激性食品以及烈性酒所致。病变表现为黏膜充血、水肿，有黏液附着，或可见糜烂。

（二）急性出血性胃炎

多因服用某些非甾体抗炎药（NSAIDs）如阿司匹林等或过度饮酒引起。创伤及手术等引起的应激反应也可诱发本病。病变表现为胃黏膜急性出血合并轻度糜烂，或多发性应激性浅表溃疡形成。

（三）急性感染性胃炎

少见，可由金黄色葡萄球菌、链球菌或大肠埃希菌等化脓菌经血道（如败血症或脓毒血症时）或胃外伤直接感染所致，可表现为急性蜂窝织炎性胃炎。

二、慢性胃炎

慢性胃炎是胃黏膜的慢性非特异性炎症，临床发病率高。

（一）病因

包括幽门螺杆菌（HP）感染、长期慢性刺激（急性胃炎反复发作、长期饮酒、服用 NSAIDs 等）、十二指肠液反流对胃黏膜屏障的破坏及自身免疫性损伤。

（二）类型及病理变化

1. 非萎缩性胃炎（慢性浅表性胃炎）　又称慢性单纯性胃炎，以胃窦部为常见。肉眼观察（胃镜检查），病变表现为胃黏膜充血、水肿，呈淡红色，可伴有点状出血和糜烂，表面可有灰黄或灰白色黏液性渗出物覆盖。镜下，病变主要表现为黏膜浅层固有膜内淋巴细胞、浆细胞等慢性炎症细胞浸润，但腺体保持完整，无萎缩性改变。严重者炎症可累及黏膜深层。

2. 慢性萎缩性胃炎　以胃黏膜萎缩变薄，黏膜腺体减少或消失并伴有肠上皮化生，固有层内多量淋巴细胞、浆细胞浸润为特点。

本型胃炎的病因较复杂，部分可能与吸烟、酗酒或用药不当有关；部分由非萎缩性胃炎迁延发展而来；还有部分属自身免疫病。患者可出现消化不良、食欲缺乏、上腹部不适等症状。慢性萎缩性胃炎分型，见表11-2-1。

表 11-2-1　慢性萎缩性胃炎分型

	A 型胃炎	B 型胃炎
别称	慢性胃体炎	慢性胃窦炎
好发部位	胃体部、胃底部	胃窦部
基本病理变化	胃黏膜萎缩变薄、腺体减少	胃黏膜萎缩变薄、腺体减少
发病率	少见	很常见
病因	自身免疫	幽门螺杆菌感染
血清中自身抗体	阳性（>90%）	阴性
抗内因子抗体（IFA）	阳性	阴性
抗壁细胞抗体（PCA）	阳性	阴性
胃内 G 细胞增生	有	无
血清促胃液素水平	高	低
胃酸分泌	明显降低	中度降低或正常
血清维生素 B_{12} 水平	降低	正常
恶性贫血	常有	无
伴发消化性溃疡	无	高

肉眼观察（胃镜检查）：胃黏膜由正常的橘红色变为灰色或灰绿色，黏膜层变薄，皱襞变浅甚至消失，黏膜下血管清晰可见，偶有出血及糜烂。

镜下病变特点：①病变区胃黏膜变薄，腺体变小，数目减少，胃小凹变浅，并可有囊性扩张。②固有层内有多量淋巴细胞、浆细胞浸润，病程长的病例可形成淋巴滤泡。③胃黏膜内可见纤维组织增生。④常出现腺上皮化生。

三、特殊类型胃炎

（一）慢性肥厚性胃炎

又称巨大肥厚性胃炎、Menetrier 病。原因尚不明了。病变常发生在胃底及胃体部。

肉眼观察（胃镜检查）主要有以下特点：

1. 黏膜皱襞粗大加深变宽，呈脑回状。

2. 黏膜皱襞上可见横裂，有多数疣状隆起的小结。

3. 黏膜隆起的顶端常伴有糜烂。镜下，腺体肥大增生，腺管延长，有时增生的腺体可穿过黏膜肌层。黏膜表面黏液分泌细胞数量增多，分泌增多。黏膜固有层炎症细胞浸润不显著。

（二）化学性胃炎

亦称化学性胃病、反应性胃炎，主要为含胆汁、胰酶的十二指肠液长期大量反流入胃（可见于胃大部切除术后，此时幽门功能丧失）或长期服用 NSAIDs 或其他对胃黏膜损害的物质所致。

病理变化主要表现为胃小凹上皮细胞增生，炎症细胞浸润较少。

（三）疣状胃炎

原因不明，是一种有特征性病理变化的胃炎，病变多见于胃窦部。

肉眼观察（胃镜检查）可见病变处胃黏膜出现许多中心凹陷的疣状突起病灶，镜下可见病灶中心凹陷部胃黏膜上皮变性

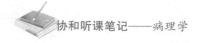

坏死并脱落，伴有急性炎性渗出物覆盖。

第三节 消化性溃疡病

消化性溃疡病，亦称消化性溃疡或慢性消化性溃疡，是以胃或十二指肠黏膜形成慢性溃疡为特征的一种常见病，多见于成人。十二指肠溃疡病较胃溃疡病多见，胃和十二指肠两者并存的复合性溃疡只占5%。

临床上，患者有周期性上腹部疼痛、反酸、嗳气等症状。

一、病因及发病机制

1. 幽门螺杆菌感染　研究表明，幽门螺杆菌在溃疡病的发病机制中具有重要作用。幽门螺杆菌可释放一种细菌型血小板激活因子，促进表面毛细血管内血栓形成而导致血管阻塞、黏膜缺血等破坏胃十二指肠黏膜防御屏障；幽门螺杆菌能分泌尿素酶和蛋白酶，还可产生磷酸酯酶，以及有生物活性的白细胞三烯和二十烷等，有利于胃酸直接接触上皮并进入黏膜内，并能促进胃黏膜 G 细胞增生，导致胃酸分泌增加；幽门螺杆菌还具有趋化中性粒细胞的作用，后者释放髓过氧化物酶而产生次氯酸，在氨存在下就可合成一氯化氨。次氯酸和一氯化氨均能破坏黏膜上皮细胞，诱发消化性溃疡。

2. 黏膜抗消化能力降低　胃、十二指肠黏膜防御屏障功能的破坏是胃、十二指肠黏膜组织被胃酸与胃蛋白酶消化而形成溃疡的重要原因。当胃黏液分泌不足或黏膜上皮受损时，胃黏膜的屏障功能减弱，抗消化能力降低，胃液中的氢离子便可以逆向弥散入胃黏膜，引起局部血液循环障碍，黏膜组织受损伤；加强胃液的消化作用，导致溃疡形成。

如长期服用非甾体抗炎药如阿司匹林等，除直接刺激胃黏膜外，还可抑制胃黏膜前列腺素的合成，影响血液循环；吸烟也可能损害黏膜血液循环，进而损害黏膜防御屏障。

3. **胃液的消化作用** 研究表明，溃疡病的发病是胃和十二指肠局部黏膜组织被胃酸和胃蛋白酶消化的结果。

4. **神经、内分泌功能失调** 精神因素刺激可引起大脑皮质功能失调，从而导致自主神经功能紊乱。迷走神经功能亢进可促使胃酸分泌增多，这与十二指肠溃疡发生有关；而迷走神经兴奋性降低，胃蠕动减弱，通过促胃液素分泌增加，进而促使胃酸分泌增加，促进胃溃疡形成。

5. **遗传因素** 溃疡病在一些家族中有高发趋势，提示本病的发生也可能与遗传因素有关。

二、病理变化

1. **肉眼观** 胃溃疡多发生于胃小弯，胃窦部最多见，常为单发，圆形或椭圆形，直径多在 2cm 以内。十二指肠溃疡多发生于球部，直径多在 1cm 内。边缘整齐，周围黏膜轻度水肿，黏膜皱襞从溃疡向周围放射，溃疡可深达黏膜下层、肌层，甚至浆膜层。

2. **镜下观** 溃疡底部由内向外分四层，最表层为少量炎性渗出物（白细胞、纤维素等）；其下为一层坏死组织；再下则见较新鲜的肉芽组织层；最下层为陈旧的瘢痕组织。

瘢痕底部小动脉因炎症刺激常有增生性动脉内膜炎，使小动脉管壁增厚，管腔狭窄，亦可伴有血栓形成，可造成局部血供不足，影响组织再生使溃疡不易愈合。但这种变化却可防止溃疡血管破裂、出血。

溃疡底部的神经节细胞及神经纤维常发生变性和断裂及小球状增生，这种变化可能是患者产生疼痛症状的原因之一。溃疡断面呈斜置漏斗状，深达肌层。

十二指肠溃疡与胃溃疡病变相似，但十二指肠多发生在球

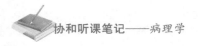

部的前壁或后壁，溃疡一般较小，直径常在 1cm 以内，溃疡较浅且易愈合。

三、结局及并发症

1. 愈合　由底部的肉芽组织增生形成瘢痕组织充填修复，同时周围黏膜上皮再生覆盖溃疡面而愈合。

2. 并发症　见表 11-3-1。

表 11-3-1　消化性溃疡的并发症

表　现	发生率	原　　因	结　　果
出血	10%～35%	溃疡底部的毛细血管或大血管破裂	大便隐血试验阳性，呕血，排柏油样大便，严重者可出现失血性休克
穿孔	5%	十二指肠溃疡因肠壁较薄更易穿孔	胃肠内容物漏入腹腔引起腹膜炎
幽门狭窄	3%	由于瘢痕收缩，可造成幽门狭窄	幽门梗阻，胃扩张，反复呕吐，碱中毒
癌变	<1%	长期胃溃疡，恶变率<1%	十二指肠溃疡几乎不发生癌变

🖋主治语录：注意十二指肠溃疡（空腹痛）癌变发生率极低，胃溃疡（餐后痛）发生癌变的可能性相对较高。

第四节　阑　尾　炎

阑尾炎是消化系统常见疾病。临床主要表现为转移性右下腹疼痛、呕吐，伴体温升高及末梢血中性粒细胞比例升高，分为急性和慢性两类。

一、病因和发病机制

细菌和阑尾腔阻塞是阑尾炎发病的两个主要因素。阑尾是一条细长的盲管，管腔狭小，易潴留来自肠腔的粪便及细菌。

二、病理变化

1. 急性阑尾炎

（1）急性单纯性阑尾炎：为早期的阑尾炎，病变以阑尾黏膜或黏膜下层较重。阑尾轻度肿胀、浆膜面充血、失去正常光泽。黏膜上皮可出现缺损，并有中性粒细胞浸润和纤维素渗出。黏膜下各层有炎性水肿。

（2）急性蜂窝织炎性阑尾炎：又称急性化脓性阑尾炎，常由单纯性阑尾炎发展而来。阑尾显著肿胀，浆膜高度充血，表面可见脓苔。镜下，炎性病变呈扇面形由表浅层向深层扩延。阑尾壁各层均可见大量中性粒细胞弥漫浸润，并有炎性水肿及纤维素渗出。阑尾浆膜面可见渗出的纤维素和中性粒细胞。

（3）急性坏疽性阑尾炎：属重型阑尾炎。阑尾因内腔阻塞、积脓、腔内压力增高及阑尾系膜静脉受炎症波及而发生血栓性静脉炎等，均可引起阑尾壁血液循环障碍而发生坏死。

2. 慢性阑尾炎 多为急性阑尾炎转变而来，也可开始即呈慢性经过。

主要病变为阑尾壁不同程度纤维化及慢性炎症细胞浸润等。临床上有时有右下腹疼痛。慢性阑尾炎有时也可急性发作。

三、结局及并发症

急性阑尾炎经过外科治疗，预后良好。少数可出现并发症或转变为慢性阑尾炎。

并发症主要有阑尾穿孔引起的急性弥漫性腹膜炎和阑尾周围脓肿。

有时因并发阑尾系膜静脉的血栓性静脉炎，细菌或脱落的含菌血栓可循门静脉血流入肝脏而形成肝脓肿。如果阑尾近端发生阻塞，远端常高度膨胀，形成囊肿，其内容物可为脓汁（阑尾积脓）或为黏液。

主治语录： 急性阑尾炎常见并发症有阑尾穿孔，穿孔后可进一步引起局限性腹膜炎、弥漫性腹膜炎或阑尾周围脓肿形成。

第五节　非特异性肠炎

一、炎症性肠病

亦称炎性肠病（IBD），主要有两种，即克罗恩病（Crohn disease，CD）、慢性溃疡性结肠炎（UC）。两者的临床病理区别，见表11-5-1。

表 11-5-1　CD 与 UC 临床病理区别

	CD	UC
病因和发病机制	机制至今不明。近年发现本病常伴免疫异常	病因不明，现多认为是一种自身免疫病，但机制不清楚
肉眼观病理	1. 病变主要累及回肠末端，呈节段性，病变处肠壁变厚、变硬，肠黏膜高度水肿 2. 皱襞块状增厚呈铺路石样（鹅卵石样）改变，黏膜面有纵行溃疡、裂隙，重者可引起肠穿孔及瘘管形成 3. 病变肠管纤维化、狭窄，易与邻近肠管或肠壁粘连 4. 肠壁可黏合成团，与回盲部增殖型结核很相似	1. 病变多从直肠开始，可累及结肠各段，偶尔见于回肠。病变呈连续性、弥漫性分布 2. 多发性糜烂或表浅小溃疡并可累及黏膜下层。肠黏膜大片坏死、形成大溃疡 3. 残存的肠黏膜充血、水肿并增生形成息肉样外观，称假息肉。假息肉细长

	CD	UC
镜下观病理	1. 裂隙状溃疡表面被覆坏死组织，其下肠壁各层大量淋巴细胞、巨噬细胞与浆细胞浸润，淋巴组织增生并有淋巴滤泡形成，可见结核样肉芽肿，但无干酪样坏死改变 2. 肠黏膜下层增厚、水肿，其中有多数扩张的淋巴管	1. 固有膜内中性粒细胞、淋巴细胞、浆细胞及嗜酸性粒细胞浸润，广泛溃疡形成，隐窝炎及隐窝脓肿 2. 溃疡底部有时可见急性血管炎，血管壁呈纤维素样坏死 3. 溃疡边缘假息肉形成处的肠黏膜上皮有异型增生，提示有癌变的可能。晚期病变肠壁大量纤维组织增生

二、急性出血性坏死性肠炎（AHE）

1. 概述　AHE 简称坏死性肠炎，是以小肠急性出血坏死性炎症为主要病变的儿科急症。

2. 病因和发病机制　至今不明。

3. 病理变化　病变常呈节段性分布，以空肠及回肠最多见且严重。病变肠壁增厚，黏膜肿胀，广泛出血、坏死。病变黏膜与正常黏膜分界清楚，常继发溃疡形成，溃疡深者可引起肠穿孔。黏膜下层亦可见严重水肿及炎症细胞浸润，肌层平滑肌纤维断裂并可发生坏死。

主治语录：AHE 常发生于婴儿，临床主要表现为腹痛、便血、发热、呕吐和腹泻等，严重者常引起休克致死。

三、菌群失调性肠炎

本病又称为抗生素性肠炎，多为长期使用广谱抗生素造成肠道菌群失调所致。可见于各年龄阶段。病变可发生于各段肠

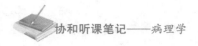

道，主要表现为纤维素渗出、黏膜坏死、假膜形成。常见肠道炎症疾病的临床病理特点，见表 11-5-2。

表 11-5-2　常见肠道炎症疾病的临床病理特点

鉴别要点	急性出血性坏死性肠炎	克罗恩病	溃疡性结肠炎	菌群失调性肠炎
常见人群	小儿	20~30 岁	30 岁以上	各年龄段
主要部位	小肠	回肠末端	结肠	肠道各段
肉眼观	阶段性出血、坏死	病变阶段性分布、水肿、增厚变硬、铺路石样（鹅卵石样）改变，黏膜面有纵行溃疡	病变呈连续性、弥漫性分布，溃疡伴假息肉形成	假膜形成
镜下观	肠壁出血、坏死	肠壁全层炎、全层淋巴滤泡增生、非干酪样肉芽肿	慢性溃疡性炎症病变	纤维素渗出、黏膜坏死及假膜形成
临床特点	急性经过、便血、休克	慢性腹部肿块、肠瘘、肠梗阻	腹痛、腹泻、血性黏液便；经过缓慢，病程越长，癌变风险越高	长期使用广谱抗生素造成的并发症

第六节　病毒性肝炎

一、概述

病毒性肝炎是指一组肝炎病毒引起的以肝实质细胞变性、坏死为主要病变特征的常见传染病。已证实引起病毒性肝炎的肝炎病毒有甲型（HAV）、乙型（HBV）、丙型（HCV）、丁型（HDV）、戊型（HEV）及庚型（HGV）6 种，其相应特点见表 11-6-1。

表 11-6-1　六种肝炎的特点

肝炎病毒型	病毒大小、性质	潜伏期（周）	传染途径	转成慢性肝炎	暴发型肝炎
HAV	27nm，单链 RNA	2~6	肠道	无	0.1%~0.4%
HBV	43nm，DNA	4~26	密切接触、输血、注射	5%~10%	<1%
HCV	30~60nm，单链 RNA	2~26	同上	>70%	极少
HDV	缺陷型 RNA	4~7	同上	共同感染 <5% 重叠感染 80%	共同感染 3%~4%
HEV	32~34nm，单链 RNA	2~8	肠道	无	合并妊娠者 20%
HGV	单链 RNA	不详	输血、注射	无	不详

1. 甲型肝炎病毒

（1）HAV 经消化道感染，粪便中可查到病毒。

（2）HAV 一般不引起携带者状态，也不导致慢性肝炎。通常急性起病，大多数可痊愈，极少发生急性重型肝炎。

2. 乙型肝炎病毒

（1）完整的乙肝病毒颗粒呈球形，又称 Dane 颗粒。

（2）在感染的肝细胞表面可分泌大量 HBsAg，使机体免疫系统，尤其是 $CD8^+$ T 淋巴细胞识别并杀伤感染细胞，导致肝细胞坏死或凋亡。

（3）当机体缺乏有效免疫反应时，表现为携带者状态。HBcAg 在感染的肝细胞内，而 HBeAg 则分泌到血液中。

主治语录：HBV 是中国慢性肝炎的主要致病原，最终导致肝硬化。

3. 丙型肝炎病毒

（1）HCV可直接破坏肝细胞，免疫因素也是肝细胞损伤的重要原因。

（2）约3/4 HCV感染者可演变成慢性肝炎。其中，20%可进展为肝硬化，部分可发生肝细胞性肝癌。

4. 丁型肝炎病毒

（1）HDV为复制缺陷型RNA病毒，须依赖同HBV复合感染才能复制。

（2）其感染可通过两种途径：与HBV同时感染，或在HBV携带者中再感染HDV。

5. 戊型肝炎病毒

（1）HEV多感染35岁以上的中年人和老年人，妊娠期戊型肝炎发生重症肝炎的比例较高。

（2）HEV一般不导致携带者状态和慢性肝炎。

6. 庚型肝炎病毒　主要发生于透析患者，部分患者可变成慢性。

二、基本病理变化

各型病毒性肝炎病变基本相同，都以肝细胞变性、坏死为主，同时伴有不同程度的炎症细胞浸润、肝细胞再生和间质纤维组织增生。

1. 肝细胞变性

（1）细胞肿胀：最常见的病变。光镜下见肝细胞明显肿大，胞质疏松呈网状、半透明，称为胞质疏松化。进一步发展，肝细胞体积更加增大，胞质几乎完全透明，呈气球样变。电镜下见内质网扩张，线粒体明显肿胀，溶酶体增多。

（2）嗜酸性变：一般仅累及单个或数个肝细胞，散在于肝小叶内。光镜下见病变肝细胞由于胞质水分脱失浓缩使肝细胞体积变小，胞质嗜酸性增强，故红染。细胞核染色亦较深。

（3）脂肪变性：肝细胞的胞质内出现球形脂滴。

2. 肝细胞坏死与凋亡　见表11-6-2。

表 11-6-2　肝细胞坏死与凋亡

坏死类型		含　义	常见情况
溶解性坏死	点状坏死	指散在分布的单个或数个肝细胞的坏死	急性普通型肝炎
	碎片状坏死	指肝小叶周边部界板肝细胞的灶性坏死和崩解	慢性肝炎
	桥接坏死	指中央静脉与门管区之间，两个门管区之间，或两个中央静脉之间出现相互连接的坏死带	较重的慢性肝炎
	亚大块坏死	指肝细胞坏死占肝小叶大部分	重型肝炎
	大块坏死	指肝细胞坏死几乎占据整个肝小叶	重型肝炎
凋亡		由嗜酸变性发展而来，形成嗜酸性小体或凋亡小体	普通型肝炎

3. 炎症细胞浸润　主要为淋巴细胞和单核细胞浸润于肝细胞坏死区或门管区。

4. 再生

（1）肝细胞再生：坏死的肝细胞由周围的肝细胞通过直接或间接分裂再生而修复。再生的肝细胞体积较大，胞质略呈嗜碱性，细胞核大且深染，有时可见双核。如坏死严重，再生的肝细胞则呈结节状再生。

（2）间质反应性增生：有库普弗细胞（Kupffer cell）、间叶细胞和成纤维细胞增生。

（3）小胆管增生：见于慢性且坏死较重的病例。

5. 纤维化　肝脏的炎症反应和中毒性损伤等可引起纤维化。早期纤维化可沿门管区周围或中央静脉周围分布，或胶原

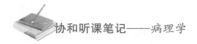

直接沉积在 Disse 腔内。纤维化进展后，肝脏直接被分割成由纤维包绕的结节，最终形成肝硬化。

三、各型病毒性肝炎的病变特点

1. 甲型肝炎

（1）肝细胞变性坏死：最常见者为早期肝细胞气球样变，并伴有肝细胞嗜酸性变及嗜酸性小体形成，致肝窦消失，引起肝小叶内肝细胞排列紊乱。肝小叶中央静脉周围的肝细胞呈溶解性坏死。

（2）门管区见以大单核细胞和淋巴细胞为主的炎症细胞浸润。

（3）库普弗细胞增生。

2. 乙型肝炎　　毛玻璃样肝细胞是乙型肝炎的特殊形态学特征。HE 染色光镜下，肝细胞体积较大，胞质内充满嗜酸性细颗粒物质，胞质不透明似毛玻璃样，此种细胞为毛玻璃样肝细胞。

免疫组织化学和免疫荧光检查 HBs Ag 反应阳性。电镜下见滑面内质网增生，内质网池内有较多的 HBs Ag 颗粒。在少数情况下，肝细胞核内可充以大量的 HBc Ag，形成砂粒样细胞核，表示 HBV 复制活跃。

3. 丙型肝炎

（1）肝细胞脂肪变性：由感染的肝细胞脂质新陈代谢的改变或胰岛素抵抗即所谓的代谢综合征引起。

（2）门管区淋巴细胞浸润：可见到淋巴滤泡。

（3）胆管损伤：可能与病毒直接感染胆管上皮细胞相关。

4. 丁型肝炎　　肝细胞嗜酸性变及小泡型脂肪变性，伴有炎症细胞浸润及门管区炎症。慢性 HBV 感染者重叠感染 HDV 后，有加重肝组织病变现象。

5. 戊型肝炎

（1）门管区炎症，见大量库普弗细胞和多形核白细胞，但淋巴细胞少见。

（2）肝细胞和毛细胆管胆汁淤积。

（3）肝细胞灶状或小片状至亚大块或大块坏死。

6. 庚型肝炎 单一 HGV 感染的庚型肝炎病变较轻。急性肝炎以肝细胞肿胀和门管区炎症为主。慢性肝炎以肝细胞肿胀、点状坏死和门管区炎症及纤维组织轻度增生为主。

四、临床病理类型

1. 普通型病毒性肝炎

（1）急性（普通型）肝炎：最常见，HAV、HDV、HEV 可致黄疸型肝炎，HBV、HCV 可致急性非黄疸型肝炎。

1）病理变化：肉眼观，肝大，质较软，表面光滑。镜下，肝细胞广泛的肿胀变性（水样变）为主，伴有气球样变，因肝细胞体积增大，排列紊乱、拥挤，肝血窦受压而变窄，肝细胞内可见淤胆现象。肝细胞坏死轻微，可见点状坏死与嗜酸性小体。肝小叶内与门管区少量炎症细胞浸润。黄疸型坏死稍重，毛细胆管内常有淤胆和胆栓形成。

2）临床病理联系：弥漫性肝细胞肿大，使肝脏体积变大，包膜紧张，引起肝区疼痛。肝细胞变质性改变，造成肝细胞内酶释放入血，血清谷丙转氨酶（SGPT）升高，还引起肝功能异常，病变严重者出现黄疸。

3）结局：本型肝炎患者多数在 6 个月内治愈。乙型、丙型肝炎常恢复较慢，其中乙型肝炎 5%～10%、丙型肝炎约 70%可转为慢性肝炎。

（2）慢性（普通型）肝炎：指病程持续在半年以上的病毒性肝炎。

1）病理变化：轻者，肝小叶结构保存完整，小叶内肝细胞坏死轻微；门管区少量慢性炎症细胞浸润及少量纤维组织增生。

重者，门管区出现持续的碎片状坏死和桥接坏死，门管区周围纤维间隔或桥接纤维化形成。随病变进展，晚期转变为肝硬化。此外肝细胞和毛细胆管有不同程度的淤胆，小胆管增生、库普弗细胞肥大、增生也较明显。

主治语录：慢性肝炎的病变是一个连续动态的过程，轻、重病变之间可相互转化。

2）慢性肝炎分类（Scheuer 方案）：见表 11-6-3。

表 11-6-3　慢性肝炎分类（Scheuer 方案）

分级	门管区周围	小叶内	分期	意　义
G_0	无或轻度炎症	无炎症	S_0	无
G_1	门管区炎症	炎症但无坏死	S_1	门管区扩大（纤维化）
G_2	轻度碎片状坏死	点灶状坏死或嗜酸小体	S_2	门管区周围纤维化，小叶结构保留
G_3	中度碎片状坏死	重度灶性坏死	S_3	纤维化伴小叶结构紊乱，无肝硬化
G_4	重度碎片状坏死	桥接坏死（多小叶坏死）	S_4	可能或肯定的肝硬化

3）结局：慢性肝炎的转归不一，主要取决于感染病毒的类型。经适当治疗，大部分可恢复健康或病变趋于静止，症状缓解；部分病例发展为肝硬化。极少数可转为重型肝炎。

2. **重型病毒性肝炎**

（1）急性重型肝炎（又称暴发型肝炎）：少见，起病急骤病程短，大多为 10 天左右，病变严重，死亡率高。

1）病理变化：①肉眼观，见肝体积显著缩小，质地柔软，被膜皱缩，切面呈黄色或红褐色，部分区域呈红黄相间的斑纹状，称急性黄色肝萎缩或急性红色肝萎缩。②镜下，见肝细胞坏死多从肝小叶中央开始并迅速向四周扩展，仅小叶周边部残留少许变性的肝细胞。溶解坏死的肝细胞很快被清除，仅残留网状支架。肝血窦明显扩张、充血、出血，库普弗细胞增殖肥大，吞噬活跃。肝小叶内及门管区可见以淋巴细胞和巨噬细胞为主的炎症细胞浸润。数日后网状支架塌陷，残留的肝细胞无明显再生现象。

🖋 **主治语录：急性重型肝炎以肝细胞严重而广泛坏死（大块坏死）为特征。**

2）结局：本型肝炎大多数在短期内死亡，死亡原因主要为肝衰竭（肝性脑病）、消化道大出血、肾衰竭及 DIC 等。少数迁延为亚急性重型肝炎。

（2）亚急性重型肝炎：多由急性重型肝炎迁延而来。病程可达一至数月。

1）病理变化：①肉眼观，见肝不同程度缩小，被膜皱缩，质地不一，部分呈结节状。②镜下，见肝细胞大片的亚大块坏死，结节状肝细胞增生，坏死区网状纤维支架塌陷和胶原化。小叶内外明显的炎症细胞浸润，主要为淋巴细胞和单核细胞。肝小叶周边部有小胆管增生，较陈旧的病变区有明显的结缔组织增生。

2）结局：多数病例发展成肝硬化。

五、携带者状态

无明显症状或仅有轻微临床表现的慢性病毒性肝炎，患者呈现病毒抗原阳性，但无明显的肝损伤。多由 HBV、HCV 或 HDV 感染导致，我国以 HBV 多见。

六、其他病毒引起的肝炎

1. EB 病毒感染　急性期可引起轻度肝炎。

2. 巨细胞病毒感染 特别是感染新生儿和免疫功能不全患者的几乎所有肝脏细胞，包括肝细胞、胆管上皮细胞、内皮细胞都可以产生病毒相关的巨细胞样改变。

3. 单纯疱疹病毒 感染新生儿或免疫抑制者的肝细胞，导致细胞特征性病理变化和肝细胞坏死。

第七节 酒精性肝病和非酒精性脂肪肝病

一、酒精性肝病

酒精性肝病为慢性酒精中毒的主要表现之一，可引起脂肪肝、酒精性肝炎、酒精性肝硬化。三者可单独出现，也可同时并存或先后移行。

（一）病理变化

1. 脂肪肝 肝大而软，黄色。镜下，肝细胞含有相当大的脂滴，可将细胞核挤到细胞一侧，肝细胞肿大变圆。小叶中央区受累明显，有时伴有不同程度的肝细胞水样变性。单纯的脂肪肝无症状，此时戒酒可使脂肪肝恢复。

2. 酒精性肝炎 可出现肝细胞脂肪变性、Mallory 小体形成、灶状肝细胞坏死伴中性粒细胞浸润三种病变。有上述病理变化，结合患者酗酒史和肝功能异常，可诊断此病。

3. 酒精性肝硬化 多认为由前两者进展而来。

主治语录：脂肪肝是酒精性肝病中最常见的肝脏病变，酒精性肝硬化则是最严重的病变。

（二）发病机制

肝脏是酒精代谢、降解的主要场所。酒精对肝有直接损伤作用，机制如下。

1. 酒精在其解毒过程中消耗大量二磷酸吡啶核苷酸（NAD），从而影响脂肪酸的氧化，加上酒精可影响脂蛋白的合成和分泌，结果引起中性脂肪在肝细胞内堆积。

2. 酒精还可诱导细胞色素 P450 的生成，可增加某些药物向有毒的代谢产物转化。

3. 酒精在微粒体醇氧化系统的氧化作用下可产生自由基直接作用于细胞膜和蛋白质。

4. 酒精不但直接影响微管和线粒体的功能及膜的流动性，而且可通过其中间代谢产物乙醛引起脂质过氧化和形成乙醛蛋白质合成物，进一步破坏细胞骨架和膜的功能。

5. 有人甚至认为酒精及其代谢产物乙醛所引起的肝细胞蛋白质的改变有可能使肝细胞产生新的抗原，由此激发对肝细胞的免疫反应而引起肝细胞损伤。另外，嗜酒者常有营养不良，尤其是蛋白质和维生素缺乏。

二、非酒精性脂肪肝病

非酒精性脂肪肝病（NAFLD）是最常见的脂类代谢疾病，与糖尿病和肥胖有关。

发生机制主要涉及胰岛素抵抗增加氧应激，引起肝细胞脂肪变性和脂质过氧化增加等。组织学改变可表现为单纯性肝脂肪变性，脂肪性肝炎和脂肪性纤维化，最终可发展成肝硬化。

主治语录：非酒精性肝病患者无酗酒史。

第八节　肝　硬　化

肝硬化是多种原因引起的肝细胞弥漫性变性怀死、纤维组织增生、肝细胞结节状再生，反复交替进行，导致肝小叶结构、

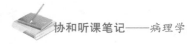

血液循环途径逐渐被改建，使肝变形、变硬的一种慢性肝病。

（一）病因

1. 病毒性肝炎（最常见）。
2. 慢性酒精中毒。
3. 胆汁淤积。
4. 药物及化学毒物。
5. 代谢障碍。
6. 营养障碍。
7. 其他　血吸虫虫卵反复在肝脏沉积，可导致"血吸虫性肝硬化"，而肝静脉和/或下腔静脉阻塞和右心慢性衰竭造成长期肝脏慢性淤血，可导致"淤血性肝硬化"。
8. 原因不明。

（二）发病机制

1. 上述各种因素均可引起肝细胞弥漫性损伤，如长期作用，反复发作，可导致肝内广泛的胶原纤维增生。
2. 肝细胞坏死可启动肝细胞再生，在人肝细胞生长因子（hHGF）等生长因子的刺激下，肝细胞分裂增殖。肝小叶内网状支架塌陷后，再生的肝细胞不能沿原有支架排列，而形成不规则的再生肝细胞结节。广泛增生的胶原纤维可向肝小叶内伸展，分割肝小叶；也可与肝小叶内的胶原纤维连接形成纤维间隔包绕原有的或再生的肝细胞团，形成假小叶。
3. 这些病变随肝细胞不断坏死与再生而反复进行，最终形成弥漫全肝的假小叶，并导致肝内血液循环改建和肝功能障碍而形成肝硬化。

（三）分型

见表11-8-1。

表 11-8-1　肝硬化的分型

名　　称	含　　义
小结节性肝硬化	结节大小相仿，直径一般在 3mm 以下，纤维间隔较细
大结节性肝硬化	结节粗大且大小不均，多数结节的直径大于 3mm，纤维间隔较宽，且宽窄不一
混合结节性肝硬化	3mm 以下和 3mm 以上的结节约各占一半，为上述两型的混合型

（四）病理

1. 肉眼观　早期肝体积可正常或稍增大，重量增加，质地正常或稍硬。晚期肝体积缩小，重量减轻，质地变硬。表面和切面呈弥漫全肝的结节，结节可呈现正常肝脏色泽、黄褐色（肝细胞脂肪变性）或黄绿色（淤胆）。纤维间隔多呈灰白色。

2. 镜下观

（1）肝小叶结构破坏，被假小叶取代。

（2）假小叶内的肝细胞排列紊乱，可见变性、坏死及再生的肝细胞；中央静脉常缺如、偏位或有两个以上。也可见再生的肝细胞体积大，核大且深染，或有双核。

（3）假小叶外周被纤维间隔包绕，纤维间隔内可有数量不等的炎症细胞浸润及小胆管增生。

主治语录：假小叶形成是肝硬化的典型病理特征。

（五）临床病理联系

1. 门脉高压症　表现为慢性淤血性脾大、腹水、侧支循环形成、胃肠淤血水肿。

（1）门脉压力增高的原因

1）肝内广泛的结缔组织增生，肝血窦闭塞或窦周纤维化，使门静脉循环受阻（窦性阻塞）。

2）假小叶压迫小叶下静脉，使肝窦内血液流出受阻，影响门静脉血流入肝血窦（窦后性阻塞）。

3）肝内肝动脉小分支与门静脉小分支在汇入肝窦前形成异常吻合，使高压力的动脉血流入门静脉内（窦前性）。

（2）腹水形成的原因

1）门静脉压力升高使门静脉系统的毛细血管流体静压升高，管壁通透性增大，液体漏入腹腔。

2）肝受损后出现低蛋白血症，血浆胶体渗透压降低。

3）肝功能障碍，对醛固酮、抗利尿激素灭活减弱，血中水平升高，水钠潴留而促使腹水形成。

4）门静脉高压使肝血窦压力升高，增高的静水压差使进入Disse间隙的富含蛋白的淋巴液增多，超过胸导管的回流能力，造成淋巴液从淋巴管外溢入腹腔。

2. 肝功能异常　包括蛋白质合成障碍、出血倾向、胆色素代谢障碍、对激素灭活作用减弱、肝性脑病。

（六）转归与并发症

肝硬化是一种慢性进行性疾病，如能早期、及时治疗，肝脏可能恢复正常。即使病变已发展到相当程度，仍可处于相对稳定或停止发展的状态，患者可因肝脏强大的代偿能力，在很长时间内不出现症状，肝功能检查也可能是正常的。

晚期肝硬化病变加重，代偿功能衰竭则引起一系列并发症，主要有肝性脑病、食管静脉曲张破裂出血、感染和肝细胞性肝癌等。一般而言，大结节性肝硬化并发肝性脑病的概率较高，而小结节性肝硬化患者门静脉高压的症状常较突出，易并发食管-胃底静脉曲张破裂出血。

第九节 肝代谢性疾病与循环障碍

一、肝代谢性疾病

（一）肝豆状核变性

又称为威尔逊病，是位于13号染色体的隐性基因传递的遗传性疾病，呈家族性多发。患者多为儿童及青少年。本病的特点是铜代谢障碍，铜不能正常排出而蓄积于各器官。

肝病变：在肝细胞中可见脂褐素、铜结合蛋白及铁等沉着。铜或铜结合蛋白可由组织化学染色检出。可伴发急慢性肝炎及肝硬化等病变。

（二）含铁血黄素沉着症

指组织内有可染性铁的色素沉着。大量红细胞破坏、血红蛋白分解是引起此病的主要原因，如慢性溶血性贫血。含铁血黄素主要沉积于肝细胞内，库普弗细胞内亦常有该色素沉着。

血色素沉着病，是先天性铁代谢异常的全身性疾病。肝病变为全身病变的一部分，表现为肝内重度含铁血黄素沉着，全肝呈铁锈色。后期伴有肝纤维化或肝硬化。

二、肝循环障碍

（一）门静脉阻塞

较少见。多因肝、胰疾病（如肝硬化、肝癌、胰腺癌等）压迫、侵袭肝内门静脉及化脓性腹膜炎等引起门静脉的血栓形成或栓塞。病变以局部肝淤血为主。镜下为肝小叶中央区的高度淤血并有出血。局部肝细胞萎缩、坏死或消失。病变恢复期可见阻塞的门静脉周围出现新吻合支。

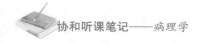

（二）肝静脉阻塞

一般分为两类：一类为肝内肝静脉小分支阻塞，称肝小静脉闭塞症；另一类为肝静脉干至下腔静脉的阻塞，称 Budd-Chiari 综合征。病理变化主要为肝淤血，肝细胞萎缩、变性以致坏死。此外，还有肝出血。慢性病例可发展为淤血性肝硬化。

第十节　胆囊炎与胆石症

一、胆囊炎

胆囊炎多由细菌引起，胆汁淤滞是发病的重要基础。主要致病菌为大肠埃希菌、葡萄球菌等。炎症主要累及胆囊者称胆囊炎，若主要累及胆管者则称为胆管炎。其病理变化如下。

（一）急性胆管炎和胆囊炎

黏膜充血水肿，上皮细胞变性、坏死脱落，管壁内中性粒细胞浸润。发生在胆囊者常为卡他性胆囊炎，可发展成蜂窝织炎性胆囊炎。

如胆囊管阻塞，可引起胆囊积脓。痉挛、水肿、阻塞及淤胆等导致胆管或胆囊壁的血液循环障碍时，可发生坏疽性胆囊炎，甚至穿孔，引起胆汁性腹膜炎。

（二）慢性胆管炎和胆囊炎

胆管及胆囊黏膜多发生萎缩，各层组织中均有淋巴细胞、单核细胞浸润和明显纤维化。

二、胆石症

在胆道系统中，胆汁的某些成分（胆色素、胆固醇和钙等）

可在各种因素作用下析出、凝集而形成结石。胆管结石、胆囊结石统称胆石症。

（一）病因和发病机制

1. **胆汁理化性状的改变** 正常胆汁中的胆红素多与葡萄糖醛酸结合成酯类而不游离。游离胆红素浓度增高可与胆汁中的钙结合形成不溶性的胆红素钙而析出。

2. **胆汁淤滞** 胆汁中水分被过多吸收，胆汁过度浓缩，使胆色素浓度增高、胆固醇过饱和均可促进胆石形成。

3. **感染** 胆道感染时的炎性水肿和慢性纤维增生可使胆道壁增厚，引起胆汁淤滞。炎症时渗出的细胞或脱落上皮和虫体或卵等也可作为结石的核心，促进胆石形成。

（二）胆石的种类和特点

见表 11-10-1。

表 11-10-1 胆石的种类和特点

种　　类	特　　点
色素性胆石	可分为泥沙样及砂粒状两种。常为多个。多见于胆管
胆固醇性胆石	常为单个，体积较大，类圆形。多见于胆囊
混合性胆石	由两种以上主要成分构成。在我国，胆红素为主的混合性胆石最多见。多发生于胆囊或较大胆管内，大小、数目不等，常为多个

第十一节 胰 腺 炎

胰腺炎一般指各种原因引起胰腺酶的异常激活，导致胰腺自我消化所造成的胰腺炎性疾病。

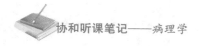

一、急性胰腺炎

好发于中年男性暴饮暴食或胆道疾病后。

（一）病理类型及病变特点

1. 急性水肿性（间质性）胰腺炎　较多见。病变多局限在胰尾。胰腺肿大、变硬，间质充血水肿并有中性粒细胞及单核细胞浸润。可发生局限性脂肪坏死。腹腔可有少量渗出液，预后较好。少数病例可转成急性出血性胰腺炎。

2. 急性出血性胰腺炎　发病急骤，病情危重。以广泛出血坏死为特征。

（1）肉眼观：胰腺肿大，质软呈无光泽暗红色，胰腺原有的分叶结构模糊消失；胰腺、大网膜及肠系膜等处可见散在混浊的黄白色斑点，或小灶状脂肪坏死。

（2）镜下观：胰腺组织大片凝固性坏死，细胞结构不清，间质小血管壁有坏死，故有大量出血。在坏死胰腺组织的四周，可见少量炎症细胞。炎性渗出及出血均可吸收，或可纤维化痊愈，或转为慢性胰腺炎。

（二）临床病理联系

1. 休克　主要原因有胰液外溢刺激腹膜导致剧烈腹痛，大量出血及呕吐造成大量体液丢失及电解质紊乱，以及组织坏死、蛋白物质分解导致机体中毒等。

2. 腹膜炎　常为胰液外溢刺激所致，有急性腹膜炎的剧痛并可向背部放射。

3. 酶的改变　外溢的胰液中含大量淀粉酶及脂酶，被吸收入血并由尿排出，临床检测患者血和尿中此酶含量升高可助诊断。

4. 血清离子改变　患者血清中钙、钾、钠离子水平下降。

二、慢性胰腺炎

1. 肉眼观　胰腺呈结节状萎缩，质较硬。切面见弥漫性纤维化，胰管扩张，管内偶见结石。有时胰腺内灶状坏死或被纤维包裹的假性囊肿可见。

2. 镜下观　胰腺组织内广泛纤维化，腺泡和胰腺组织萎缩、消失，间质有淋巴细胞和浆细胞浸润。

第十二节　消化系统常见肿瘤

一、食管癌

食管癌是指食管黏膜上皮或腺体发生的恶性肿瘤。男性发病率较高，发病年龄多在 40 岁以上。临床主要表现为不同程度的吞咽困难，故中医学称本病为"噎嗝"。

（一）病因和发病机制

尚未完全明了，相关因素如下。

1. 生活习惯　长期饮酒与食管癌发病有关。吸烟、含亚硝酸盐的物质可诱发食管癌。长期食用过热、过硬及粗糙的饮食，刺激和损伤食管黏膜，可能与食管癌发生有关。

2. 慢性炎症　各种长期不愈的食管炎可能是食管癌的癌前病变。

3. 遗传因素　在食管癌高发区中，食管癌家族聚集的现象较为明显。

（二）病理变化

1. 早期癌　临床无明显症状。病变局限，多为原位癌或黏膜内癌，未侵犯肌层。

（1）肉眼观：癌变处黏膜轻度糜烂或表面呈颗粒状、微小的乳头状。

（2）镜下观：绝大部分为鳞状细胞癌。

2. 中晚期癌　又称为进展期癌，患者多出现吞咽困难等典型临床症状。

（1）肉眼观：大体分型，见表 11-12-1。

表 11-12-1　中晚期食管癌的大体分型

类　型	特　点
髓质型	最多见，癌组织在食管壁内浸润性生长累及食管全周或大部分，管壁增厚、管腔变小。切面癌组织质地较软，似脑髓，色灰白。癌组织表面常有溃疡
蕈伞型	癌呈扁圆形肿块，突向食管腔，表面有浅溃疡，边缘外翻。肿瘤组织侵犯食管管周的部分或大部
溃疡型	肿瘤表面有较深溃疡，深达肌层，底部凹凸不平。多浸润食管管周的一部分
缩窄型	癌组织质硬。癌组织内有明显的结缔组织增生并浸润食管全周，因而使局部食管壁呈环形狭窄。狭窄上端食管腔则明显扩张

（2）镜下观：食管癌组织学类型包括鳞状细胞癌、腺癌、腺鳞癌、神经内分泌癌、黏液表皮样癌、腺样囊性癌等类型。中国人最常见的为鳞状细胞癌（占 90%以上），腺癌次之。大部分腺癌来自贲门，少数来自食管黏膜下腺体。其他类型少见。

3. Barrett 食管腺癌　由 Barrett 食管恶变而来。

主治语录：食管癌好发于 3 个生理性狭窄部，以食管中段居多，下段次之，上段最少。

（三）扩散途径

1. 直接蔓延　癌组织穿透食管壁向周围组织及器官浸润。

2. 转移

（1）淋巴道转移：转移部位与食管淋巴引流途径一致。上段可转移至颈淋巴结和上纵隔淋巴结；中段常转移到食管旁或肺门淋巴结；下段常转移至食管旁、贲门旁及腹腔上部淋巴结。

（2）血道转移：晚期可发生血道转移，常转移至肝、肺。

（四）临床病理联系

早期症状不明显，部分患者出现轻微的胸骨后疼痛、烧灼感或哽噎感，这些可能是食管痉挛或肿瘤浸润黏膜所致。中晚期由于肿瘤不断浸润生长，管壁狭窄，患者出现吞咽困难，甚至不能进食，最终导致恶病质使全身衰竭而死亡。

二、胃癌

胃癌是由胃黏膜上皮和腺上皮发生的恶性肿瘤。占我国恶性肿瘤的第二位。好发于胃窦部小弯侧。

（一）病因和发病机制

尚未完全阐明，可能与下述因素有关。

1. 环境因素 胃癌的发生有一定的地理分布特点。

2. 亚硝基类化合物 动物实验证明，用亚硝基胍类化合物饲喂大鼠、小鼠和犬等动物，均可成功诱发胃癌。食物中含有二级胺及亚硝酸盐，在胃酸的作用下其可转变为有致癌性的亚硝基化合物。

3. 幽门螺杆菌感染 与胃癌发生可能有关；可以导致胃黏膜上皮细胞肿瘤相关基因的 CpG 岛甲基化、诱导细胞凋亡等。

（二）病理变化

1. 早期胃癌 癌组织浸润仅限于黏膜层、黏膜下层，无论有无局部淋巴结转移。

（1）据肉眼形态分型

1）隆起型：肿瘤从黏膜面明显隆起或呈息肉状。此型较少。

2）表浅型：肿瘤呈扁平状，稍隆起于黏膜表面。

3）凹陷型：又称溃疡周边癌性糜烂型，系溃疡周边黏膜的早期癌，此型最多见。

（2）镜下：早期胃癌管状腺癌多见，其次为乳头状腺癌，最少见者为未分化癌。

2. 中晚期胃癌（进展期胃癌）　癌组织浸润到黏膜下层以下。

（1）据肉眼形态分型

1）息肉型或蕈伞型：又称结节蕈伞型，癌组织向黏膜表面生长，呈息肉状或蕈伞状，突入胃腔内。

2）溃疡型：癌组织坏死脱落形成溃疡，溃疡一般比较大，边界不清，多呈皿状或隆起如火山口状，底部凹凸不平。胃良性、恶性溃疡的大体形态鉴别，见表 11-12-2。

表 11-12-2　胃良性、恶性溃疡的大体形态鉴别

鉴别要点	良性溃疡（胃溃疡）	恶性溃疡（革囊胃）
外形	圆形或椭圆形	不规则，皿状或火山喷口状
大小	直径一般<2 cm	直径一般>2cm
深度	较深（底部低于正常黏膜）	较浅（底有时高出胃黏膜）
边缘	整齐，不隆起	不整齐，隆起
底部	较平坦	凹凸不平，出血明显，坏死
周围黏膜	黏膜皱襞向溃疡集中	黏膜皱襞中断，呈结节状肥厚

3）浸润型：癌组织向胃壁内局限性或弥漫性浸润，与周围正常组织分界不清楚。其表面胃黏膜皱襞大部分消失，有时可

见浅表溃疡。如为弥漫性浸润，可导致胃壁普遍增厚，变硬，胃腔变小，状如皮革，因而有"革囊胃"之称。

当癌细胞分泌大量黏液时，癌组织肉眼呈半透明的胶冻状，称为胶样癌。

（2）镜下：组织学类型主要为腺癌，世界卫生组织常见类型有管状腺癌、乳头状腺癌、黏液腺癌、低黏附性（包括印戒细胞癌）和混合性癌。

（三）扩散途径

1. 直接蔓延　癌组织向胃壁各层浸润，当穿透浆膜后，癌组织可向周围组织和邻近器官广泛蔓延生长。

2. 转移

（1）淋巴道转移：为主要转移途径，首先转移到局部淋巴结，最常见于幽门下胃小弯的局部淋巴结。进一步转移至腹主动脉旁淋巴结肝门或肠系膜根部淋巴结。晚期可经胸导管转移至左锁骨上淋巴结（Virchow 信号结）。

（2）血道转移：多发生于胃癌的晚期，常经门静脉转移至肝，也可转移到肺、脑及骨等器官或组织。

（3）种植性转移：胃癌特别是胃黏液癌癌细胞浸润至胃浆膜表面时可脱落至腹腔，种植于腹腔及盆腔器官的浆膜上。常在双侧卵巢形成转移性黏液癌，称克鲁根勃（Krukenberg）瘤。

（四）胃癌的组织发生

1. 胃癌的细胞来源　胃癌主要发生自胃腺颈部和胃小凹底部的组织干细胞，癌变常由此部位开始。

2. 肠上皮化生与癌变　存在结肠型不完全化生过渡到肠型胃癌的现象。

3. 异型增生与癌变　癌旁黏膜常见重度异型增生现象，有

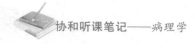

的与癌变呈移行关系。

三、大肠癌

大肠癌是大肠黏膜上皮和腺体发生的恶性肿瘤，包括结肠癌与直肠癌。临床表现主要有贫血、消瘦、大便次数增多、排黏液血便、腹痛、腹块或肠梗阻等表现。

（一）病因和发病机制

饮食习惯（高营养而少纤维的饮食）、遗传因素、某些伴有肠黏膜增生的慢性肠疾病（如肠息肉状腺瘤、增生性息肉病、幼年性息肉病、绒毛状腺瘤、慢性血吸虫病及慢性溃疡性结肠炎等）、肠黏膜上皮逐步癌变的分子生物学基础，都可能导致大肠癌。

（二）病理变化

发生部位以直肠最多，其余依次为乙状结肠、盲肠及升结肠、横结肠、降结肠。

1. 大体形态　见表 11-12-3。

表 11-12-3　大肠癌的大体形态

类　型	特　点
隆起型	肿瘤呈息肉状或盘状向肠腔突出，可伴表浅溃疡，多为分化较高的腺癌
溃疡型	肿瘤表面形成较深溃疡或呈火山口状，较多见
浸润型	癌组织向肠壁深层弥漫浸润，常累及肠管全周，导致局部肠壁增厚、变硬，若同时伴有肿瘤间质结缔组织明显增多，则使局部肠管周径明显缩小，形成环状狭窄
胶样型	肿瘤表面及切面均呈半透明、胶冻状，预后较差

主治语录：左半结肠癌浸润型多见，易引起肠壁狭窄，早期出现梗阻症状。右半结肠癌隆起息肉型多见。

2. 组织学类型 包括管状腺癌、黏液腺癌、印戒细胞癌（以形成大片黏液湖为特点）、锯齿状腺癌、髓样癌、筛状粉刺型腺癌、微乳头状腺癌、未分化癌、腺鳞癌、鳞状细胞癌、梭形细胞癌等多种类型。临床上主要以管状腺癌多见。

（三）分期与预后

大肠癌的分期对预后判断有一定意义。Dukes 分期依据是大肠癌癌变扩散范围以及有无局部淋巴结与远隔脏器转移而定。

但目前临床广泛采用的是世界卫生组织的 TNM 分期。世界卫生组织肿瘤分类对大肠癌的定义已有明确的界定，大肠肿瘤组织只有侵犯黏膜肌层到达黏膜下层才称为癌。原先的上皮重度非典型增生和原位癌归入高级别上皮内瘤变。

（四）扩散途径

1. 直接蔓延 当癌组织浸润肌层达浆膜层后，可直接蔓延至邻近器官，如前列腺、膀胱及腹膜等处。

2. 转移

（1）淋巴道转移：癌组织未穿透肠壁肌层时，较少发生淋巴道转移。一旦穿透肌层，则转移率明显增高。一般先转移至癌所在部位的局部淋巴结，再沿淋巴引流方向到达远隔淋巴结，偶尔可侵入胸导管而达锁骨上淋巴结。

（2）血道转移：晚期癌细胞可沿血道转移至肝，甚至更远的器官，例如肺和脑等。

（3）种植性转移：癌组织穿破肠壁浆膜后，癌细胞可脱落，播散到腹腔内形成种植性转移。

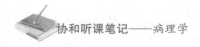

四、原发性肝癌

原发性肝癌是由肝细胞或肝内胆管上皮细胞发生的恶性肿瘤。

（一）肝细胞癌

多发生于中年以上，男性居多。

1. 病因　病毒性肝炎（乙型、丙型肝炎）、肝硬化、真菌及其毒素（特别是黄曲霉毒素）、酒精。

2. 病理变化

（1）肉眼观：大体分型见表 11-12-4。

表 11-12-4　肝细胞癌的大体分型

类　　型	特　　点
小肝癌型	单个癌结节最大直径<3cm 或两个癌结节合计最大直径<3cm
（多）结节型	最常见，通常合并有肝硬化。癌结节可为单个或多个，散在，圆形或椭圆形，大小不等
弥漫型	癌组织弥散于肝内，结节不明显，常发生在肝硬化基础上，形态上与肝硬化易混淆。较少见
巨块型	肿瘤体积巨大，直径多>10cm，圆形，右叶多见。切面中心部常有出血、坏死。瘤体周围常有多少不一的卫星状癌结节。不合并或仅合并轻度肝硬化

（2）镜下观：肝细胞癌分化程度差异较大。分化高者癌细胞类似于肝细胞，分泌胆汁，癌细胞排列呈巢状，血管多（似肝血窦），间质少。分化低者异型性明显。癌细胞大小不一，形态各异。除了巨块型外，常并发肝硬化。

3. 扩散途径

（1）直接蔓延：癌组织先在肝内直接蔓延，易在肝内沿门静脉分支播散、转移，使肝内出现多处转移结节。

（2）淋巴道转移：肝外转移通过淋巴道，可转移至肝门淋巴结、上腹部淋巴结和腹膜后淋巴结。

（3）血道转移：晚期通过肝静脉转移至肺、肾上腺、脑及肾等处。

（4）种植性转移：侵入肝表面的癌细胞脱落后可形成种植性转移。

（二）胆管细胞癌

胆管细胞癌发生于肝内胆管上皮，占原发性肝癌的10%以下。此型与肝硬化和HBV或HCV感染无关，目前病因不明确，可能与胆管内寄生虫或接触胆管造影剂有关。

1. 肉眼观　多为单个肿块，含丰富的纤维结缔组织，色苍白。

2. 镜下观　癌细胞呈腺管状排列，可分泌黏液，癌组织间质较多。易发生肝外转移，常见部位为肺、骨、脑等。

（三）混合细胞型肝癌

含有肝细胞癌和胆管细胞癌的成分，极少见。

五、胰腺癌

较少见。患者多在60~80岁，男多于女。

（一）病理变化

胰腺癌根据其发生的部位可分为胰头癌（60%）、胰体癌（15%）、胰尾癌（5%）和全胰癌。

1. 肉眼观　肿块大小和形态不一，肿瘤呈硬性结节突出于胰腺表面，或瘤结节埋藏于胰腺内，不进行深部取材难以确诊。

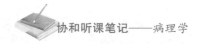

癌周组织常见硬化，使全腺变硬，甚至剖腹探查时都很难与慢性胰腺炎相鉴别。

2. 镜下观　常见类型有导管腺癌（占病例85%以上）、囊腺癌、黏液癌及实性癌。还有未分化癌或多形性癌，少见类型有鳞状细胞癌或腺鳞癌。

（二）扩散及转移

胰头癌早期可直接蔓延至邻近组织和器官，如胆管、十二指肠。稍后转移至胰头旁及胆总管旁淋巴结。经门静脉肝内转移最为常见，尤以体尾部癌为甚，进而侵入腹腔神经丛周淋巴间隙，远处转移至肺和骨等。体尾部癌常伴有多发性静脉血栓形成。

（三）临床病理联系

胰头癌的主要症状为无痛性黄疸。体尾部癌的主要症状是深部刺痛（癌侵入腹腔神经丛）、腹水（癌侵入门静脉）、脾大（癌压迫脾静脉）、贫血、呕血及便秘等症状，但常无黄疸。如不能早期确诊，预后不佳，多在1年内死亡。

主治语录：胰腺癌如不能早期确诊，预后不佳。

六、胆道肿瘤

（一）肝外胆管癌

1. 病变特点　以胆总管和肝管、胆囊管汇合处多见。

2. 肉眼观　息肉状、结节状或胆管壁深部浸润的硬化状。

3. 镜下观　绝大多数为腺癌（乳头状腺癌、黏液性腺癌及伴有丰富的纤维性间质的硬化性胆管癌），少数为腺鳞癌或鳞癌。

4. 临床表现　多见于老年人，以梗阻性黄疸、腹痛和包块等为主。

（二）胆囊癌

1. 病变特点　多发生于胆囊底部和颈部。

2. 肉眼观　囊壁增厚、变硬，灰白色（多呈弥漫浸润性生长），也可呈息肉状生长，基底部较宽。

3. 镜下观　大多数为腺癌，部分为腺鳞癌或鳞癌。

4. 临床表现　女性及老年人多发。不易早期发现，预后较差。其发生与胆石症和慢性胆囊炎等有关。

七、胃肠间质瘤

胃肠间质瘤（GIST）是胃肠道最常见的一类起源于胃肠道间叶组织的肿瘤。好发年龄为 50 岁以上，儿童罕见。

病变特点：最常见于胃，其次为小肠。表现为圆形肿物，大多数肿瘤没有完整的包膜，可伴随囊性变、坏死和局灶性出血。其侵袭性行为的危险度与肿瘤大小、核分裂象及发生部位相关。镜下，70% 的胃肠道间质瘤呈现梭形细胞，20% 为上皮样细胞，免疫组织化学的诊断特征是细胞强阳性表达 Kit（CD117 阳性），还可表达 Dog1，可有 CD34 阳性。

 历年真题

1. 肝硬化时，脾大的主要原因是
　　A. 脾窦扩张，红细胞淤滞
　　B. 脾窦巨噬细胞增多
　　C. 脾内淋巴细胞聚集
　　D. 脾内纤维组织增生

　　E. 脾小体多量中性粒细胞浸润

2. 胃溃疡底部常见动脉内血栓机化，该处血栓形成的最主要机制是
　　A. 溃疡组织释出多量组织凝血

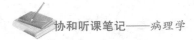

酶原

B. 溃疡处动脉内膜炎致内膜粗糙

C. 溃疡处动脉血流缓慢

D. 溃疡处纤维化使动脉内血流不规则

E. 胃液促进凝血过程

3. 患者，男，32岁。恶心、呕吐、腹胀、乏力4天，发热、谵语1天。既往无肝病史。查体：巩膜明显黄染，肝浊音界缩小，扑翼样震颤阳性。实验室检查：血ALT 130U/L，TB 240μmol/L。该患者的肝脏可能发生的主要病理改变是

A. 肝淤血性改变

B. 假小叶形成

C. 肝细胞气球样变

D. 肝细胞广泛坏死

E. 肝细胞碎屑样坏死

参考答案：1. A   2. B   3. D

第十二章　淋巴造血系统疾病

核心问题

1. 霍奇金淋巴瘤、非霍奇金淋巴瘤的病理特点。
2. 急性髓系白血病的病理特点。

内容精要

淋巴造血系统包括髓样组织和淋巴样组织两个部分。髓样组织主要由骨髓和血液中的各种血细胞成分构成，包括红细胞、白细胞及血小板等。淋巴样组织包括胸腺、脾、淋巴结和在人体广泛分布的淋巴组织，如扁桃体、肠道淋巴组织等。本章重点讨论淋巴组织的肿瘤性疾病。

第一节　淋巴结的良性病变

淋巴结是外周淋巴器官，在人体颈部、腋窝和腹股沟等处浅表部位及纵隔、腹膜后等深部组织均有相对集中的淋巴结组群存在。淋巴结作为人体重要的免疫器官和防御屏障，常受到各种刺激，多种因素都可成为抗原或变应原刺激淋巴结内的淋巴细胞、组织细胞和树突状细胞的增生，导致淋巴结肿大。

✎ **主治语录：淋巴结增生是机体免疫反应的具体表现。**

一、反应性淋巴结炎

反应性淋巴结炎是淋巴结最常见的良性病变，微生物感染或炎症刺激可导致白细胞增多和淋巴结肿大。引起淋巴结炎的原因多种多样，但其病理变化基本相似，缺乏特异性，故称为非特异性淋巴结炎，又可分为急性和慢性非特异性淋巴结炎。

（一）急性非特异性淋巴结炎

常见于局部感染的引流淋巴结，病原体可由发生感染的部位引流入引流区淋巴结。

1. 病理变化　发炎的淋巴结肿胀，色灰红。镜下可见淋巴滤泡增生，生发中心扩大。如果是化脓菌感染，滤泡生发中心可能会发生坏死，形成脓肿；感染不严重时，可见中性粒细胞在滤泡周围或淋巴窦内浸润。

2. 临床表现　由于炎症细胞浸润和水肿，病变淋巴结肿大。淋巴结被膜受到牵拉，产生局部疼痛和触痛。当有脓肿形成时，则有波动感，其被覆的皮肤发红，有时可穿破皮肤而形成窦道。

（二）慢性非特异性淋巴结炎

1. 淋巴滤泡增生

（1）常为刺激 B 淋巴细胞增生的免疫反应引起。

（2）淋巴滤泡增大且数量增多，生发中心明显扩大，内有各种激活的 B 淋巴细胞。

（3）生发中心周围有套区细胞围绕。

（4）类风湿关节炎和人类免疫缺陷病毒感染早期有明显的淋巴滤泡增生。

2. 副皮质区增生　常见于病毒感染。病变特征是淋巴结副皮质区增宽，可见活化的免疫母细胞，常伴有淋巴窦扩张和血管内皮细胞增生。

3. 窦组织细胞增生

（1）淋巴窦明显扩张，窦内巨噬细胞增生和内皮细胞肥大。

（2）多见于癌肿引流区的淋巴结。

二、特异性淋巴结炎

（一）淋巴结真菌感染

真菌感染不多见，通常是作为机体全身感染的一部分而存在的。真菌是条件致病菌，其感染常见于免疫力低下的人群。临床常表现为局部或全身淋巴结不同程度的肿大，一般是先感染皮肤、黏膜和其他器官，而后继发于局部淋巴结。

淋巴结感染的真菌有曲菌、新型隐球菌和组织胞浆菌等。

（二）猫抓病

1. 猫抓病是由汉赛巴通体属立克次体感染引起的自限性淋巴结炎。患者被猫抓伤或咬破皮肤后 1~2 周出现淋巴结肿大，皮损部位可出现红斑状丘疹、脓疱或痂皮。皮肤感染局部的引流区淋巴结肿大，多数位于腋下和颈部。

2. 病理变化　由组织细胞演变的上皮样细胞形成肉芽肿，肉芽肿中央可见中性粒细胞浸润，形成化脓性肉芽肿，有较多 B 淋巴细胞浸润。

大多数患者淋巴结肿大在 2~4 个月后自行消退。

（三）传染性单核细胞增多症

是嗜 B 淋巴细胞的 EB 病毒（疱疹病毒的一种）感染引起，好发于青少年，是一种急性自限性疾病。

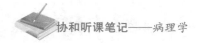

患者出现淋巴结肿大，尤其是颈后、腋下和腹股沟淋巴结，组织学上可见增生活跃的淋巴细胞主要分布在副皮质区，滤泡增大。偶见双核大细胞，有时形态与霍奇金淋巴瘤的标志性 R-S 细胞相似。

（四）组织细胞坏死性淋巴结炎

1. 多见于年轻女性，具体病因不明。

2. 颈部淋巴结轻度肿大、有轻微疼痛，出现持续发热。

3. 组织学表现　①淋巴结被膜下和副皮质区不规则的片状或灶性坏死，可见明显的核碎片。中性粒细胞稀少或缺如。②在坏死灶及周边可有形态多样的巨噬细胞和前体浆细胞样树突细胞活跃增生。常见吞噬核碎片的现象，可见较多 T 淋巴细胞等。③病变周围区域淋巴结的结构和细胞形态基本正常。

第二节　淋巴组织肿瘤

一、概述

（一）淋巴组织肿瘤的概念

淋巴组织肿瘤指来源于淋巴细胞及其前体细胞的恶性肿瘤，包括淋巴瘤、淋巴细胞白血病、毛细胞白血病和浆细胞肿瘤等。

淋巴瘤可原发于淋巴结和结外淋巴组织，是人类较为常见的恶性肿瘤。分为两大类：霍奇金淋巴瘤（HL）和非霍奇金淋巴瘤（NHL）。

（二）病因与发病机制

1. 病毒和细菌

（1）EB 病毒（EBV）感染与恶性淋巴瘤的发生关系密切。EB 病毒致瘤机制的可能途径：①EB 病毒感染宿主细胞后，EB 病毒基因整合到宿主基因组中，从而引起肿瘤的发生。②病毒基因组编码的产物可诱导和促进肿瘤的发生。

（2）人类 T 细胞白血病病毒-1（HTLV-1）被认为是成人 T 细胞白血病/淋巴瘤的病因。幽门螺杆菌的感染与胃黏膜相关淋巴组织淋巴瘤的发生有关。

2. 免疫缺陷或抑制。

3. 职业暴露和环境因素。

4. 遗传因素 淋巴瘤有时呈现明显的家族聚集性。

🖊️主治语录：恶性淋巴瘤是免疫系统的恶性肿瘤，机体免疫功能低下是恶性淋巴瘤的重要原因和发病条件。

（三）淋巴细胞的分化与淋巴瘤

见表 12-2-1。

表 12-2-1 淋巴细胞的分化与淋巴瘤

类 型	免疫学标记
B 细胞及其肿瘤	CD19、CD20、表面 Ig、CD79a、PAX5
T 细胞及其肿瘤	CD2、CD3、CD4、CD7、CD8
NK 细胞	CD56
髓样细胞	CD13、CD33、CD117、MPO
幼稚的 T 细胞和 B 细胞	末端脱氧核苷酸转移酶（TdT）

（四）世界卫生组织淋巴组织肿瘤分类中的主要肿瘤类型

世界卫生组织淋巴组织肿瘤分类中的主要肿瘤类型，见表 12-2-2。

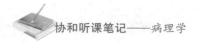

表 12-2-2　世界卫生组织淋巴组织肿瘤分类中的主要肿瘤类型

分　类	举　例
前体淋巴细胞肿瘤	B 淋巴母细胞白血病/淋巴瘤，非特殊类型 B 淋巴母细胞白血病/淋巴瘤伴重现性遗传学异常 T 淋巴母细胞白血病/淋巴瘤
成熟 B 细胞肿瘤	慢性淋巴细胞白血病/小淋巴细胞淋巴瘤，B 细胞幼淋巴细胞白血病，脾脏边缘区淋巴瘤，毛细胞白血病，淋巴浆细胞淋巴瘤，浆细胞肿瘤，滤泡性淋巴瘤，套细胞淋巴瘤，Burkitt 淋巴瘤，弥漫性大 B 细胞淋巴瘤，非特殊类型等
成熟 T 细胞和 NK 细胞肿瘤	蕈样霉菌病/ Sezary 综合征，间变性大细胞淋巴瘤，侵袭性 NK 细胞白血病，外周 T 细胞淋巴瘤，非特殊类型等
霍奇金淋巴瘤	1. 结节性淋巴细胞为主型霍奇金淋巴瘤 2. 经典霍奇金淋巴瘤：结节硬化型、富于淋巴细胞型、混合细胞型、淋巴细胞减少型

（五）主要类型淋巴瘤的生物学行为

见表 12-2-3。

表 12-2-3　主要类型淋巴瘤的生物学行为

生物学行为	举　例
惰性淋巴瘤	滤泡性淋巴瘤，B 细胞 CLL/小淋巴细胞淋巴瘤，淋巴浆细胞淋巴瘤，脾边缘区 B 细胞淋巴瘤，套细胞淋巴瘤
局限性惰性淋巴瘤	结外边缘区 B 细胞淋巴瘤 MALT 型，原发性皮肤间变大细胞淋巴瘤
侵袭性淋巴瘤	弥漫大 B 细胞淋巴瘤，外周 T 细胞淋巴瘤（包括 AICL，AITL），NK/T 细胞淋巴瘤
高度侵袭性淋巴瘤	淋巴母细胞淋巴瘤，Burkitt 淋巴瘤

二、非霍奇金淋巴瘤

1. 世界卫生组织按肿瘤细胞的起源和属性分类 前体淋巴细胞肿瘤（前体 B 细胞和 T 细胞肿瘤）、成熟（外周）B 细胞肿瘤、成熟（外周）T 细胞肿瘤、NK 细胞肿瘤。

（1）在我国，成人 NHL 以弥漫性大 B 细胞淋巴瘤（DLBCL）最常见，在儿童和青少年以急性淋巴母细胞白血病/淋巴瘤、Burkitt 淋巴瘤、间变性大细胞淋巴瘤常见。

（2）几种非霍奇金淋巴瘤的分类及鉴别：见表 12-2-4、表 12-2-5、表 12-2-6。

表 12-2-4 几种非霍奇金淋巴瘤的分类及鉴别

	前体 B 细胞和 T 细胞肿瘤	慢性淋巴细胞白血病/小淋巴细胞瘤（CLL/SLL）	滤泡性淋巴瘤（FL）
发病率	B-ALL 多见于儿童，T-ALL 多见于青少年	较少见	占 NHL 5%~10%
来源	B 细胞性、T 细胞性	B 细胞性	B 细胞性
恶性程度	高度侵袭性	惰性	惰性
病理特点	淋巴结的正常结构破坏，被肿瘤性淋巴母细胞所取代；肿瘤细胞浸润被膜和结外软组织	淋巴结的结构破坏，肿瘤细胞形态单一，小淋巴细胞弥漫性浸润；有时见幼淋巴细胞聚集成增殖中心；所有 CLL 和大多数 SLL 都有骨髓受累	瘤细胞呈滤泡样生长，滤泡大小形状相似，界限不清；肿瘤性滤泡主要由中心细胞和中心母细胞组成
免疫表型	TdT、CD34、CD10、CD1a，B 细胞和 T 细胞分化抗原	B 细胞标记 CD19、CD20，同时表达 CD5 和 CD23	CD19、CD20、CD10、表面 Ig
遗传学检测	瘤细胞异常核型、染色体易位和重排	12 号染色体三倍体、11q22 缺失、17q13 缺失、13q14 基因突变	Bcl-6；Bcl-2 蛋白 t（14；18）（特征性）

续 表

	前体 B 细胞和 T 细胞肿瘤	慢性淋巴细胞白血病/ 小淋巴细胞瘤 (CLL/SLL)	滤泡性淋巴瘤 (FL)
好发年龄	<15 岁	>50 岁,男多于女	中老年人,中位年龄 59 岁
临床表现	贫血、粒细胞比例降低、血小板减少、淋巴结肿大和脾大、纵隔肿块	多为全身淋巴结肿大,肝脾大;低丙种球蛋白血症、自身免疫异常等	局部或全身淋巴结肿大,以腹股沟淋巴结受累常见;常累及脾,约40%有骨髓受累;约30%可转化或进展为 DLBCL
治疗	对化疗敏感,95%可获完全缓解;有 t (9, 22) (q34, q11.2) (*BCR-ABL*1 基因融合)染色体易位的 B-ALL 患者预后最差	预后差异大,与临床分期有关 有 11q、17q 缺失者预后不良	难以治愈,但病情进展缓慢,预后较好;变为 DLBCL 后治疗困难

表 12-2-5　几种非霍奇金淋巴瘤的分类及鉴别

	弥漫大 B 细胞淋巴瘤 (DLBCL)	结外边缘区黏膜相关淋巴组织淋巴瘤 (MALT 淋巴瘤)	浆细胞骨髓瘤
发病率	占 NHL30%～40% (最常见)	占 B 淋巴细胞瘤的 7%～8%	在老年人中常见
来源	B 细胞性	B 细胞性	B 细胞性
恶性程度	高度恶性	低度恶性	恶性
病理特点	形态单一、体积较大的异型淋巴细胞弥漫性浸润,核圆形或卵圆形,染色质块状	肿瘤细胞常见于淋巴滤泡套区的外侧,瘤细胞为细胞核形态不规则的 B 细胞,常见浆细胞分化,可形成淋巴上皮病变、滤泡内植入现象	全身骨骼系统多发性溶骨性改变,常累及脊柱、肋骨、颅骨等

续　表

	弥漫大 B 细胞淋巴瘤（DLBCL）	结外边缘区黏膜相关淋巴组织淋巴瘤（MALT 淋巴瘤）	浆细胞骨髓瘤
免疫表型	CD19、CD20、CD79a	CD20、CD79a，表面免疫球蛋白 IgM、IgA	浆细胞标记 CD38、CD138；表达克隆性胞质内 Ig
遗传学	Bcl2 基因易位、Bcl6 基因易位、MYC 基因易位	t（11；18）（q21；q21）染色体易位是胃和肺 MALT 淋巴瘤特征性细胞遗传学标志	染色体结构和数量异常；最常见 13 单体、13q14 缺失、14q32 转位
好发年龄	老年男性，平均 60 岁	成人，中位年龄 61 岁	中老年人
临床表现	淋巴结迅速增大，结外肿块；可累及肝、脾；骨髓很少受累	胃肠道黏膜最常受累，其次为眼附属器、皮肤、甲状腺、肺、涎腺、乳腺等	肿瘤性浆细胞的器官浸润，异常理化特性的 Ig 产生，尿中本 - 周蛋白阳性
治疗	对化疗敏感；强化治疗 60% ~ 80% 完全缓解；CD20 单抗（利妥昔单抗）有效	惰性经过，缓慢扩散，预后良好	预后差异较大。烷化剂治疗后 50% ~ 70% 的患者可获缓解

表 12-2-6　几种非霍奇金淋巴瘤的分类及鉴别

	外周 T 细胞淋巴瘤，非特殊类型	NK/T 细胞淋巴瘤	蕈样霉菌病/Sezary 综合征
发病率	占 NHL 的 7% ~ 10%	占 NHL 的 5% ~ 20%	少见
来源	T 细胞性	NK/T 细胞性	T 细胞性
恶性程度	侵袭性或高度侵袭性	侵袭性强	低度恶性

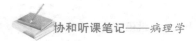

续　表

	外周 T 细胞淋巴瘤，非特殊类型	NK/T 细胞淋巴瘤	蕈样霉菌病/Sezary 综合征
病理特点	淋巴结结构破坏，肿瘤侵犯副皮质区，常有瘤细胞侵袭血管	瘤细胞分布于凝固性坏死和混合炎症细胞浸润的背景上，瘤细胞可浸润血管壁，大量炎症细胞	真皮浅层及血管周围有瘤细胞和多种类型炎症细胞浸润
免疫表型	CD2、CD3、CD4	CD56、CD2、胞质型CD3、穿孔素等	CD2、CD3、CD4 阳性，CD7、CD8 阴性
遗传学	TCR 基因重排	T 细胞受体基因呈胚系构型	T 细胞受体基因重组呈单克隆性
好发年龄	老年男性	40 岁前后，男多于女	40~60 岁，男多于女
临床表现	全身淋巴结肿大、结外病变（如皮肤、胃肠道、肝、脾、肺脏、骨髓等受累）	好发于结外部位（鼻腔最多发），局部黏膜形成溃疡、新生物	早期为皮肤湿疹样病损，以后皮肤增厚，形成瘤样结节，有时可破溃
治疗	治疗反应差，预后不良	Ⅰ、Ⅱ期首选放疗，预后与临床分期密切相关	病变局限于皮肤者疗效好

2. Burkitt 淋巴瘤（BL）　是淋巴滤泡生发中心细胞或生发中心后 B 细胞起源的高度侵袭性肿瘤。

（1）BL 的临床亚型

1）地方性 BL：是非洲儿童最常见的恶性肿瘤，发病高峰年龄在 4~7 岁。

2）散发性 BL：发病率不高，只占所有淋巴瘤的 1%~2%。

3）免疫缺陷相关性 BL：常见于 HIV 感染者，为 AIDS 的早期表现。20%~30% 的散发型 BL 和免疫缺陷相关性 BL 病例也伴有 EB 病毒感染。

（2）病理变化：淋巴结的结构破坏，中等大小、形态单一的淋巴细胞弥漫性浸润。瘤细胞之间散在分布着胞质丰富而透亮的反应性巨噬细胞，构成所谓"满天星"图像，胞质内有被吞噬的细胞核碎片。

（3）免疫表型和细胞遗传学：瘤细胞表达成成熟 B 细胞分化抗原，如 CD19、CD20、CD79a，表面滤泡生发中心细胞标记 Bcl-6 和 CD10 等，表达 IgM，不表达 Bcl-2 或呈弱阳性。

BL 大都存在与第 8 号染色体上 *MYC* 基因有关的易位，最常见的为 t（8；14）（q24；q32），也可出现 *MYC* 基因、转录因子 *ID*3 及其负性调控基因 *TCF*3 的高频突变。

（4）临床表现及预后：BL 多见于儿童和青年人，地方性 BL 常发生于淋巴结外的器官和组织，可累及颌骨，表现为颌面部巨大包块。散发性 BL 常发生在回盲部，表现为腹腔内巨大肿物。在免疫缺陷相关性 BL，淋巴结和骨髓是常见的受累部位。

BL 属于高度侵袭性淋巴瘤，需要尽早诊断和治疗；对短期、大剂量化疗反应好，多数儿童和年轻患者可治愈，而在年长成人患者预后较差。

三、霍奇金淋巴瘤

HL 特点：①病变往往从一个或一组淋巴结开始，逐渐由近及远地向周围的淋巴结扩散。② HL 的肿瘤细胞是一种独特的瘤巨细胞，为 Reed-Sternberg 细胞。③病变组织中常有数量不等的、反应性的各种炎症细胞存在。④在 HL 的后期，约 5% 的病例可累及骨髓，但不发生白血病转化。⑤R-S 细胞起源于滤泡生发中心 B 细胞。

（一）病理变化

HL 好发于颈部淋巴结，其次是腋下或腹股沟、纵隔和主动脉旁淋巴结。首发症状是局部淋巴结进行性肿大，晚期可累及脾、肝和骨髓等器官。

1. **大体改变** 受累淋巴结肿大，相邻的肿大淋巴结彼此粘连、融合、不活动，肿块呈结节状，切面灰白色，呈鱼肉样。

2. **镜下改变**

（1）以淋巴细胞为主的多种炎症细胞混合浸润。数量不等的肿瘤细胞，即 R-S 细胞及变异型细胞散在分布。

（2）典型 R-S 细胞的双核呈面对面排列，彼此对称，形成所谓"镜影细胞"。

（3）变异的 R-S 细胞

1）陷窝细胞：瘤细胞体积大，细胞核染色质稀疏，有一个或多个较小的嗜碱性核仁，用甲醛固定组织，细胞质收缩至核膜附近，与周围细胞之间形成透明的空隙，好似细胞位于陷窝内。

2）LP 细胞：亦称"爆米花细胞"，瘤细胞的体积大，多分叶状细胞核，染色质细腻，有多个小的嗜碱性核仁，胞质淡染。

3）木乃伊细胞，变性或凋亡的 R-S 细胞，核固缩浓染，胞质嗜碱性，即所谓木乃伊化，又称"干尸细胞"。

（二）组织学分型

1. **结节性淋巴细胞为主型霍奇金淋巴瘤（NLPHL）** 不常见。病变淋巴结呈深染的模糊不清的大结节状构象，背景结构是由滤泡树突状细胞构成的球形大网，其中充满了大量的小 B 淋巴细胞和一些组织细胞，而嗜酸性粒细胞、中性粒细胞和浆细胞少见。典型 R-S 细胞难觅，肿瘤细胞是 LP 细胞。瘤细胞表达 B 细胞标记，CD20 和 CD79a 阳性绝大多数患者预后极好。

2. **经典型霍奇金淋巴瘤（CHL）** 组织学分型，见表 12-2-7。

表 12-2-7 CHL 的组织学分型

	结节硬化型 NS	混合细胞型 MC	富于淋巴细胞型 LR	淋巴细胞减少型 LD
CHL 中占比	40%~70%	20%~25%	5%	1%~5%
好发人群	年轻女性	老年男性	—	老年人
预后	较好	较好	好	差
合并感染	较少伴 EB 病毒	常伴 EB 病毒	40%伴 EB 病毒	EB 病毒感染率高,常伴 HIV
肿瘤细胞	陷窝细胞	镜影细胞、单核型 R-S 细胞	镜影细胞	镜影细胞、多形性瘤细胞
病理特点	肿瘤呈结节状排列,嗜酸性粒细胞和中性粒细胞常较多	肿瘤细胞与各种炎症细胞混合存在	大量反应性淋巴细胞存在;可混有较多组织细胞;嗜酸性粒细胞、中性粒细胞和浆细胞很少或缺乏	淋巴细胞极少,大量 R-S 细胞

(三) 病理诊断

典型 RS 细胞具有诊断价值。CD30、CD15、PAX5 是最常用于 CHL 的诊断和鉴别诊断的抗原标记。

(四) 临床分期和预后

目前对 HL 的临床分期使用的是修订后的 Ann Arbor 分期法,见表 12-2-8。对局部病变者可采用放射治疗。由于现代放疗技术的进步,配合高度有效的化疗,使得 HL 成为临床可治愈的疾病。

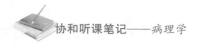

表 12-2-8　霍奇金淋巴瘤的临床分期

分期	肿瘤累及范围
Ⅰ期	病变局限于一组淋巴结或一个结外器官或部位
Ⅱ期	病变局限于膈肌同侧的两组或两组以上的淋巴结，或直接蔓延至相邻的结外器官或部位
Ⅲ期	累及膈肌两侧的淋巴结，或再累及一个结外器官或部位
Ⅳ期	弥漫或播散性累及一个或多个结外器官，如肝和骨髓等

主治语录：局部淋巴结无痛性肿大是 HL 的主要临床表现，也患者就诊的常见原因。

第三节　髓系肿瘤

髓系肿瘤是骨髓内具有多向分化潜能的造血干细胞克隆性增生。

世界卫生组织分类中，髓系肿瘤有 6 大分类：①急性髓系白血病及其相关的前体细胞肿瘤。②骨髓增殖性肿瘤。③骨髓异常增生综合征。④骨髓增生异常/骨髓增殖性肿瘤。⑤伴有嗜酸性粒细胞增多和 PDGFRA、PDGFRB 或 FGFR1 基因异常的髓系和淋巴肿瘤。⑥急性未明系别白血病（ALAL）。

一、急性髓系白血病（AML）

是原始髓系细胞的克隆性增生。多数 AML 伴有遗传学异常，它阻止了造血干细胞向成熟方向的分化，使正常骨髓组织被相对不分化的母细胞所取代，瘤细胞停止在早期髓性分化阶段。

AML 存在的染色体易位会干扰正常髓细胞发育所必需转录因子的基因表达和功能。以伴有 t（15；17）的急性早幼粒细胞白血病为例，染色体易位产生了维甲酸受体 α（RARα）-PML融合基因，其功能是抑制造血干细胞的成熟分化。除了染色体的易位和倒置之外，AML 患者还可发生特定的基因突变，如酪氨酸激酶 3（FLT3）、核磷蛋白（NPM1）、异柠檬酸脱氢酶（IDH）、CEBPA、RUNX1、TP53、MLL 等突变，这些基因突变具有预后意义。

（一）病理改变

1. 原始、幼稚细胞在骨髓内弥漫性增生，取代原骨髓组织。外周血白细胞呈现质和量的变化，可达 $10×10^9/L$ 以上，以原始粒细胞为主。

2. AML 脏器浸润特点是肿瘤细胞主要在淋巴结的副皮质区及窦内浸润，在脾脏红髓浸润，以及肝脏的肝窦内浸润。

3. 在有单核细胞的 AML，可见肿瘤细胞浸润皮肤和牙龈的现象。

髓系肉瘤的瘤组织含有原卟啉或绿色过氧化物酶，在新鲜时肉眼观呈绿色，而当暴露于日光后，绿色迅速消退，若用还原剂（过氧化氢或亚硫酸钠）可使绿色重现，故也称绿色瘤。髓系肉瘤通常由有或无成熟迹象的原始粒细胞构成，以往大多称为粒细胞肉瘤，而其他系别（原单核细胞、原巨核细胞或红系前体细胞）形成的髓系肉瘤少见。显微镜下组织学表现为单一形态的原始髓系细胞的聚集性增生和浸润，所在部位的组织结构受到破坏。

（二）临床表现

可发生于任何年龄，但多见于年轻人，发病高峰年龄在15~39 岁。主要表现为正常骨髓造血功能受抑制的症状，有贫血、白细胞减少、血小板减少和自发性皮肤、黏膜出血等。

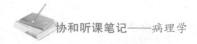

骨痛是白血病患者的常见表现。白血病后期会出现恶病质，死亡原因主要是多器官衰竭及继发感染，特别是机会致病菌的感染等。

（三）诊断

通过对骨髓穿刺液涂片和周围血涂片，观察分析白细胞质和量的变化，外周血或骨髓有核细胞中原始细胞比例≥20%，通常即可诊断为 AML。

骨髓活检是对白血病患者估计骨髓增生程度、观察疗效和化疗后残余病灶的重要手段，并可协助临床进行白血病的分类。

（四）分类

在世界卫生组织分类中，AML 及其相关的前体细胞肿瘤包括下列疾病。

1. 伴重现性遗传学异常的 AML。
2. 伴有骨髓增生异常改变的 AML。
3. 治疗相关的髓系肿瘤。
4. 髓系肉瘤。
5. 21-三体综合征相关骨髓增殖症。
6. 原始（母）细胞性浆细胞样树突状细胞肿瘤。
7. 非特指型 AML。

（五）治疗和预后

AML 若不经特殊治疗，平均生存期仅 3 个月左右。经过化疗，已有不少的患者可获得病情缓解。

伴 t（15；17）（$q22$；$q12$）的急性早幼粒细胞白血病患者，对分化诱导剂（全反式维甲酸，ATRA）治疗特别敏感，复发性或难治性的急性早幼粒细胞白血病对三氧化二砷（As_2O_3）治疗也有很好的疗效。

骨髓移植是目前可能根治白血病的方法。

二、骨髓增殖性肿瘤（MPN）

（一）概述

骨髓增殖性肿瘤是骨髓中具有多向分化潜能干细胞克隆性增生的一类肿瘤性疾病。包括下列疾病。

1. 慢性髓系白血病（CML），*BCR-ABL*1 阳性。

2. 慢性中性粒细胞白血病（CNL）。

3. 真性红细胞增多症（PV）。

4. 原发性骨髓纤维化（PMF）。

5. 特发性血小板增多症（ET）。

MPN 的病理变化和诊断：是非特异性的，它们彼此之间以及 MPN 与反应性因素导致的骨髓增生之间均有重叠。对于 MPN 的诊断和分型，应结合形态学、临床特点和实验室检查结果进行。细胞遗传学和分子生物学基因分析在 MPN 的诊断和分型中具有不可替代的作用。

（二）慢性髓系白血病（*BCR-ABL*1 阳性）

*BCR-ABL*1 阳性的慢性髓系白血病（CML）是最常见的一种骨髓增殖性肿瘤（MPN），以费城染色体（Ph）和 *BCR-ABL*1 融合基因的形成为其遗传学特征。任何年龄均可发生，多见于中老年人，国内中位发病年龄为 45~50 岁。

1. 发病机制　几乎所有 CML 都存在特征性 t（9；22）（*q*34；*q*11）易位，22 号染色体的长臂易位到 9 号染色体长臂，形成 Ph 染色体。这种易位使 9 号染色体长臂上的 ABL 原癌基因与 22 号染色体上的 BCR 基因序列发生拼接，形成 BCR-ABL 融合基因。该融合基因编码 210kD 具有酪氨酸激酶活性的蛋白。t（9；22）（q34；q11）和 BCR-ABL1 融合基因的产生与 CML 的发病密切相关。

主治语录：*BCR-ABL1 融合基因的产生是 CML 发病的重要事件。*

2. 病理变化和诊断　骨髓有核细胞增生明显活跃，取代脂肪组织。可见各分化阶段的粒细胞，以分叶核和杆状核粒细胞为主；巨核细胞数量增加，红系细胞数量正常或减少，还可见散在分布的泡沫细胞，随疾病进展，出现纤维化改变。

临床上，可采用细胞遗传学的方法，通过核型分析来检测 Ph 染色体；也可采用荧光原位杂交（FISH）或反转录聚合酶链反应（RT-PCR）技术来检测 BCR-ABL1 融合基因，以确诊 CML。

3. 临床表现　起病隐匿，20%～40%的患者在初诊时几乎无症状，只是在常规体检提示白细胞增多时才发现患有 CML。部分可表现为轻度至中度贫血、易疲倦、虚弱、体重下降和食欲缺乏等。

有的患者以脾脏极度肿大引起的不适或因脾破裂而致突发性左上腹疼痛为首发症状，体检时最突出的表现是脾大，即所谓"巨脾"，可达脐平面上下，质地坚硬。临床上，未经治疗的 CML 自然病程可表现为 2 个或 3 个阶段：慢性期、加速期和急变期或为其中的两者。

4. 治疗和预后　以往使用传统的化疗药物（羟基脲、白消安），CML 患者的中位生存期约为 4 年，5 年生存率只有 30%。现今在治疗中引入酪氨酸激酶的阻断剂（伊马替尼，商品名称：格列卫）实施特定的分子靶向治疗，可使 90%的患者血象获得

完全缓解，使 CML 患者的五年无进展性生存和十年生存率达到
80%~90%。同种异体骨髓移植对年轻（<45 岁）患者而言是较
好的治疗选择，在肿瘤的稳定期进行骨髓移植是最好的。

🖋 **主治语录：酪氨酸激酶的阻断剂只能够抑制肿瘤细胞的
增殖，但不能够清除 CML 克隆，不能够阻止肿瘤向急变期的
演进。**

（三）类白血病反应

以下特点可协助与白血病的鉴别：

1. 引起类白血病反应的原因去除后，血象恢复正常。

2. 一般无明显贫血和血小板减少。

3. 粒细胞有严重中毒性改变。

4. 中性粒细胞的碱性磷酸酶活性和糖原皆明显升高，而粒
细胞白血病时，两者均显著降低。

5. 慢性髓系白血病时可出现特征性的 Ph 染色体及 *BCR-
ABL* 融合基因，类白血病反应有时无。

第四节　组织细胞和树突状细胞肿瘤

一、概述

组织细胞（巨噬细胞）和树突状细胞在人体免疫系统的功
能属于抗原提呈细胞，都起源于骨髓干细胞。

组织细胞肉瘤很少见，发生于成人，中位年龄 52 岁。免疫
标记 CD68 和 CD163 阳性，溶菌酶染色呈颗粒状阳性。

树突状细胞肿瘤少见，包括下列疾病：Langerhans 细胞组织
细胞增生症、Langerhans 细胞肉瘤、指状树突状细胞肉瘤、滤泡

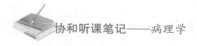

树突状细胞肉瘤等。

二、Langerhans 细胞组织细胞增生症

Langerhans 细胞的克隆性增生性疾病，过去称组织细胞增生症 X，包括以下三种疾病，现认为他们是同一种疾病的三种不同表现形式。

（一）Letterer-Siwe 病

是多系统、多病灶的 Langerhans 细胞组织细胞增生症，多见于两岁以下的婴幼儿。

1. 主要表现

（1）皮肤损害；皮损为脂溢性皮疹，主要分布于躯干前后和头皮等处。

（2）肝脾大和淋巴结肿大。

（3）肺病变及溶骨性骨质破坏。

（4）骨髓的广泛浸润可致贫血、血小板减少，患者反复感染。

未经治疗者的病程是快速致死性的，但采用强力化疗，五年生存率可达 50%。

2. 病理　病变中 Langerhans 细胞呈卵圆形，$10 \sim 15 \mu m$ 大小，胞质中等丰富，核呈折叠状、凹陷或呈分叶状，常有核沟。

（二）Hand-Schuller-Christian 病

本病是单系统、多病灶的 Langerhans 细胞组织细胞增生症，常发生于年龄较小的儿童，一般在 2~6 岁发病，也可见于青年人。

主要表现为多个或连续发生的溶骨性、破坏性骨病变，颅骨和下颌骨是常被累及的部位。骨组织被大量增生的 Langerhans

细胞和肉芽组织破坏，可侵及周围软组织形成包块。颅骨缺损、尿崩症和眼球突出是本病的三大特征。

预后较好，约半数患者可自动消退，其余患者对化疗反应也好。

（三）骨嗜酸性肉芽肿

1. 是单一病灶的 Langerhans 细胞组织细胞增生症，见于年龄较大的儿童、青少年和成人。

2. 病变一般局限于骨骼，为孤立性病灶，以膨胀性、侵蚀性骨病变为特征，病灶直径为 1~6cm。

3. 主要病变为大量增生的 Langerhans 细胞与淋巴细胞、浆细胞、嗜酸性粒细胞和中性粒细胞等混合存在。常见明显的嗜酸性粒细胞的浸润，故称之为嗜酸性肉芽肿。所有骨骼均可受累，病灶最常见发生的部位是颅骨、肋骨和股骨。

4. 该疾病表现为惰性，预后良好，病变可自愈，也可以局部切除或放疗而治愈。

 历年真题

1. 在我国最多见的淋巴瘤类型是
   A. 弥漫性大 B 细胞淋巴瘤
   B. MALT 淋巴瘤
   C. 蕈样霉菌病
   D. NK/T 细胞淋巴瘤
   E. 滤泡性淋巴瘤

2. 患者，男，45 岁。左颈部淋巴结进行性肿大 3 个月。淋巴结活检病理结果示弥漫性大 B 细胞淋巴瘤。最可能出现的细胞免疫表型是
   A. CD10[+]
   B. CD13[+]
   C. CD20[+]
   D. CD5[+]
   E. CD34[+]

参考答案：1. A　2. C

第十三章 泌尿系统疾病

核心问题

1. 肾小球肾炎的发病机制及病理类型。
2. 急性肾盂肾炎、慢性肾盂肾炎的病理特点。
3. 肾肿瘤、膀胱肿瘤的病理变化。

内容精要

泌尿系统由肾脏、输尿管、膀胱和尿道组成。肾脏是泌尿系统中最重要的脏器，根据病变主要累及的部位，肾脏疾病分为肾小球疾病、肾小管疾病、肾间质疾病和肾血管性疾病。

第一节 肾小球疾病

一、概述

肾小球疾病是以肾小球损伤和病变为主的一组疾病，其分类见表 13-1-1。本节主要讨论原发性肾小球疾病。

表 13-1-1　肾小球疾病分类

原发性肾小球疾病	继发性肾小球疾病	遗传性疾病
急性弥漫性增生性肾小球肾炎	狼疮性肾炎	Alport 综合征
快速进行性（新月体性）肾小球肾炎	糖尿病性肾病	Fabry 病
膜性肾小球病	淀粉样物沉积症	薄基膜病
膜增生性肾小球肾炎	肺出血肾炎综合征	
系膜增生性肾小球肾炎	显微型多动脉炎	
局灶性节段性肾小球硬化	Wegener 肉芽肿	
微小病变性肾小球病	过敏性紫癜	
IgA 肾病	细菌性心内膜炎相关	
慢性肾小球肾炎	性肾炎	

二、病因及发病机制

大部分原发性肾小球疾病以及许多继发性肾小球疾病的肾小球损伤是由免疫机制抗原抗体反应所引起。

1. 循环免疫复合物沉积　抗体与非肾小球性或外源性的可溶性抗原结合，形成免疫复合物，随血液流经肾脏，沉积于肾小球内，并常与补体结合，引起肾小球病变。局部常有中性粒细胞浸润，并有内皮细胞、系膜细胞和脏层上皮细胞增生。

（1）免疫复合物在电镜下表现为高电子密度的致密物，可分别定位于：①系膜区。②内皮细胞与基膜之间（内皮下沉积物）。③基膜与足细胞之间（上皮下沉积物）。

（2）免疫荧光检查可显示沉积物内的免疫球蛋白或补体。

（3）循环免疫复合物在肾小球内沉积与否及沉积的部位和数量受多种因素的影响：①免疫复合物分子大小。②免疫复合物携带的电荷等。

2. 原位免疫复合物沉积　指抗体直接与肾小球本身的抗原成分或经血液循环植入肾小球的抗原发生反应，在肾小球内形

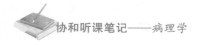

成原位免疫复合物，引起肾小球病变。分类如下。

（1）抗肾小球基膜抗体引起的肾炎：免疫荧光检查显示特征性的连续的线性荧光。

（2）Heymann 肾炎：免疫荧光检查显示弥漫颗粒状分布的免疫球蛋白或补体沉积。电镜检查显示毛细血管基膜与足细胞之间有许多小块状电子致密沉积物。

（3）抗体与植入抗原的反应：免疫荧光检查时呈散在的颗粒状荧光。

3. 肾小球损伤及疾病

（1）补体-白细胞介导的机制：是引起肾小球病变的一个重要途径。补体激活后产生 C5a 等趋化因子，引起中性粒细胞和单核细胞浸润。中性粒细胞释放蛋白酶、氧自由基和花生四烯酸代谢产物等介质发挥作用。

（2）抗肾小球细胞抗体的作用：在未发现免疫复合物沉积的肾小球疾病中，抗肾小球细胞抗体引起的细胞损伤可能起主要作用。抗体可直接与肾小球细胞的抗原成分反应，通过抗体依赖的细胞毒反应等机制诱发病变。

抗系膜细胞抗原的抗体造成系膜溶解，并使系膜细胞增生；抗内皮细胞抗原的抗体引起内皮细胞损伤和血栓形成；抗脏层上皮细胞糖蛋白抗体引起的损伤可导致蛋白尿。

（3）其他介质的作用

1）单核细胞和巨噬细胞：通过抗体或细胞介导的反应浸润至肾小球，被激活时释放大量生物活性物质，加剧肾小球损伤。

2）血小板：聚集在肾小球内的血小板可释放二十烷类花生酸衍生物和生长因子等，促进肾小球的炎性改变。

3）肾小球固有细胞：肾小球固有细胞包括系膜细胞、上皮细胞和内皮细胞，肾小球免疫损伤中生成的多种细胞因子、系膜基质和 GBM 降解产物可作用于细胞表面相应的受体，使之激活，并释放多种介质。系膜细胞受炎症刺激时可释放活性氧、细胞因子、趋化因子、花生酸衍生物、一氧化氮和内皮素等。

4）纤维素及其产物：可引起白细胞浸润及肾小球细胞增生。

> 主治语录：抗原-抗体免疫复合物形成后，需要多种炎症介质的参与才能引起肾小球病变和各种不同类型的原发性肾小球肾炎或疾病。

三、基本病理变化

（一）肾小球细胞增多

发生于增生性肾小球肾炎，肾小球体积增大，细胞数量增多，系膜细胞、内皮细胞、上皮细胞增生，并伴炎症细胞浸润。壁层上皮细胞增生可导致肾球囊内新月体形成。

（二）基底膜增厚

光镜下，PAS 和 PASM 等染色可显示基膜增厚。电镜观察表明基膜改变可以是基膜本身的增厚，也可为内皮下、上皮下或基膜内免疫复合物沉积所致。

（三）炎性渗出坏死

发生急性肾炎的肾小球内可有中性粒细胞等炎症细胞浸润和纤维素渗出，毛细血管壁可发生纤维素样坏死，可伴有血栓形成。

（四）玻璃样变和硬化

肾小球玻璃样变指光镜下 HE 染色显示均质的嗜酸性物质沉积。电镜下见细胞外出现无定形物质，其成分为沉积的血浆蛋白、增厚的基膜和增多的系膜基质。严重时毛细血管管腔狭窄

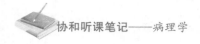

和闭塞，肾小球固有细胞减少甚至消失，胶原纤维增多，最终导致节段性或整个肾小球的硬化。肾小球玻璃样变和硬化为各种肾小球病变发展的最终结果。

（五）肾小管和间质的改变

由于肾小球血流和滤过性状的改变，肾小管上皮细胞常发生变性，管腔内可出现由蛋白质细胞或细胞碎片浓聚形成的管型。肾间质可发生充血、水肿和炎症细胞浸润。肾小球发生玻璃样变和硬化时，相应肾小管萎缩或消失，间质发生纤维化。

四、临床与病理联系

（一）肾小球疾病综合征

1. 急性肾炎综合征　起病急，常表现为明显的血尿、轻度至中度蛋白尿，常有水肿和高血压。严重者出现氮质血症。引起急性肾炎综合征的病理类型主要是急性弥漫性肾小球肾炎。

2. 快速进行性肾炎综合征　起病急，进展快。出现水肿、血尿和蛋白尿等改变后，迅速发展为少尿或无尿，伴氮质血症，并发生急性肾衰竭。主要见于快速进行性肾炎，又叫急进性肾小球肾炎。

3. 肾病综合征　主要表现为大量蛋白尿，尿中蛋白含量达到或超过 3.5g/d，明显水肿，低清蛋白血症，高脂血症和脂尿。多种类型的肾小球肾炎均可表现为肾病综合征。

4. 无症状性血尿或蛋白尿　表现为持续或反复发作的镜下或肉眼血尿，或轻度蛋白尿，也可两者同时发生。主要见于 IgA 肾病。

5. 慢性肾炎综合征　主要表现为多尿、夜尿增多、低比重尿、高血压、贫血、氮质血症和尿毒症，见于各型肾炎的终末阶段。

（二）临床表现的病理学基础

1. 尿的变化

（1）少尿或无尿：肾小球疾病时，主要因肾小球细胞增生肥大及数量增多或新月体形成使肾小球毛细血管受压、滤过率下降引起少尿或无尿。

（2）多尿、夜尿增多和低比重尿：主要由于大量肾单位结构破坏，功能丧失所致，特别是肾小管结构受累、重吸收功能下降所致；血液流经残留肾单位时速度加快，肾小球滤过率增加，但肾小管重吸收功能有限，尿浓缩功能降低可形成低比重尿。

2. 低清蛋白血症　长期大量蛋白尿使血浆蛋白含量减少，形成低清蛋白血症。

3. 水肿　主要原因是低清蛋白血症引起的血液胶体渗透压降低；肾小球滤过下降，组织间液增多，血容量下降，醛固酮和抗利尿激素分泌增加。

4. 高脂血症　可能与低清蛋白血症时刺激肝脏脂蛋白合成有关，还可能与血液循环中脂质颗粒运送障碍和外周脂蛋白的分解障碍有关。

5. 高血压　高血压的原因可能是钠水潴留并使血容量增加。由于肾小球硬化和严重缺血，肾素分泌增多所致；高血压导致细小动脉硬化，肾缺血加重，使血压持续增高。

6. 贫血　贫血主要由于肾组织破坏，促红细胞生成素分泌减少引起。体内代谢产物堆积对骨髓造血功能的抑制也起到一定作用。

7. 氮质血症和尿毒症　肾小球病变可使肾小球滤过率下降、大量肾单位受损使代谢产物不能及时排出，水、电解质和酸碱平衡失调等，导致血尿素氮（BUN）和血浆肌酐水平增高，形成氮质血症。

五、类型与病理特点

具体见表13-1-2。注意，急性弥漫性增生性免疫性肾小球肾炎，又称毛细血管内增生性肾小球肾炎或感染后性肾小球肾炎。快速进行性肾小球肾炎，又称急进性肾小球肾炎。肾小球基膜，为GBM。

表 13-1-2　肾小球肾炎分类及特点

类型	发病机制	病理特点	电镜	免疫荧光	临床表现
急性弥漫性增生性免疫性肾小球肾炎	免疫复合物引起	弥漫性系膜细胞和内皮细胞增生	驼峰状沉积物	肾小球内颗粒状 IgG、IgM 和 C3 沉积	急性肾炎综合征
快速进行性肾小球肾炎	抗GBM型	新月体形成	—	线性 IgG 和 C3 沉积	急进性肾炎综合征
	免疫复合物型		电子致密沉积物	颗粒状	
	免疫反应缺乏型		无沉积物	阴性或极弱	
膜性肾小球病	自身抗体与抗原原位反应	毛细血管壁弥漫性增厚	上皮下沉积物，钉状突起	基底膜颗粒状 IgG 和 C3	肾病综合征
膜增生性肾小球肾炎	Ⅰ型：免疫复合物、补体激活 Ⅱ型：补体替代途径的异常激活	系膜细胞增生、基质增多，基膜增厚	Ⅰ型：系膜区和内皮下沉积物 Ⅱ型：基底膜致密层呈带状沉积物增厚基膜呈双轨状	Ⅰ型：C3 颗粒状沉积，可有 IgG、C1q、C4 Ⅱ型：C3 沉积，无 IgG、C1q、C4	肾病综合征，常伴血尿，可仅表现为蛋白尿

类型	发病机制	病理特点	电镜	免疫荧光	临床表现
系膜增生性肾小球肾炎	尚未明确	弥漫性系膜细胞增生、系膜基质增多	系膜区沉积物	我国常见IgG、C3沉积	肾病综合征；无症状蛋白尿和/或血尿
局灶性节段性肾小球硬化	尚未阐明	部分肾小球的部分小叶发生硬化	弥漫性脏层上皮细胞足突消失、部分上皮细胞剥脱	IgM 和 C3沉积	主要为肾病综合征
微小病变性肾小球病	与免疫机制有关	弥漫性肾小球脏层上皮细胞足突消失	肾小球基膜正常，无沉积物	阴性	肾病综合征
IgA肾病	遗传、免疫调节异常等	系膜增生性病变，局灶性节段性增生或硬化，可有新月体	系膜区电子致密沉积物	系膜区IgA沉积，可有C3、备解素、IgG和IgM	急性肾炎综合征等
慢性肾小球肾炎	具有原疾病类型的特点	肾小球玻璃样变、硬化	因原疾病类型而异	因原疾病类型而异	慢性肾炎综合征、慢性肾衰竭

第二节 肾小管间质性肾炎

为一组累及肾小管和肾间质的炎性疾病。

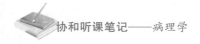

一、肾盂肾炎

（一）概述

1. 肾盂肾炎分为急性和慢性两类，是肾盂、肾间质和肾小管的炎性疾病，是肾脏最常见的疾病之一。

2. 急性肾盂肾炎通常由细菌感染引起，多与尿路感染有关。细菌感染在慢性肾盂肾炎的发病中起重要作用，膀胱输尿管反流和尿路阻塞等因素也和发病有关。

3. 病因和发病机制　①尿路感染主要由大肠埃希菌等革兰阴性杆菌引起，其他细菌和真菌也可致病。②大部分尿路感染的病原体为肠道菌属，属内源性感染。

4. 细菌累及肾脏的两条途径

（1）下行性感染：发生败血症或感染性心内膜炎时，细菌随血液进入肾脏，在肾小球或肾小管周围毛细血管内停留，引起炎症。病变多累及双侧肾脏。最常见的致病菌为金黄色葡萄球菌。

（2）上行性感染：尿道炎和膀胱炎等下尿路感染时，细菌可沿输尿管或输尿管周围淋巴管上行至肾盂、肾盏和肾间质。致病菌主要为革兰阴性杆菌，大肠埃希菌占绝大多数，其次为变形杆菌、产气杆菌、肠杆菌和葡萄球菌，也可由其他细菌引起。

病变可为单侧性，也可为双侧性。

主治语录：上行感染往往是引起肾盂肾炎的主要途径。

（二）急性肾盂肾炎

是肾盂、肾间质和肾小管的急性化脓性炎症，主要由细菌感染引起，偶可由真菌或病毒等引起。

1. 病理变化　上行性感染引起的病变可为单侧性，也可为双侧性。下行性感染的病变则多为双侧性。

（1）肉眼观：肾脏体积增大，表面充血，有散在、稍隆起的黄白色小脓肿，周围见紫红色充血带。病灶可弥漫分布，也可局限于某一区域。多个病灶可相互融合，形成大脓肿。肾脏切面肾髓质内见黄色条纹，并向皮质延伸。肾盂黏膜充血水肿，表面有脓性渗出物。严重时，肾盂内有脓液蓄积。

（2）组织学特征：为灶状间质性化脓性炎或脓肿形成、肾小管腔内中性粒细胞集聚和肾小管坏死。

（3）上行性感染引起的病变首先累及肾盂，局部黏膜充血，组织水肿并有大量中性粒细胞浸润。早期中性粒细胞局限于肾间质，随后累及肾小管，导致肾小管结构破坏，脓肿形成。肾小管为炎症扩散的通道，管腔内可出现中性粒细胞管型。

（4）下行性感染引起的肾盂肾炎常先累及肾皮质，病变发生于肾小球及其周围的间质，逐渐扩展，破坏邻近组织，并向肾盂蔓延。

急性期后中性粒细胞数量减少，巨噬细胞、淋巴细胞及浆细胞增多。局部胶原纤维增多，逐渐形成瘢痕。上行性感染引起的病变多伴有肾盂和肾盏的变形。

2. 并发症（表 13-2-1）

表 13-2-1　急性肾盂肾炎的并发症

名　称	表　现
肾乳头坏死	肾乳头因缺血和化脓发生坏死。病变累及单个或所有肾乳头。显微镜下肾乳头发生凝固性坏死，正常组织和坏死组织交界处可见中性粒细胞浸润
肾盂积脓	严重尿路阻塞，特别是高位尿路阻塞时，脓性渗出物不能排出，潴留于肾盂和肾盏内，形成肾盂积脓
肾周脓肿	病变严重时，肾内化脓性改变可穿破肾被膜，在肾周组织形成脓肿

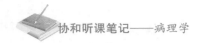

3. 临床病理联系　起病急，患者出现发热、寒战和白细胞增多，常有腰部酸痛和肾区叩痛，并有尿频、尿急和尿痛等膀胱和尿道的刺激症状。尿检查显示脓尿、蛋白尿、管型尿和菌尿，也可出现血尿。

白细胞管型对于诊断意义较大。急性肾盂肾炎病变呈灶状分布，肾小球通常较少受累，一般不出现高血压、氮质血症和肾功能障碍。大多数患者经抗生素治疗后症状于数天内消失，但尿中细菌可持续存在，病情常复发。

（三）慢性肾盂肾炎

为肾小管间质的慢性炎症。病变特点是慢性间质性炎症、纤维化和瘢痕形成，常伴有肾盂和肾盏的纤维化和变形。上皮间质转化参与了纤维化和瘢痕的形成。

主治语录：慢性肾盂肾炎是慢性肾衰竭的常见原因之一。

1. 病因和发病机制

（1）反流性肾病：又称慢性反流性肾盂肾炎，为常见的类型。具有先天性膀胱输尿管反流或肾内反流的患者常反复发生感染，多于儿童期发病，病变可为单侧或双侧性。

（2）慢性阻塞性肾盂肾炎：尿路阻塞导致尿液潴留，使感染反复发作，并有大量瘢痕形成。肾脏病变可因阻塞部位的不同而分别呈双侧或单侧性。

2. 病理变化　慢性肾盂肾炎大体改变的特征是一侧或双侧肾脏体积缩小，出现不规则的瘢痕。如病变为双侧性，则两侧改变不对称。肾脏切面皮髓质界限不清，肾乳头萎缩，肾盏和肾盂因瘢痕收缩而变形，肾盂黏膜粗糙。肾脏瘢痕数量多少不等分布不均，多见于肾的上下极。

镜下表现为局灶性的淋巴细胞、浆细胞浸润和间质纤维化。

部分区域肾小管萎缩，部分区域肾小管扩张。扩张的肾小管内可出现均质红染的胶样管型，形似甲状腺滤泡。

肾盂和肾盏黏膜及黏膜下组织出现慢性炎症细胞浸润及纤维化。肾内细动脉和小动脉因继发性高血压发生玻璃样变和硬化。早期肾小球很少受累，肾球囊周围可发生纤维化。后期部分肾小球发生玻璃样变和纤维化。慢性肾盂肾炎急性发作时出现大量中性粒细胞，并有小脓肿形成。

3. 临床病理联系　慢性肾盂肾炎常缓缓起病，也可表现为急性肾盂肾炎的反复发作，伴腰背部疼痛、发热、频发的脓尿和菌尿。

肾小管尿浓缩功能的下降和丧失可导致多尿和夜尿增多。钠、钾和重碳酸盐丢失可引起低钠、低钾及代谢性酸中毒。肾组织纤维化和小血管硬化导致局部缺血，肾素分泌增加，引起高血压。晚期肾组织破坏严重，出现氮质血症和尿毒症。

X线肾盂造影检查显示肾脏不对称性缩小，伴不规则瘢痕和肾盂、肾盏的变形。病变严重者可因尿毒症或高血压引起的心力衰竭危及生命。

二、药物和中毒引起的肾小管间质性肾炎

抗生素和镇痛药的广泛应用已使药物成为引起肾脏损伤的主要原因之一。药物和中毒可诱发间质的免疫反应，引起急性过敏性间质性肾炎，也可造成肾小管的慢性损伤，最终导致慢性肾衰竭。

（一）急性药物性间质性肾炎

1. 可由抗生素、利尿药、非甾体抗炎药（NSAIDs）及其他药物引起。

2. 患者常在用药后2~40天（平均15天）出现发热、一过

性嗜酸性粒细胞比例升高。约 25% 的患者出现皮疹。肾脏病变引起血尿、轻度蛋白尿和白细胞尿。约 50% 患者血清肌酐水平增高，也可出现少尿等急性肾衰竭的症状。

3. 肾间质出现严重的水肿、淋巴细胞和巨噬细胞浸润，并有大量嗜酸性粒细胞和中性粒细胞，可有少量浆细胞和嗜碱性粒细胞。新型青霉素 I 和噻嗪类利尿药等药物可引起具有巨细胞的间质肉芽肿性改变。肾小管出现不同程度的变性和坏死。肾小球通常不受累，但 NSAIDs 引起的间质性肾炎可伴有微小病变性肾小球病和肾病综合征。

4. 急性药物性间质性肾炎主要由免疫机制引起。药物作为半抗原与肾小管上皮细胞胞质或细胞外成分结合，产生抗原性，引起 IgE 的形成和/或细胞介导的免疫反应，导致肾小管上皮细胞和基膜的免疫损伤和炎症反应。

（二）镇痛药性肾炎

1. 又称镇痛药性肾病，是混合服用镇痛药引起的慢性肾脏疾病，病变特点是慢性肾小管间质性炎症，伴有肾乳头坏死。

2. 患者大量服用至少两种镇痛药。阿司匹林和非那西汀合剂可引起肾乳头坏死和肾小管间质的炎症。非那西汀代谢产物通过共价结合和氧化作用损伤细胞。阿司匹林通过抑制前列腺素的血管扩张作用使肾乳头缺血，加重细胞损伤。肾乳头损伤是药物的毒性作用和缺血共同作用的结果。

3. 肉眼观，双肾体积正常或轻度缩小。肾皮质厚薄不一。坏死乳头表面皮质下陷。肾乳头发生不同程度的坏死、钙化和脱落。镜下见肾乳头早期出现灶状坏死。严重时整个肾乳头坏死，局部结构破坏，仅见残存的肾小管轮廓，并有灶状钙化。有的肾乳头从肾脏剥脱。皮质肾小管萎缩，间质纤维化并有淋巴细胞和巨噬细胞浸润。

4. 临床常表现为慢性肾衰竭、高血压和贫血。贫血可能与镇痛药代谢产物对红细胞的损伤有关。实验室检查显示尿浓缩功能减退。肾乳头坏死可引起肉眼血尿和肾绞痛。磁共振和 CT 检查可显示肾乳头坏死和钙化。

5. 停用相关镇痛药可使病情稳定，并可能使肾功能有所恢复。

（三）马兜铃酸肾病（AAN）

1. 是一种慢性间质性肾脏疾病，其发病与摄取含马兜铃酸的中草药密切相关。

2. 1964 年以来，我国陆续有学者报道，患者大量服用中药木通后发生急性肾衰竭，并将此称为"中草药肾病"。

3. 急性马兜铃酸肾病表现为急性肾衰竭，病理学特征是急性肾小管坏死；也可表现为肾小管功能障碍、酸中毒等。绝大多数病例表现为慢性马兜铃酸肾病。多数病例起病隐匿，少数病例进展迅速，出现尿异常后 1 年内发生尿毒症。

第三节 肾和膀胱常见肿瘤

一、肾细胞癌

（一）概述

肾细胞癌又称肾癌或肾腺癌或透明细胞肾腺癌，占肾脏恶性肿瘤的 80%~85%。多发生于 40 岁以后。流行病学调查显示，吸烟是肾细胞癌最重要的危险因子；其他危险因素包括肥胖（特别是女性）、高血压及接触石棉、石油产品和重金属等。

肾细胞癌具有散发性和遗传性两种类型。散发性占绝大多

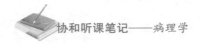

数，发病年龄大，多发生于一侧肾脏家族性肾细胞癌为常染色体显性遗传，发病年龄小，肿瘤多为双侧多灶性。遗传性肾细胞癌仅占4%。

（二）病理变化

肾细胞癌多见于肾脏上、下两极，上极更为常见。常表现为单个圆形肿物，直径3~15cm。切面淡黄色或灰白色，伴灶状出血、坏死、软化或钙化等改变，表现为红、黄、灰、白等多种颜色相交错的多彩的特征。肿瘤界限清楚，可有假包膜形成。肿瘤较大时常伴有出血和囊性变。肿瘤可蔓延到肾盏、肾盂和输尿管，并常侵犯肾静脉，静脉内柱状的瘤栓可延伸至下腔静脉，甚至右心。

肾癌组织学分类包括肾透明细胞癌、乳头状肾细胞癌和嫌色性肾细胞癌等多种类型。在各种类型中，肾透明细胞癌（RCCC）最多见，占肾细胞癌的70%~80%。镜下肿瘤细胞体积较大，呈圆形或多边形，胞质丰富，透明或颗粒状，间质具有丰富的毛细血管和血窦。

主治语录： 间歇无痛性血尿是肾细胞癌的主要症状，早期仅表现为镜下血尿，其具有诊断意义的三个典型症状是腰痛、肾区肿块和血尿。

二、肾母细胞瘤（Wilms瘤）

源于后胚基组织，儿童期最常见的恶性肿瘤。多为散发性，也有家族性病例。

（一）病理变化

多为单个实性肿物，体积较大，边界清楚，可有假包膜。

肿瘤质软，切面鱼肉状，灰白或灰红色，可有灶性出血、坏死或囊性变。有时可见软骨或骨。

具有幼稚的肾小球、肾小管样结构。细胞成分包括间叶细胞（可出现横纹肌、软骨、骨、脂肪分化）、上皮样细胞（可形成小管、小球结构）、幼稚细胞（原始细胞）3 种。

（二）临床表现

主要症状为腹部包块，可出现血尿、高血压，可有周围组织受侵，肺肝远处转移。手术治疗、化疗综合应用效果好。

三、尿路与膀胱上皮肿瘤

（一）概述

尿路上皮肿瘤可发生于肾盂、输尿管、膀胱和尿道，但以膀胱最为常见，约 95% 的膀胱肿瘤起源于上皮组织，绝大多数上皮性肿瘤成分为尿路上皮（即移行上皮），故称为尿路上皮肿瘤或移行上皮肿瘤。

1. 膀胱癌多发生于男性，男女之比约为 3∶1。大多数患者发病在 50 岁以后。

2. 病因和发病机制：吸烟是最重要的影响因素。

3. 膀胱癌发生的分子模式包括两条途径：第一条途径是通过位于 $9p$ 和 $9q$ 的抑癌基因的缺失，引起浅表的乳头状肿瘤。另一条途径是通过 $p53$ 突变导致原位癌，再发生 9 号染色体的缺失，发展为浸润癌。

（二）病理变化

1. 膀胱癌好发于膀胱侧壁和膀胱三角区近输尿管开口处。

2. 肿瘤可为单个，也可为多灶性。肿瘤大小不等。可呈乳

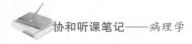

头状或息肉状，也可呈扁平斑块状。

3. 镜下，癌细胞核浓染，部分细胞异型性明显，核分裂象较多，可有病理性核分裂象。细胞排列紊乱极性消失。有的可见乳头状结构和巢状浸润灶。

（三）临床病理联系

1. 膀胱肿瘤最常见的症状是无痛性血尿。肿瘤乳头的断裂、肿瘤表面坏死和溃疡均可引起血尿。部分病例可出现尿频、尿急和尿痛等膀胱刺激症状。

2. 肿瘤绒毛状，灰白色，与周围界限不清阻塞输尿管开口时，可引起肾盂积水、肾盂肾炎甚至肾盂积脓。

3. 膀胱移行细胞起源的肿瘤手术后容易复发。

 历年真题

1. 急进性肾小球肾炎的病变特点是
   A. 肾小球系膜细胞大量增生
   B. 肾小球内皮细胞显著增生
   C. 肾小球囊壁层上皮细胞显著增生
   D. 毛细血管基底膜大量钉状突起
   E. 毛细血管壁增厚呈车轨状

2. 弥漫性新月体性肾小球肾炎中新月体的细胞是
   A. 肾小球系膜细胞
   B. 肾小球球囊壁层上皮细胞和单核细胞
   C. 肾小球球囊脏层上皮细胞和单核细胞
   D. 肾小球系膜细胞和内皮细胞
   E. 肾小球球囊壁层上皮细胞

3. 不属于原发性肾病综合征常见的病理类型是
   A. 微小病变性肾小球肾炎
   B. 系膜增生性肾炎
   C. 毛细血管内增生性肾炎
   D. 膜性肾病
   E. 局灶性节段性肾小球硬化

参考答案：1. C 2. B 3. C

第十四章 生殖系统和乳腺疾病

核心问题

1. 子宫颈上皮非典型增生和原位癌、浸润癌。
2. 子宫内膜增生、内膜癌、子宫肌瘤的病理特点。
3. 滋养层细胞疾病的病理特点。
4. 卵巢肿瘤分类。
5. 前列腺增生、前列腺癌的病理特点。
6. 乳腺癌的分类及病理特点。

内容精要

生殖系统和乳腺肿瘤是临床的常见疾病。

第一节 子宫颈疾病

一、慢性子宫颈炎

1. 本病是育龄期妇女最常见的妇科疾病，常由链球菌、大肠埃希菌、沙眼衣原体、淋球菌感染有关。

2. 分类

（1）子宫颈糜烂：临床上常见的子宫颈糜烂实际上是子宫

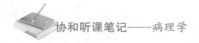

颈损伤的鳞状上皮被宫颈管黏膜柱状上皮取代，病变黏膜呈边界清楚的红色糜烂区，实际上不是真性糜烂。

（2）子宫颈囊肿：由宫颈腺上皮鳞状上皮化生、覆盖和阻塞子宫颈管腺体的开口所致，又称纳博特囊肿。

（3）子宫颈息肉：宫颈黏膜上皮、腺体和间质结缔组织局限性增生。

3. 镜下观　宫颈黏膜充血、水肿，间质内淋巴细胞、浆细胞、单核细胞等慢性炎症细胞浸润。宫颈腺上皮可伴有增生及鳞状上皮化生。

二、子宫颈上皮内瘤变和子宫颈癌

（一）子宫颈上皮内瘤变（CIN）

是指子宫颈上皮被不同程度异型性的细胞所取代。表现为细胞大小形态不一，核增大、深染，核质比例增大，核分裂象增多，细胞极性紊乱。

1. 病变由基底层逐渐向表层发展。依据其病变程度不同分为三级。

（1）Ⅰ级：异型细胞局限于上皮的下 1/3。

（2）Ⅱ级：异型细胞累及上皮层的下 1/3~2/3。

（3）Ⅲ级：增生的异型细胞超过全层的 2/3，包含原位癌。

2. 子宫颈原位癌　是指异型增生的细胞累及子宫颈黏膜上皮全层，但病变局限于上皮层内，未突破基膜。

3. 原位癌累及腺体　原位癌的细胞可由表面沿基底膜通过宫颈腺口蔓延至子宫颈腺体内，取代部分或全部腺上皮，但仍未突破腺体的基底膜，仍然属于原位癌的范畴。

4. 子宫颈上皮 CIN Ⅰ 并不一定都发展为 CIN Ⅱ 和 CIN Ⅲ 乃至浸润癌，如经适当治疗，大多数 CIN Ⅰ 可逆转或治愈。新近的分类将 CIN Ⅰ 级归入低级别鳞状上皮内病变（LSIL），CIN Ⅱ 级和 Ⅲ 级归入高级别鳞状上皮内病变（HSIL）（表 14-1-1）。

5. 正常子宫颈鳞状上皮碘染色阳性；醋酸可使 CIN 区域呈白色斑片状。

6. 预后　50%轻度不典型增生可自然消退。

表 14-1-1　子宫颈鳞状上皮癌前病变的分类

子宫颈上皮内瘤变	鳞状上皮内瘤变
子宫颈上皮内瘤变 Ⅰ 级（CIN Ⅰ）	LSIL
子宫颈上皮内瘤变 Ⅱ 级（CIN Ⅱ）	HSIL
子宫颈上皮内瘤变 Ⅲ 级/子宫颈原位癌（CIN Ⅲ）	HSIL

（二）子宫颈浸润癌

1. 肉眼观的病理变化　可分为四型。

（1）糜烂型：病变处黏膜潮红、呈颗粒状，质脆，触之易出血。在组织学上多属原位癌和早期浸润癌。

（2）外生菜花型：癌组织主要向子宫颈表面生长，形成乳头状或菜花状突起，表面常有坏死和浅表溃疡形成。

（3）内生浸润型：癌组织主要向子宫颈深部浸润生长，使宫颈前后唇增厚、变硬，表面常较光滑，临床检查容易漏诊。

（4）溃疡型：癌组织除向深部浸润外，表面同时有大块坏死脱落，形成溃疡，似火山口状。

2. 组织学类型　组织学类型以鳞状细胞癌居多（80%），腺癌少见（20%）。

（1）子宫颈鳞状细胞癌：大多累及子宫颈鳞状上皮和柱状上皮壁内浸润生长交界处，即移行带，依据其进展过程，分为以下两类。

1）早期浸润癌或微小浸润性鳞状细胞癌：癌细胞突破基膜，向固有膜间质浸润，但浸润深度不超过基膜下 5mm 且浸润宽度不超过 7mm。

2）浸润癌：癌组织浸润深度超过基底膜下 5mm 或浸润宽度超过 7mm 者称为浸润癌，可分为角化型鳞癌和非角化型鳞癌。

主治语录： 早期浸润癌一般肉眼不能判断，只有在显微镜下才能确诊。

（2）子宫颈腺癌：可分为高分化、中分化和低分化三型，子宫颈腺癌对放疗和化学药物疗法均不敏感，预后较差。

3. 扩散途径

（1）直接蔓延：癌组织向上浸润破坏整段子宫颈，但很少侵犯子宫体。向下可累及阴道穹隆及阴道壁，向两侧可侵及宫旁及盆壁组织。若肿瘤侵犯或压迫输尿管可引起肾盂积水和肾衰竭。晚期向前可侵及膀胱，向后可累及直肠。

（2）淋巴道转移：癌组织首先转移至子宫旁淋巴结，然后依次至闭孔、髂内、髂外、髂总、腹股沟及骶前淋巴结，晚期可转移至锁骨上淋巴结。

（3）血道转移：晚期可经血道转移至肺、骨及肝。

主治语录： 淋巴道转移是子宫颈癌最常见和最主要的转移途径。

4. 临床病理联系

（1）早期子宫颈癌常无自觉症状，随病变进展，患者出现不规则阴道流血及接触性出血。

（2）癌组织坏死继发感染，白带增多，有特殊腥臭味。

（3）晚期可出现下腹部及腰骶部疼痛。

（4）子宫颈癌的分期（表 14-1-2）

表 14-1-2 累及范围

分 期	子宫颈癌的分期
0 期	原位癌（CIN Ⅲ）
Ⅰ 期	癌局限于子宫颈以内
Ⅱ 期	肿瘤超出子宫颈进入盆腔，但未累及盆腔壁，癌肿侵及阴道，但未累及阴道的下 1/3
Ⅲ 期	癌扩展至盆腔壁及阴道的下 1/3
Ⅳ 期	癌组织已超越骨盆，或累及膀胱黏膜或直肠

主治语录：对已婚妇女，定期做子宫颈细胞学检查，是发现早期子宫颈癌的有效措施。

第二节 子宫体疾病

一、子宫内膜异位症

是指子宫内膜腺体和间质出现于子宫内膜以外的部位，80%发生于卵巢。子宫内膜腺体和间质异位于子宫肌层（至少距子宫内膜基底层 2mm 以上），称子宫腺肌病。

1. 临床表现　为痛经、月经不调。

2. 病理变化

（1）肉眼观：点灶状紫红或棕黄色结节状，质软似桑葚，病灶出血区机化可于周围器官发生纤维性粘连；可在卵巢上出现巧克力囊肿。

（2）镜下观：可见与正常子宫内膜相似的内膜腺体、间质及含铁血黄素。少数仅见增生的纤维组织和含有含铁血黄素的巨噬细胞。

二、子宫内膜增生症

是由内源性或外源性雌激素增高所致的子宫内膜腺体或间

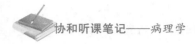

质增生，可导致功能性子宫出血，育龄期、更年期妇女可发病。

病理变化：基于细胞形态和腺体结构增生和分化程度的不同，分型见表 14-2-1。

表 14-2-1　子宫内膜增生症的病理变化

	单纯性增生	复杂性增生	异型增生
旧称	轻度增生、腺囊性增生	腺瘤性增生	非典型增生
癌变	约 1%	约 3%	约 1/3
内膜腺体	数量增多，部分扩张成小囊	明显增多，排列拥挤	明显增多，显著拥挤，"背靠背"
腺体上皮	一般为单层或假复层细胞，呈柱状，无异型	结构复杂且不规则，背靠背；细胞增生呈乳头状、无异型	复层；轻度至中度异型性增生
内膜间质	无明显异常	明显减少	可有间质浸润（癌）

主治语录：子宫内膜增生、非典型增生、子宫内膜癌为一个连续的演变过程，要注意监测与及时干预。

三、子宫肿瘤

（一）子宫内膜腺癌

来源于子宫内膜上皮细胞发生的恶性肿瘤。多见于绝经期和绝经期后妇女，以 55~65 岁为发病高峰。

1. 病因　一般认为与雌激素长期持续作用有关。

2. 病理变化

（1）肉眼观：①弥漫型，子宫内膜弥漫性增厚，表面粗糙不平，常有出血坏死，并不同程度地浸润子宫肌层。②局限型，多在子宫底、宫角，呈息肉或乳头状突入宫腔。如果癌组织小而表浅，可在诊断性刮宫时全部刮出，在切除的子宫内找不到癌组织。

（2）镜下观（表14-2-2）

表14-2-2　子宫内膜癌的镜下观

	高分化腺癌	中分化腺癌	低分化腺癌
腺体成分所占比例	≥95%	50%～94%	<50%
腺体特点	腺体排列拥挤、紊乱	腺体不规则，排列紊乱	腺样结构显著减少
异型性	细胞呈轻度至中度异型	异型性明显，可见实性癌灶	癌细胞分化差，异型性显著
细胞特点	形态似增生期子宫内膜腺体	细胞向腺腔内生长，可形成乳头状或筛状结构	多呈实体片状排列，1/3伴鳞状细胞分化

3. 扩散途径　子宫内膜癌以直接蔓延为主，预后主要与子宫壁的浸润深度相关。晚期可经淋巴道转移，血道转移比较少见。

4. 临床病理联系

（1）最常见的临床表现是阴道不规则流血，部分患者可有阴道分泌物增多，呈淡红色。

（2）子宫内膜癌临床分期

1）Ⅰ期：癌组织局限于子宫体。

2）Ⅱ期：癌组织累及子宫体和子宫颈。

3）Ⅲ期：癌组织向子宫外扩散，尚未侵入盆腔外组织。

4）Ⅳ期：癌组织已超出盆腔范围，累及膀胱和直肠黏膜。

Ⅰ期患者手术后的五年生存率接近90%，Ⅱ期降至30%～50%，晚期患者则低于20%。

（二）子宫平滑肌肿瘤

子宫平滑肌瘤是女性生殖系统最常见的肿瘤。雌激素可促进其生长。

1. 病理变化

（1）肉眼观：多数肿瘤发生在肌层，也可有黏膜下、浆膜下肌瘤。大小不一，单发或多发。表面光滑，界清，无包膜，切面灰白，质韧，编织状或漩涡状。可发生透明变性、黏液变性、钙化、红色变（肌瘤间质血管内血栓形成，出现梗死伴出血，呈暗红色）。

（2）镜下观：与周围正常组织边界清楚，瘤细胞为梭形，呈束状、螺旋状排列，缺乏异型性。极少可发生肉瘤变，复发率高。

2. 临床表现　主要为阴道流血、月经紊乱、不孕、周围器官受压的症状。

第三节　滋养层细胞疾病

滋养层细胞疾病（GTD）包括葡萄胎、侵蚀性葡萄胎、绒毛膜癌和胎盘部位滋养细胞肿瘤。以滋养层异常为特征，患者血、尿中绒毛膜促性腺激素（hCG）含量高于正常妊娠。

一、葡萄胎

又称水泡状胎块，是胎盘绒毛的良性病变，多发生于 20 岁以下、40 岁以上女性，考虑与卵巢功能不足或衰退有关。

1. 病因和发病机制　完全性葡萄胎均为男性遗传起源，缺乏卵细胞的染色体。部分性葡萄胎为正常卵细胞和一个没发生减数分裂的双倍体精子或两个单倍体精子结合所致。

2. 病理变化

（1）肉眼观：病变局限于宫腔内（个别发生在异位妊娠处），不侵入肌层，胎盘绒毛高度水肿，形成透明或半透明水泡，内含清亮液体，似葡萄。所有绒毛均呈葡萄状，称完全性葡萄胎；如有部分正常绒毛保留，伴或不伴胎儿及其附属器官，称不完全或部分葡萄胎。

（2）镜下观

1）绒毛因间质高度疏松、水肿，黏液变性而增大。

2）绒毛间质内血管消失，或见少量无功能的毛细血管，内无红细胞。

3）滋养层细胞有不同程度增生，增生的细胞包括合体细胞滋养层细胞和细胞滋养层细胞，两者以不同比例混合存在，并有轻度异型性。

正常绒毛在妊娠 3 个月后，滋养层细胞仅剩合体细胞滋养层细胞，而葡萄胎时细胞滋养层细胞、合体细胞滋养层皆持续存在，并活跃增生，失去正常排列，呈多层或成片聚集。

✏ **主治语录：滋养层细胞增生为葡萄胎的最重要特征。**

3. 临床病理联系　患者多在妊娠的第 11~25 周出现症状，由于胎盘绒毛水肿致子宫体积明显增大，超出相应月份正常妊娠子宫体积。因胚胎早期死亡，虽然子宫体积超过正常 5 个月妊娠，但听不到胎心，亦无胎动。由于滋养层细胞增生，患者血和尿中绒毛膜促性腺激素（hCG）明显增高，是协助诊断的重要指标。滋养层细胞侵袭血管能力很强，故子宫反复不规则流血，偶有葡萄状物流出。如疑为葡萄胎时，大多数患者可经超声检查确诊。

葡萄胎经彻底清宫后，绝大多数能痊愈。约有 10% 患者可转变为侵蚀性葡萄胎，2% 左右可恶变为绒毛膜上皮癌。因葡萄

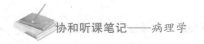

胎有恶变潜能，应彻底清宫，密切随访观察，定期监测血清 hCG。

二、侵蚀性葡萄胎

1. 侵蚀性葡萄胎为介于葡萄胎和绒毛膜上皮癌之间的交界性肿瘤。

2. 侵蚀性葡萄胎和良性葡萄胎的主要区别是水泡状绒毛侵入子宫肌层，引起子宫肌层出血坏死，甚至向子宫外侵袭累及阔韧带，或经血管栓塞至阴道、肺和脑等远隔器官。绒毛不会在栓塞部位继续生长并可自然消退和转移有明显区别。

3. 镜下，滋养层细胞增生程度和异型性比良性葡萄胎显著。常见出血坏死，其中可查见水泡状绒毛或坏死的绒毛，有无绒毛结构是本病与绒毛膜上皮癌的主要区别。

4. 大多数侵蚀性葡萄胎对化疗敏感，预后良好。

三、绒毛膜癌

简称绒癌，高度恶性。20 岁以下和 40 岁以上女性多见。多与妊娠有关，50%继发于葡萄胎，25%继发于自然流产，20%发生于正常分娩后，5%发生于早产、异位妊娠。

1. 病理变化

（1）肉眼观：单个或多个癌结节，呈暗红色、紫蓝色，质软，多有出血坏死，侵入肌层甚至穿透浆膜层。

（2）镜下观：由分化不良的似合体滋养层细胞、似细胞滋养层细胞组成，明显异型性，核分裂象易见。可排列成巢状、条索状，无间质血管，侵袭周围血管，伴明显出血坏死。无绒毛和水泡样结构。

主治语录：癌细胞不形成绒毛和水泡状结构，这一点和侵蚀性葡萄胎明显不同。

2. 扩散途径 绒毛膜癌侵袭破坏血管能力很强，除在局部破坏、蔓延外，极易经血道转移，以肺最常见（90%以上），其次为脑、胃肠道、肝和阴道壁等。少数病例在原发灶切除后，转移灶可自行消退。

3. 临床表现 葡萄胎流产和妊娠后阴道持续不规则流血，子宫增大，远处转移脏器受损表现，血或尿中 hCG 明显增高。

4. 治疗与预后 绒癌是恶性度很高的肿瘤，治疗以往以手术为主，多在 1 年内死亡。自应用化疗后，大多数患者可治愈，即便已发生转移的病例治愈率也可达 70%，甚至治愈后可正常妊娠。

四、胎盘部位滋养细胞肿瘤（PSTT）

源自胎盘绒毛外中间滋养叶细胞，相当少见。核型多为双倍体，46XX，常在妊娠几个月时发病。

1. 病理变化

（1）肉眼观：肿瘤位于胎盘种植部位，呈结节状，棕黄色，切面肿瘤侵入子宫肌层，与周围组织界限不清，肌层的浸润程度不一，少数情况下，肿瘤可穿透子宫全层。一般无明显出血。

（2）镜下观：在正常妊娠过程中，中间型滋养叶细胞的功能是将胚体固定在肌层表面。当中间型滋养叶细胞呈肿瘤增生时，浸润的方式和胎盘附着部位的正常滋养叶上皮相似，仍然位于滋养叶上皮生长旺盛的典型部位。一般无坏死和绒毛。

与绒毛膜上皮癌不同的是，胎盘部位滋养细胞肿瘤由单一增生的胎盘中间滋养叶细胞组成，而绒毛膜上皮癌由两种细胞构成。免疫组织化学染色大多数中间性滋养叶细胞胎盘催乳素（HPL）阳性；而仅少部分细胞 hCG 阳性。

少数情况下，肿瘤细胞可出现异型，细胞丰富、密集，核分裂象多见，并伴有较广泛的坏死，呈恶性组织学表现。

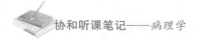

2. 临床病理联系 胎盘部位滋养细胞肿瘤虽然在局部呈浸润性生长，但一般较局限，临床表现多为良性，10%的病例可发生转移，偶致患者死亡。若 hCG 持续阳性，则预后和绒毛膜上皮癌相似。

第四节 卵巢肿瘤

卵巢肿瘤按组织发生的主要分如下 3 类。①上皮性肿瘤：浆液性肿瘤、黏液性肿瘤、子宫内膜样肿瘤、透明细胞肿瘤、移行细胞肿瘤、浆-黏液性肿瘤和未分化癌。②生殖细胞肿瘤：畸胎瘤、无性细胞瘤、内胚窦瘤及绒毛膜癌。③性索间质肿瘤：颗粒细胞-卵泡膜细胞瘤、支持-间质细胞瘤。

一、卵巢上皮性肿瘤

是最常见的卵巢肿瘤，占 90%，可分为良性、交界性、恶性。卵巢交界性肿瘤也称为非典型增生性肿瘤，其特征为上皮性肿瘤细胞呈轻至中度异型性，在卵巢表面和/或在实质内生长，无毁损性间质浸润；非典型增生的范围≥10%。

卵巢浆液性及黏液性肿瘤的病理特点见表 14-4-1。

表 14-4-1 卵巢浆液性及黏液性肿瘤的病理特点

	卵巢浆液性肿瘤	卵巢黏液性肿瘤
发病率	高（浆液性囊腺瘤是最常见的卵巢肿瘤）	较低（占所有卵巢肿瘤的25%）
肿瘤性质	可为良性、交界性、恶性	可为良性、交界性、恶性
发病年龄	良性和交界性肿瘤多见于30~40岁的女性；恶性肿瘤多见于老年妇女	同左

	卵巢浆液性肿瘤	卵巢黏液性肿瘤
肉眼观	1. 单个或多个囊腔，囊内含有清亮囊液；双侧卵巢发生多见 2. 良性：囊壁光滑；交界性：囊壁较多乳头突起；恶性：大量实性组织和乳头出现	1. 多个囊腔，内含黏稠液体，乳头较少；双侧发生较少见 2. 良性：肿瘤表面光滑，囊壁光滑；恶性：大量乳头和实性区域，出血坏死、包膜浸润
良性肿瘤	囊腔为单层立方或矮柱状上皮，具有纤毛乳头较宽、细胞无异型性	囊腔为单层高柱状上皮，无纤毛细胞无异型性
交界性肿瘤	1. 囊腔上皮2~3层 2. 乳头增多、细胞轻度异型，核分裂象增加 3. 可有或无间质浸润	1. 囊腔上皮2~3层 2. 乳头增多、细胞轻度异型，核分裂象增加 3. 无间质和被膜浸润
恶性肿瘤	1. 囊腔上皮超过3层 2. 乳头树枝状分布，常见砂粒体 3. 细胞异型性明显，核分裂象多见；癌细胞破坏性间质浸润（最主要特点）	1. 囊腔上皮超过3层；复杂的腺体和乳头结构 2. 细胞异型性明显；癌细胞间质浸润

二、卵巢性索间质肿瘤

女性的性索-间质细胞称作颗粒细胞和卵泡膜细胞，男性则为支持细胞和间质细胞，前者形成女性的颗粒细胞瘤和卵泡膜细胞瘤，后者形成男性的支持细胞瘤和间质细胞瘤。

卵泡膜细胞和间质细胞可分别产生雌激素和雄激素，患者常有内分泌功能的改变。

（一）颗粒细胞瘤

是伴有雌激素分泌的功能性肿瘤。虽然该瘤极少发生转移，

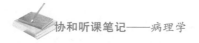

但可发生局部扩散，甚至在切除多年后复发，应被看作低度恶性肿瘤。

颗粒细胞瘤和其他卵巢肿瘤一样，体积较大，呈囊实性。肿瘤的部分区域呈黄色，为含脂质的黄素化的颗粒细胞，间质呈白色，常伴发出血。镜下，瘤细胞大小较一致，体积较小，椭圆形或多角形，细胞质少，细胞核通常可查见核沟，呈咖啡豆样外观。瘤细胞排列成弥漫型、岛屿型或梁索型，分化较好的瘤细胞常围绕一腔隙，排列成卵泡样的结构，中央为粉染的蛋白液体或退化的细胞核称为 Call-Exner 小体。

（二）卵泡膜细胞瘤

为良性功能性肿瘤，因为肿瘤细胞可产生雌激素，绝大多数患者有雌激素产生增多的体征，患者常表现为月经不调和乳腺增大，多发生于绝经后的妇女。

卵泡膜细胞瘤呈实体状，由于细胞含有脂质，切面色黄。镜下，瘤细胞由成束的短梭形细胞组成，核卵圆形，胞质由于含脂质而呈空泡状。玻璃样变的胶原纤维可将瘤细胞分割成巢状。瘤细胞黄素化时，与黄体细胞相像，称为黄素化的卵泡膜细胞瘤。

（三）支持-间质细胞瘤

主要发生在睾丸，较少发生于卵巢。任何年龄均可发病，多发于年轻育龄期妇女。

该瘤可分泌少量雄激素，若大量分泌可表现为男性化。肿瘤单侧发生，呈实体结节分叶状，色黄或棕黄。镜下，由支持细胞和间质细胞按不同比例混合而成，依其分化程度分为高分化、中分化和低分化支持-间质细胞瘤。高分化的肿瘤手术切除可治愈，低分化的肿瘤可复发或转移。

三、卵巢生殖细胞肿瘤

占卵巢肿瘤的 1/4，占儿童、青春期卵巢肿瘤的 60%。

由原始性生殖肿瘤细胞组成的肿瘤为无性细胞瘤；原始生殖细胞向胚胎的体壁细胞分化称畸胎瘤；向胚外组织分化，瘤细胞和胎盘的间充质细胞或它的前身相似，称卵黄囊瘤；向覆盖胎盘绒毛表面的细胞发育，称绒毛膜癌。

（一）畸胎瘤

多数含两个以上的胚层组织成分。多发生于 20~30 岁。

1. 成熟性畸胎瘤（成熟囊性畸胎瘤）

（1）病理变化：肿瘤呈囊性，部分双侧分布，充满皮脂样物，可见头节；由 3 个胚层的各种成熟组织构成（皮肤、毛囊、汗腺、脂肪、骨、软骨等）。

（2）临床特点：以表皮及其附件组成的单胚层畸胎瘤为皮样囊肿。以甲状腺组织为主的单胚层畸胎瘤为卵巢甲状腺肿。1% 发生恶变（鳞癌多见）。

主治语录：成熟畸胎瘤是最常见的生殖细胞肿瘤。

2. 未成熟性畸胎瘤 肿瘤组织中发现未成熟组织。占 20 岁以下女性恶性肿瘤的 20%。

（1）肉眼观：呈实体分叶状，可含有许多小囊，实体区域可见未成熟的骨、软骨组织。

（2）镜下观：可见未成熟的神经组织组成的神经管和菊形团，常见未成熟的骨、软骨组织。

（二）无性细胞瘤

由未分化、多潜能原始生殖细胞组成的恶性肿瘤。在男性

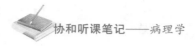

为精原细胞瘤。

1. 肉眼观　肿瘤体积大，质实，表面结节状，切面质软鱼肉状。

2. 镜下观　瘤细胞体积大，胞质空亮，核居中，可见核分裂象；排列成巢状、条索状，周围的纤维组织中有淋巴细胞浸润，并有结核样肉芽肿结构。

肿瘤细胞胎盘碱性磷酸酶阳性有助于诊断。对放化疗敏感。

（三）胚胎性瘤

主要发生于20~30岁的青年人，比无性细胞瘤更具有浸润性，是高度恶性的肿瘤。

1. 肉眼观　肿瘤体积小于无性细胞瘤，切面肿瘤边界不清，可见出血和坏死。

2. 镜下观　肿瘤细胞排列成腺管、腺泡或乳头状，分化差的细胞则排列成片状。肿瘤细胞形态呈上皮样，显著异型，细胞之间界限不清，细胞核大小形态不一，核仁明显，常见核分裂象和瘤巨细胞。若伴有畸胎瘤、绒毛膜癌和卵黄囊瘤成分，应视为混合性肿瘤。

（四）卵黄囊瘤

又称内胚窦瘤，多发生于30岁以下，是婴幼儿最常见的生殖细胞肿瘤。高度恶性。

1. 肉眼观　体积大，结节分叶状，边界不清，切面灰黄色，实体状，局部可见囊腔，可有局部出血坏死。

2. 镜下观

（1）疏网状结构：是最常见的形态，相互交通的间隙形成微囊、乳头，内衬上皮，背景呈黏液状。

（2）S-D（Schiller-Duval）小体：由含有肾小球结构的微囊

构成，中央有纤维血管轴心，免疫组化示 AFP、α_1-抗胰蛋白酶阳性。

（3）多泡性卵黄囊结构：形成与胚胎时期卵黄囊相似大小不等的囊腔，内衬扁平上皮、立方上皮或柱状上皮，囊之间为致密的结缔组织。

（4）细胞外嗜酸性小体：也是常见的特征性结构。

第五节　前列腺疾病

一、前列腺增生症

良性前列腺增生又称结节状前列腺增生或前列腺肥大，以前列腺上皮和间质增生为特征，前列腺增生的发生和雄激素有关。此外，年龄相关的雌激素水平升高可通过增加实质细胞双氢睾酮受体表达，增强双氢睾酮促进前列腺增生的效应。

前列腺增生症是 50 岁以上男性的常见疾病，发病率随年龄的增长而递增。

1. 病理变化

（1）肉眼观：呈结节状增大，重者可达 300g。颜色和质地与增生的成分有关，以腺体增生为主的呈淡黄色，质地较软，切面可见大小不一的蜂窝状腔隙，挤压可见奶白色前列腺液体流出；而以纤维平滑肌增生为主者，色灰白，质地较韧，和周围正常前列腺组织界限不清。

（2）镜下观：前列腺增生的成分主要由纤维、平滑肌和腺体组成，三种成分所占比例因人而异。增生的腺体和腺泡相互聚集或在增生的间质中散在随机排列，腺体的上皮由两层细胞构成，内层细胞呈柱状，外层细胞呈立方或扁平形，周围有完整的基膜包绕。腔内常含有淀粉小体。

2. 临床病理联系　由于增生多发生在前列腺的中央区和移行区，尿道前列腺部受压而产生尿道梗阻的症状和体征，患者可有排尿困难，尿流变细，滴尿、尿频和夜尿增多。时间久者，继而产生尿潴留和膀胱扩张。尿液潴留可进一步诱发尿路感染或肾盂积水，严重者最后可致肾衰竭。

✐ **主治语录：前列腺增生极少发生恶变。**

二、前列腺癌

是源自前列腺上皮的恶性肿瘤，多发生在 50 岁以后，发病率随年龄增长逐步提高。其发病率和死亡率在欧美国家仅次于肺癌，居所有癌肿的第二位。

1. 病理变化

（1）肉眼观：约70%的肿瘤发生在前列腺的周围区，呈灰白结节状，质韧硬，和周围前列腺组织界限不清。

（2）镜下观：多数为分化较好的腺癌，肿瘤腺泡较规则，排列拥挤，可见背靠背现象。腺体由单层细胞构成，外层的基底细胞缺如及核仁增大是高分化腺癌的主要诊断依据。前列腺癌并不全是高分化癌，在低分化癌中，癌细胞排列成条索、巢状或片状。

2. 临床病理联系　5%～20%的前列腺癌可发生局部浸润和远处转移，常直接向精囊和膀胱底部浸润，后者可引起尿道梗阻。血道转移主要转移到骨，尤以脊椎骨最常见，其次为股骨近端、盆骨和肋骨。男性肿瘤骨转移应首先想到前列腺癌转移的可能。偶见内脏的广泛转移。

早期前列腺癌一般无症状，常在因前列腺增生的切除标本中，或在死后解剖中偶然发现。因为大多数前列腺癌呈结节状位于被膜下，肛诊检查可直接扪及。

主治语录：正常前列腺组织可分泌前列腺特异性抗体，但前列腺癌的 PSA 的分泌量明显增高时，应高度疑为癌。

第六节 睾丸、阴茎肿瘤

一、睾丸肿瘤

除卵巢囊腺瘤极少发生在睾丸以外，和卵巢性索间质及生殖细胞肿瘤相同类型的肿瘤均可发生在睾丸，发生在睾丸或卵巢的同一类型的肿瘤的肉眼观、组织学改变和生物学行为无明显区别。

二、阴茎肿瘤

阴茎鳞状细胞癌是起源于阴茎鳞状上皮的恶性肿瘤，多发于 40~70 岁的男性。发病与 HPV 有一定关系，包皮环切可保持生殖器局部的卫生，减少含有 HPV 和其他致癌物质的包皮垢，降低 HPV 的感染概率，有效地防止阴茎癌的发生。

1. 病理变化 阴茎鳞状细胞癌通常发生在阴茎龟头或包皮内接近冠状沟的区域。

（1）肉眼观：呈乳头或扁平型，乳头型似尖锐湿疣，或呈菜花样外观；扁平型局部黏膜表面灰白，增厚，表面可见裂隙，逐渐可出现溃疡。

（2）镜下观：为分化程度不一的鳞状细胞癌，一般分化较好，有明显的角化疣状癌，为发生在男性或女性的外阴黏膜的高分化鳞癌，低度恶性。肿瘤向外向内呈乳头状生长，仅在局部呈舌状向下推进性浸润，极少发生转移。

2. 临床病理联系 阴茎鳞状细胞癌进展缓慢，可局部转移，除非有溃疡形成或感染，一般无痛感，常可伴有出血。早期肿

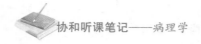

瘤可转移至腹股沟和髂淋巴结，除非到晚期，广泛播散极其少见。5 年生存率可达 70%。

第七节 乳腺疾病

一、乳腺增生性病变

（一）乳腺导管增生

最常见的乳腺疾病，多发于 25~45 岁。与雌孕激素分泌紊乱有关。

1. 普通型导管增生（UDH）　在导管内增生性病变中最为常见，是以增生细胞呈流水样分布为特征的良性导管增生。2012 年 WHO 乳腺肿瘤分类将其归类于乳腺癌的前驱病变。UDH 的患者长期随访结果显示，其发生浸润癌的概率为普通人群的 1.5~2.0 倍。

2. 非典型导管增生（ADH）　是介于良、恶性之间的一种纤维腺瘤病变，属于导管内肿瘤性病变，以分布均匀、单一形态的上皮细胞增生为特征，有进展为浸润性乳腺癌的中度危险性，演变为浸润性癌的概率约为普通人群的 5 倍。

病变范围相当小，被累及的导管范围合计 ≤2mm，一般临床体检不能触及肿块。

主治语录：乳腺 X 线照射检查中，多发性微小钙化是 ADH 的最常见表现。

（二）硬化性腺病

硬化性腺病是增生性纤维囊性乳腺病的少见类型，主要特征为小叶中央或小叶间纤维组织增生使小叶腺泡受压而扭曲变形，一般无囊肿形成。影像学检查易和癌混淆。

肉眼观：灰白、质硬，与周围乳腺界限不清。

镜下观：每一终末导管的腺泡数目增加，小叶轮廓尚存。病灶部位纤维组织呈不等程度的增生，腺泡受压而扭曲。在偶然情况下，腺泡明显受挤压，管腔消失成为细胞条索，组织图像和浸润性癌相似。

主治语录：腺泡外层的肌上皮细胞明显可见，这是区别于浸润性癌的主要特征。

二、乳腺纤维腺瘤

纤维腺瘤是乳腺最常见的良性肿瘤，可发生于青春期后的任何年龄，多在 20～35 岁。通常单个发生，可为多个。

肉眼观：圆形或卵圆形结节状，与周围组织界限清楚，切面灰白色、质韧、略呈分叶状，可见裂隙状区域，常有黏液样外观。

镜下观：肿瘤主要由增生的纤维间质和腺体组成，腺体呈圆形或卵圆形，或被周围的纤维结缔组织挤压呈裂隙状。

三、乳腺癌

乳腺癌是来自乳腺终末导管小叶单元上皮的恶性肿瘤。常发于 40～60 岁的妇女。癌肿半数以上发生于乳腺外上象限，其次为乳腺中央区和其他象限。

（一）病理变化

1. 非浸润性癌　分为导管内原位癌（DCIS）和小叶原位癌（LCIS），两者均来自终末导管-小叶单元上皮细胞。局限于基底

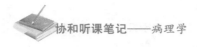

膜内，未向间质或淋巴管，血管浸润。

导管内原位癌的分级，见表 14-7-1。

表 14-7-1　导管内原位癌的分级

级　别	病理特点
低级别	病变范围超过 2mm，由小的、单形性细胞组成，细胞形态、大小一致，核仁不明显，核分裂象少见
中级别	结构表现多样，细胞异型性介于高级别和低级别 DCIS 之间
高级别	由较大的多形性细胞构成，核仁明显，核分裂象常见，管腔内常出现有大量坏死碎屑的粉刺样坏死

2. 浸润性癌（表 14-7-2）

表 14-7-2　浸润性癌

	浸润性导管癌（非特殊型浸润癌）	浸润性小叶癌
来源	由导管内癌突破基膜向间质浸润而来	由小叶原位癌突破基膜向间质浸润而来
比例	占整个乳腺癌的 70%（最常见）	占整个乳腺癌的 5%~10%
肉眼观	灰白色，质硬，切面砂粒感；无包膜，与周围分界不清，活动度差	切面呈橡皮样，色灰白柔韧；无包膜，与周围分界不清
镜下观	癌细胞排列成巢状、团索状，伴少量腺样结构；癌细胞形态各异，多形性明显，核分裂象多见；肿瘤间质有致密的显微组织增生，癌细胞在纤维间质内浸润生长	癌细胞单行串珠状浸润于间质或正常导管周围；癌细胞小，大小一致，异型性较小，核分裂象少见

3. 特殊类型浸润性癌

（1）预后较好的类型：髓样癌、小管癌、黏液癌、分泌性癌、实性乳头状癌等。

（2）预后较差的类型：包括浸润性微乳头状癌、化生性癌、炎性乳癌、富于脂质性癌等。

（二）扩散途径

1. 直接蔓延　癌细胞沿乳腺导管直接蔓延，可累及相应的乳腺腺泡。或沿导管周围组织间隙向周围扩散到脂肪组织。随着癌组织不断扩大，甚至可侵及胸大肌和胸壁。

2. 淋巴道转移　是最常见的转移途径。首先转移至同侧腋窝淋巴结，晚期可相继至锁骨下淋巴结、逆行转移至锁骨上淋巴结。

3. 血道转移　晚期乳腺癌可经血道转移至肺、骨、肝、肾上腺和脑等组织或器官。

（三）乳腺癌的分子亚型及其与治疗和预后的关系

1. 在正常乳腺上皮细胞的胞核内均含有雌二醇受体（ER）和孕酮受体（PR）。阻断 ER 和 PR 的作用环节可抑制乳腺癌的生长。

2. 乳腺癌分为四类分子亚型（表 14-7-3），ER 和 PR 阳性、HER2 阴性的乳腺癌分化较好，对激素治疗敏感，预后较好；ER 和 PR 阴性、HER2 阳性的乳腺癌一般分化较差，对激素治疗不敏感，而对化疗敏感，相对预后较差；三者均阴性的乳腺癌称作"三阴性"乳腺癌；三者均阴性的乳腺癌同时 CK5/6、EGFR 阳性，称作基底样型乳腺癌。

表 14-7-3　乳腺癌的分子亚型

乳腺癌的分子亚型	分子标志
Luminal A（管腔 A 型）	ER+/PR+，HER2-
Luminal B（管腔 B 型）	ER+/PR+，HER2+
HER2 过表达型	ER-，PR-，HER2+
basal-like 型（基底样型）	ER-，PR-，HER2-，CK5/6+或 EGFR+

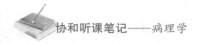

四、男性乳房发育

1. 由于乳腺腺体和间质的共同增生引起乳腺肥大。功能性睾丸肿瘤、肝硬化所致的雌激素过多可导致。

2. 男性乳腺发育可单侧或双侧发生。

3. 镜下导管上皮呈乳头状增生，细胞形态规则，呈柱状或立方状，很少有小叶形成。

 历年真题

1. 乳腺癌多起源于
   A. 小叶间质
   B. 乳腺囊肿
   C. 导管内乳头状瘤
   D. 乳腺导管上皮及腺泡上皮
   E. 乳腺纤维腺瘤

2. 切除子宫做病理检查，光镜下见子宫壁深肌层内有大量异型的滋养层细胞浸润，并有绒毛结构，应诊断为
   A. 水泡状胎块
   B. 子宫内膜癌
   C. 侵蚀性葡萄胎
   D. 绒毛膜癌
   E. 子宫颈癌

3. 患者，女，35 岁。不规则阴道流血 4 个月。妇科检查发现阴道壁上有一红色结节。病理检查见大量血块及坏死组织中散在一些异型的滋养层细胞团，无绒毛结构。应诊断为
   A. 水泡状胎块
   B. 子宫颈癌
   C. 绒毛膜癌
   D. 子宫内膜癌
   E. 侵蚀性葡萄胎

参考答案：1. D 2. C 3. C

第十五章 内分泌系统疾病

核心问题

1. 单纯性甲状腺肿、弥漫性毒性甲状腺肿、桥本甲状腺炎的病理特点。
2. 甲状腺癌的病理分型及病理特征。
3. 嗜铬细胞瘤的病理特点。
4. 糖尿病的病理变化。

内容精要

内分泌系统的器官、组织或细胞发生的增生、肿瘤、炎症、血液循环障碍、遗传及其他病变均可引起内分泌系统的器官、组织或细胞的激素分泌异常增多或减少，导致功能的亢进或减退，使相应靶器官或组织增生、肥大或萎缩。

第一节 垂体疾病

一、下丘脑、垂体后叶疾病

下丘脑-垂体后叶轴的功能性或器质性病变，均可引起其内分泌功能异常而出现各种综合征，如尿崩症等。

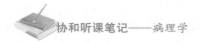

尿崩症是由于垂体后叶的抗利尿激素（ADH）缺乏或显著减少而出现多尿、低比重尿、口渴和多饮等临床综合征。根据其病因不同可把尿崩症分为以下四类。

1. 垂体性尿崩症。
2. 肾性尿崩症。
3. 继发性尿崩症　较为多见。
4. 原发性尿崩症。

二、垂体前叶功能亢进与低下

垂体前叶功能亢进是前叶的某一种或多种激素分泌异常增多，一般由前叶的功能性肿瘤引起，少数由下丘脑作用或其靶器官的反馈抑制作用消失所致。

（一）性早熟症

是因中枢神经系统疾病（如脑肿瘤、脑积水等）或遗传异常而使下丘脑-垂体过早分泌释放促性腺激素所致，表现为女孩8岁前、男孩10岁前出现性发育。

（二）垂体性巨人症及肢端肥大症

本病多由垂体生长激素细胞腺瘤分泌过多的生长激素所致。

（三）高催乳素血症

本病一部分是由于垂体催乳激素细胞腺瘤分泌过多的催乳素（PRL）引起，另一部分由下丘脑病变或药物所致。表现为溢乳-闭经综合征，女性闭经、不育和溢乳；男性性功能下降。

（四）垂体性侏儒症

是指因垂体前叶分泌生长激素（GH）部分或完全缺乏所致

儿童期生长发育障碍性疾病，表现为骨骼、躯体生长发育迟缓，体型停滞于儿童期，身材矮小，皮肤和颜面可有皱纹，常伴性器官发育障碍，但智力发育正常。

（五）Simmond 综合征

是由于炎症、肿瘤、血液循环障碍、损伤等多种因素使前叶各种激素分泌障碍的一种综合征，导致相应的靶器官萎缩，以出现恶病质、过早衰老及各种激素分泌低下和产生相应的临床症状为特征。

（六）Sheehan 综合征

是垂体缺血性萎缩、坏死，导致前叶各种激素分泌减少的一种综合征。

三、垂体肿瘤

（一）垂体腺瘤

1. 临床特点　来源于垂体前叶上皮细胞的良性肿瘤，是鞍内最常见的肿瘤。多发生在 30~60 岁之间，女性较多见。

2. 分类　根据组织学、免疫组化、电镜、内分泌功能等，分类如下。①催乳素细胞腺瘤。②生长激素细胞腺瘤。③促肾上腺皮质激素细胞腺瘤。④促性腺激素细胞腺瘤。⑤促甲状腺素细胞腺瘤。⑥多种激素细胞腺瘤。⑦无功能性细胞腺瘤。

3. 病理改变

（1）肉眼观：肿瘤大小不一，直径 0.1~10.0cm。垂体微腺瘤直径小于 1mm，直径小于 1cm 者为小腺瘤，大于 1cm 者为大腺瘤。肿瘤一般境界清楚，呈膨胀性生长，约 30% 的腺瘤无包膜，呈侵袭性生长，肿瘤侵入周围脑组织时，则称为侵袭性垂

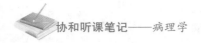

体腺瘤。肿瘤质软，色灰白、粉红或黄褐；可有出血、坏死、囊性变、纤维化和钙化。

（2）光镜观：瘤细胞似正常的垂体前叶细胞，呈核圆或卵圆形，有小的核仁，多数腺瘤由单一细胞构成，形态一致，少数可由几种瘤细胞构成，瘤细胞排列成片块、条索状、巢状腺样或乳头状结构，瘤细胞可有一定的异型性，但核分裂罕见，瘤细胞巢之间为血管丰富的纤细间质。

（二）垂体腺癌

是非常少见的恶性肿瘤。单纯从瘤细胞形态很难区别腺瘤和腺癌。有人认为明显侵犯脑组织或通过脑脊液脑内播散转移，或通过血道颅外转移者，不论其形态如何都是恶性表现；如果核异型性明显，核分裂象显著增多，坏死，Ki-67 指数高，且向周围组织侵犯，甚至致骨质缺损，可考虑诊断恶性。

主治语录：内分泌肿瘤的恶性肿瘤不但要看细胞的异型性，更要评估对血管包膜以及对远隔器官、淋巴结的侵犯。

第二节　甲状腺疾病

一、弥漫性非毒性甲状腺肿

亦称单纯性甲状腺肿，是由于缺碘使甲状腺素分泌不足，促甲状腺素（TSH）分泌增多，甲状腺滤泡上皮增生，滤泡内胶质堆积而使甲状腺肿大。

（一）病理变化

见表 15-2-1。

表 15-2-1　弥漫性非毒性甲状腺肿病理改变

	增生期	胶质贮积期	结节期
别称	弥漫性增生性甲状腺肿	弥漫性胶样甲状腺肿	结节性甲状腺肿
肉眼观	1. 甲状腺弥漫性对称性中度增大	1. 甲状腺弥漫性对称性显著增大	1. 甲状腺不对称结节状增大
	2. 表面光滑，一般不超过150g（正常20~40g）	2. 表面光滑，重200~300g	2. 结节大小不等，常无完整包膜
	3. 甲状腺功能无明显改变	3. 切面呈淡或棕褐色，半透明胶冻状	3. 切面内常见出血、坏死、囊性变、钙化和瘢痕形成
光镜观	1. 滤泡上皮增生呈立方或低柱状	1. 滤泡大小不等，滤泡上皮复旧变扁平	1. 部分滤泡上皮呈柱状或乳头状增生
	2. 伴小滤泡形成	2. 滤泡腔高度扩大，腔内有大量胶质贮积	2. 小滤泡形成，有胶质贮积
	3. 胶质较少，间质充血	3. 小滤泡部分上皮增生，乳头形成	3. 大小不一的结节状病灶

（二）病因

1. 缺碘。
2. 致甲状腺肿因子的作用。
3. 高碘。
4. 遗传与免疫。

二、弥漫性毒性甲状腺肿

指血中甲状腺素过多，作用于全身各组织所引起的临床综合征，临床上统称为甲状腺功能亢进症，简称"甲亢"，由于约有1/3患者有眼球突出，故又称为突眼性甲状腺肿。

（一）临床表现

1. 甲状腺肿大，基础代谢率和神经兴奋性升高，血 T_3、

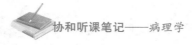

T_4 高，吸碘率高。

2. 心悸、多汗、烦热、脉搏快、手震颤、多食、消瘦、乏力、突眼等。

3. 本病多见于女性，以 20~40 岁最多见。

（二）病理变化

1. 肉眼观　病变甲状腺呈弥漫性对称性增大，为正常的 2~4 倍。表面光滑，血管充血，质较软，切面灰红呈分叶状，胶质少，无结节，质实如肌肉样。

2. 镜下观　滤泡上皮增生呈高柱状，有的呈乳头样增生，并有小滤泡形成。滤泡腔内胶质稀薄，滤泡周边胶质出现许多大小不一的上皮细胞的吸收空泡。间质血管丰富、充血，淋巴组织增生。

3. 免疫荧光　滤泡基底膜上有 IgG 沉着。

除甲状腺病变外，全身可有淋巴组织增生、胸腺和脾脏增大，心脏肥大，心肌、肝细胞可有变性、坏死及纤维化。眼球外突的原因是眼球外肌水肿，球后纤维脂肪组织增生、淋巴细胞浸润和黏液水肿。

主治语录：甲亢手术前，需要经碘治疗，治疗后甲状腺病变有所减轻，甲状腺体积缩小、质变实。

三、甲状腺功能低下

是甲状腺素合成和释放减少或缺乏而出现的综合征。可表现为克汀病或黏液水肿。

（一）甲状腺功能低下的主要原因

1. 各种甲状腺肿瘤、炎症、外伤、放射等实质性损伤。

2. 甲状腺先天发育异常。

3. 缺碘、药物及先天或后天性甲状腺素合成障碍。

4. 自身免疫性疾病。

5. 垂体或下丘脑病变。

（二）临床表现

1. 克汀病或呆小症 主要由于地方性缺碘，在胎儿和婴儿期从母体获得或合成甲状腺素不足或缺乏，导致生长发育障碍，表现为大脑发育不全、智力低下、表情痴呆、愚钝容貌、骨形成及成熟障碍，四肢短小，形成侏儒。

2. 黏液水肿 少年及成人组织间质内出现大量类黏液（氨基多糖）积聚。光镜下可见间质胶原纤维分解、断裂变疏松，充以蓝色的胶状液体。临床上可出现畏寒、嗜睡、月经周期不规律，动作、说话及思维减慢，皮肤发凉、粗糙及非凹陷性水肿。氨基多糖沉积的组织和器官可出现相应的功能障碍或症状。

四、甲状腺炎

（一）亚急性甲状腺炎

本病又称肉芽肿性甲状腺炎。它是一种与病毒感染有关的肉芽肿性炎症。起病急，发热，颈部有压痛，病程短，常在数月内恢复正常。

1. 肉眼观 甲状腺呈不均匀结节状，轻度至中度增大，质实，橡皮样。切面病变呈灰白或淡黄色，可见坏死或瘢痕，常与周围组织有粘连。

2. 光镜观 病变呈灶性分布，部分滤泡被破坏，胶质外溢，引起类似结核结节的肉芽肿形成，并有多量的中性粒细胞及不

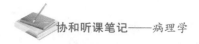

等量的嗜酸性粒细胞、淋巴细胞和浆细胞浸润，可形成微小脓肿，伴异物巨细胞反应，但无干酪样坏死。愈复期巨噬细胞消失，滤泡上皮细胞再生、间质纤维化、瘢痕形成。

（二）慢性甲状腺炎

1. 慢性淋巴细胞性甲状腺炎　又称桥本甲状腺炎或自身免疫性甲状腺炎。是一种自身免疫性疾病。多见于中年女性，临床上甲状腺无痛性弥漫性肿大，晚期常有甲状腺功能低下的表现，TSH 较高，T_3、T_4 低，患者血内出现多种自身抗体。

（1）肉眼观：甲状腺弥漫性对称性肿大，质较韧，重量一般为 60~200g，被膜轻度增厚，但与周围组织无粘连，切面呈分叶状，色灰白或灰黄。

（2）镜下观：甲状腺广泛破坏、萎缩，大量淋巴细胞及不等量的嗜酸性粒细胞浸润、淋巴滤泡形成，纤维组织增生。

2. 纤维性甲状腺炎　又称 Riedel 甲状腺肿或慢性木样甲状腺炎，原因不明，罕见。男女之比为 1：3，发病年龄为 30~60 岁，早期症状不明显，晚期甲状腺功能低下，增生的纤维瘢痕组织压迫可产生声音嘶哑、呼吸及吞咽困难等症状。

（1）肉眼观：甲状腺中度肿大，病变范围和程度不一，病变呈结节状，质硬似木样，与周围组织明显粘连，切面灰白。

（2）镜下观：滤泡萎缩，大量纤维组织增生、玻璃样变，有淋巴细胞浸润。

（3）纤维性甲状腺炎与淋巴细胞性甲状腺炎的主要区别

1）本病向周围组织蔓延、侵犯、粘连；后者仅限于甲状腺内。

2）本病虽有淋巴细胞浸润，但不形成淋巴滤泡。

3）本病有显著的纤维化及玻璃样变，质硬。

五、甲状腺肿瘤

（一）甲状腺腺瘤

甲状腺腺瘤是甲状腺滤泡上皮发生的一种常见的良性肿瘤。中青年女性多见。肿瘤生长缓慢，随吞咽活动而上下移动。

1. 肉眼观　多为单发，圆或类圆形，直径一般为 3~5cm；切面多为实性，色暗红或棕黄。可并发出血、囊性变、钙化和纤维化。

2. 组织学分类及病理特点（表 15-2-2）

表 15-2-2　甲状腺腺瘤的组织学分类及病理特点

名　称	别　称	病理变化
单纯型腺瘤	正常大小滤泡型腺瘤	肿瘤包膜完整，瘤组织由大小较一致、排列拥挤、内含胶质，与成人正常甲状腺相似的滤泡构成
胶样型腺瘤	巨滤泡型腺瘤	肿瘤组织由大滤泡或大小不一的滤泡组成，滤泡内充满胶质，并可互相融合成囊
胎儿型腺瘤	小滤泡型腺瘤	肿瘤组织主要由小而一致、仅含少量胶质或没有胶质的小滤泡组成，上皮细胞为立方形，似胎儿甲状腺组织
胚胎型腺瘤	梁状和实性腺瘤	瘤细胞小，大小较一致，分化好，呈片状或条索状排列，偶见不完整的小滤泡，无胶质，间质疏松呈水肿状
嗜酸细胞型腺瘤	许特莱细胞腺瘤	瘤细胞大而呈多角形，核小，胞质丰富，嗜酸性，内含嗜酸性颗粒。电镜下见嗜酸性细胞内有丰富的线粒体。瘤细胞排列成索网状或巢状，很少形成滤泡
非典型腺瘤	—	瘤细胞丰富，有轻度非典型增生，可见核分裂象。瘤细胞排列成索或巢片状，不形成滤泡，间质少，无包膜和血管侵犯

（二）甲状腺癌

甲状腺癌是原发甲状腺最常见的恶性肿瘤，男女之比约 2：3，以 40~50 岁多见。主要病理组织学类型，见表 15-2-3。

表 15-2-3 甲状腺癌的主要病理组织学类型

	乳头状癌（最常见）	滤泡癌	未分化癌（间变性癌）	髓样癌（C 细胞癌）
发生率	60%	20%~25%	5%~10%	5%~10%
好发年龄	青少年女性	40 岁以上女性	50 岁以上女性	40~60 岁
恶性程度	较低	中	高	中
肉眼观	肿瘤呈球形，直径约3cm；无包膜，切面灰白色，质地较硬；部分有囊形成，囊内可见乳头，又称为乳头状囊腺癌	结节状，质软；有包膜，但有浸润	形状不规则，无包膜；常出血坏死	单发或多发；假包膜，质实而软
镜下观	乳头分支多，中心有纤维间质血管；核呈毛玻璃状，无核仁；间质内有砂粒体	极易侵犯血管、滤泡分化程度不同、瘤细胞异型性明显	小细胞型、梭形细胞型、巨细胞型、混合型	瘤细胞排列成乳头状、滤泡状，间质内有淀粉样物质沉着

主治语录：乳头状癌甲状腺癌是最常见的病理类型。

第三节 肾上腺疾病

一、肾上腺皮质功能亢进

肾上腺皮质分泌盐皮质激素、糖皮质激素和肾上腺雄激素或雌激素。常见的有皮质醇增多症，又称 Cushing 综合征和醛固酮增多症。

（一）Cushing 综合征

由于长期分泌过多的糖皮质激素，促进蛋白质异化、脂肪沉积，表现为满月脸、向心性肥胖、高血压、皮肤紫纹、多毛、糖耐量降低、月经失调、性欲减退、骨质疏松、肌肉乏力等。本症成人多于儿童，常见于 20~40 岁，女性多于男性。其病因及病变如下。

1. **垂体性** 由于垂体肿瘤或下丘脑功能紊乱，分泌过多的 ACTH 或下丘脑分泌皮质激素释放因子（CRF）过多，血中 ACTH 增高所致。双肾上腺弥漫性中度肥大，重量可达 20g，切面皮质厚度可超过 2mm。主要为网状带和束状带细胞增生。

2. **肾上腺性** 由于肾上腺肿瘤或增生，分泌大量皮质醇，致血中 ACTH 降低所致。双肾上腺显著增生、肥大，可超过 50g。主要为网状带及束状带细胞弥漫性增生，而结节状增生者多为束状带细胞。

3. **异位性** 为异位分泌的 ACTH 引起。最常见的原因为小细胞肺癌，其他有恶性胸腺瘤、胰岛细胞瘤等。

4. **医源性** 因长期大量使用糖皮质激素引起，垂体肾上腺皮质轴受抑制可致肾上腺萎缩。

（二）醛固酮增多症

1. **原发性醛固酮增多症** 大多数由肾上腺肿瘤引起，少数为肾上腺皮质增生所致。

临床主要表现为高钠血症、低钾血症及高血压，血清中肾素降低，这是因为钠潴留使血容量增多，抑制肾素的释放。主

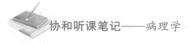

要为球状带细胞增生。

2. 继发性醛固酮增多症　系指各种疾病引起肾素-血管紧张素分泌过多，刺激球状带细胞增生而引起继发性醛固酮分泌增多的疾病。

二、肾上腺皮质功能低下

1. 急性肾上腺皮质功能低下　主要原因是皮质大片出血或坏死、血栓形成或栓塞、重症感染或应激反应及长期使用皮质激素治疗后突然停药等。表现为血压下降、休克、昏迷等症状，严重者可致死。

2. 慢性肾上腺皮质功能低下　又称 Addison 病，主要病因为双肾上腺结核和特发性肾上腺萎缩，极少数为肿瘤转移和其他原因，双肾上腺皮质严重破坏，表现为皮肤和黏膜及瘢痕处黑色素沉着增多、低血糖、低血压、食欲缺乏、肌力低下、易疲劳、体重减轻等。黑色素沉着增多是由于肾上腺皮质激素减少，促使垂体分泌 ACTH 及 β-LPH 增加，促进黑色素细胞合成过多的黑色素之故。

三、肾上腺肿瘤

（一）肾上腺皮质腺瘤

1. 是肾上腺皮质细胞发生的一种良性肿瘤。女性多于男性，以儿童多见。

2. 肉眼观，肿瘤直径 1～5cm，重 10～70g，常有完整包膜，切面实性，金黄色或棕黄色；光镜下，主要由富含类脂质的透明细胞构成，核较小，瘤细胞排列成团，由富含毛细血管的少量间质分隔。少数可引起醛固酮增多症或 Cushing 综合征。

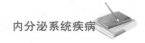

主治语录：皮质腺瘤常为单侧单发有包膜，对周围组织有压迫现象；结节状皮质增生常为多发性双侧性，直径常在1cm以下，多见于高血压患者。

（二）肾上腺皮质癌

1. 肾上腺皮质腺癌体积一般较大，重量常超过100g，包膜不完整，切面为灰白色或黄色，有出血、坏死、囊性变和钙化。

2. 光镜下癌细胞异型性明显，核分裂常见。

3. 易发生局部浸润、转移。

（三）肾上腺髓质肿瘤

1. 嗜铬细胞瘤是由髓质嗜铬细胞发生的一种肿瘤，又称肾上腺内副神经节瘤，90%来自肾上腺髓质，余下10%左右发生在肾上腺髓质以外的器官或组织内。

2. 本瘤多见于20~50岁。临床上均可伴儿茶酚胺的异常分泌，引起间歇性或持续性高血压、头痛、出汗、心动过速、心悸、基础代谢率升高和高血糖等。

3. 肉眼观，常为单侧单发，一般大小在2~6cm，平均重约100g，可有完整包膜，切面呈灰白或粉红色，常有出血、坏死、钙化及囊性变；光镜下，瘤细胞为大多角形细胞，少数为梭形或柱状细胞，并有一定程度的多形性，可出现瘤巨细胞，胞质内可见大量嗜铬颗粒，瘤细胞呈索状、团状排列，间质为血窦；电镜下，胞质内含有神经内分泌颗粒。

4. 良性、恶性嗜铬细胞瘤在细胞形态学上很难鉴别，只有广泛浸润邻近脏器、组织或发生转移才能确诊为恶性。嗜铬细胞瘤表达 CgA、Syn。

第四节 胰岛疾病

人胰岛内主要由四种内分泌细胞组成：A 细胞、B 细胞、D 细胞、PP 细胞。

一、糖尿病

是一种因胰岛素绝对或相对不足或靶细胞对胰岛素敏感性降低等而引起的糖、脂肪和蛋白质代谢紊乱的一种慢性疾病。

特点：高血糖、糖尿。表现为多饮、多食、多尿和体重减轻（即"三多一少"），组织或器官发生形态结构改变和功能障碍，并发酮症酸中毒、肢体坏疽、多发性神经炎、失明和肾衰竭等。

（一）分类、病因及发病机制

1. 原发性糖尿病

（1）胰岛素依赖型糖尿病：又称 1 型或幼年型糖尿病，约占糖尿病的 10%。主要特点是青少年发病，起病急，病情重，发展快。胰岛 B 细胞严重受损，细胞数目明显减少，胰岛素分泌绝对不足，血中胰岛素水平降低。

（2）非胰岛素依赖型糖尿病：又称 2 型或成年型糖尿病，约占糖尿病的 90%。主要特点是成年发病，起病缓慢，病情较轻，发展较慢。胰岛数目正常或轻度减少，血中胰岛素可正常、增多或降低，肥胖者多见。

2. 继发性糖尿病 指已知原因造成胰岛内分泌功能不足所致的糖尿病，如炎症、肿瘤、手术或其他损伤和某些内分泌疾病（如肢端肥大症、Cushing 综合征、甲亢）等所致。

（二）病理变化

1. 胰岛病变　1 型糖尿病早期为非特异性胰岛炎，继而胰岛 B 细胞颗粒脱失、空泡变性、坏死、消失，胰岛变小、数目减少，纤维组织增生、玻璃样变；2 型糖尿病早期病变不明显，后期 B 细胞减少，常见胰岛淀粉样变性。

2. 血管病变　血管壁通透性增强，有的可有血栓形成或管腔狭窄，引起组织或器官缺血、功能障碍和病变。

3. 肾脏病变　光镜下：肾脏体积增大；结节性肾小球硬化；弥漫性肾小球硬化；肾小管-间质性损害；血管损害；肾乳头坏死。

🖋 主治语录：肾脏病变是糖尿病严重的并发症。

4. 视网膜病变　早期表现为微小动脉瘤和视网膜小静脉扩张、渗出、水肿、微血栓形成、出血等。

5. 神经系统病变　周围神经可因血管病变引起缺血性损伤或症状，如肢体疼痛、麻木、感觉丧失、肌肉麻痹等，脑细胞可发生广泛变性。

6. 其他组织或器官病变　出现皮肤黄色瘤、肝脂变和糖原沉积、骨质疏松、真菌感染等。

二、胰岛细胞瘤

1. 肿瘤多为单个，呈圆形或椭圆形，境界清楚，包膜完整或不完整。

2. 可分为无功能性和功能性，具有分泌功能者为功能性，如胰岛素瘤、胰高血糖素瘤、VIP 瘤等。

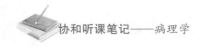

第五节　弥散性神经内分泌肿瘤

一、弥散性神经内分泌系统的概述

（一）概念

弥散性神经内分泌系统（DNES）是指广泛分布在机体各部位、各器官或系统的一些弥散性内分泌细胞和细胞群，这些细胞能吸取胺的前身，使之脱羧基并转变为胺类物质，把具有这种特性（或能力）的所有细胞统称为 APUD 细胞系统。

嗜银细胞：细胞银染色时显示嗜银性或亲银性。

神经内分泌细胞：有内分泌功能（电镜下这些细胞可含有神经内分泌颗粒）。

（二）DNES 细胞的分布、形态特点和鉴别

DNES 细胞分布在人体不同组织和器官的上皮内，以脑和胃肠道最多。

目前用于鉴别 DNES 细胞的方法：①银染色。②电镜。③免疫组化。④原位杂交。

电镜检查胞质有成簇的神经内分泌颗粒。

二、DNES 肿瘤

（一）胃肠道 DNES 肿瘤

1. 胃泌素瘤　多见于胰胰外的胃泌素瘤可发生在十二指肠、空肠、胃、肝门、脾门、卵巢、甲状旁腺和淋巴结等处。

本瘤的特点：①体积小（直径一般小于 2cm）而多发。②恶性率高。③产生 Zollinger-Ellison 综合征。④常有水样泻及脂性腹泻。⑤肿瘤特异表达抗胃泌素抗体。

2. 生长抑素瘤　多见于中老年人，好发于十二指肠壶腹部和空肠等。肿瘤表达抗生长抑素抗体。

（二）肺 DNES 肿瘤

1. 2015 年 WHO 新分类将肺的神经内分泌肿瘤分为类癌、大细胞神经内分泌癌和小细胞癌，类癌可分为典型类癌和不典型类癌两种。

2. 肿瘤表达 CgA、Syn、CD56 和 TTF-1。

3. 大细胞神经内分泌癌的特点　①癌细胞较大呈多角形。②癌细胞呈实性、小梁状、栅栏状排列，并有器官样巢状或菊形团样结构。③癌细胞核分裂>11/10HPF。④常伴广泛坏死。

（三）皮肤及其他部位的 DNES 肿瘤

1. 皮肤 Merkel 细胞癌（MCC）　皮肤的 DNES 肿瘤称为 Merkel 癌，该肿瘤好发于面部，位于真皮，易发生转移。

Merkel 细胞癌分型：小梁型（分化最好）、中间细胞型（最常见）、小细胞型。Merkel 细胞癌呈 CgA、Syn、低分子量角蛋白强阳性。

2. 卵巢类癌　光镜下，岛状类癌呈巢或小腺泡样结构，由纤维间隔分隔；小梁状癌细胞呈长的波浪状分支，互相吻合成索；卵巢甲状腺肿内含甲状腺肿和类癌两种成分。

3. 其他部位、组织的 DNES 肿瘤　胸腺和纵隔、乳腺、咽喉部、食管、宫颈、睾丸、前列腺、胆道、肝、肾等均可发生 DNES 肿瘤，但很少或罕见。

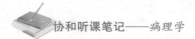历年真题

1. 1型糖尿病患者的胰腺不会出现的病理表现是
   A. 胰岛细胞增生
   B. 胰岛细胞坏死
   C. 间质钙化
   D. 间质纤维化
   E. 胰岛细胞空泡变性

2. 以下不是甲状腺乳头状癌特点的是

   A. 癌细胞排列成不规则的乳头状
   B. 癌细胞胞核呈透明毛玻璃状
   C. 恶性程度高
   D. 间质中有砂粒体
   E. 青少年女性多见

参考答案：1. A 2. C

第十六章 神经系统疾病

核心问题

1. 脑膜炎、流行性乙型脑炎的病理变化及临床病理联系。
2. 阿尔茨海默病及帕金森病的病理变化。
3. 神经系统的常见肿瘤及病理变化。

内容精要

神经系统的结构和功能与机体各器官关系十分密切。神经系统病变可导致相应支配部位的功能障碍和病变；而其他系统的疾患也可影响神经系统的功能。

第一节 神经系统疾病的基本病变

一、神经元及其神经纤维的基本病变

神经元是中枢神经系统的基本结构和功能单位，是机体中结构和功能最复杂、最特殊的细胞之一，对缺血缺氧、感染和中毒等极为敏感。

1. 神经元急性坏死（红色神经元） 为急性缺血缺氧、感

染和中毒等引起的神经元的凝固性坏死。形态学表现为神经元核固缩，胞体缩小变形，胞质尼氏小体消失，HE染色胞质呈深红染，因此称红色神经元，继而出现细胞核溶解消失，残留细胞的轮廓或痕迹称为鬼影细胞。

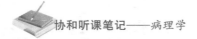**主治语录：** 由缺血引起的红色神经元最常见于大脑皮质的锥体细胞和小脑Purkinje细胞。

2. 单纯性神经元萎缩　是神经元慢性渐进性变性直至死亡的过程，多见于缓慢进展，病程较长的变性疾病，如多系统萎缩，肌萎缩性侧索硬化。

特征性表现为神经元胞体及胞核固缩、消失，无明显的尼氏小体溶解，一般不伴炎症反应。

3. 中央性尼氏小体溶解　中央性尼氏小体溶解常由病毒感染、缺氧、维生素B缺乏及轴突损伤等引起。表现为神经元肿胀、变圆，核偏位，核仁增大，胞质中央尼氏小体崩解，进而溶解消失，或仅在细胞周边区有少量残留，胞质苍白呈均质状。

4. 包涵体形成　神经元胞质或胞核内包涵体可见于某些病毒感染和变性疾病，其形态、大小和着色不同，分布部位也有一定规律。

（1）Cowdry小体：见于疱疹病毒感染。

（2）Negri小体：见于狂犬病毒感染（具有诊断价值）。

（3）Lewy小体：见于Parkinson病患者黑质神经元胞质中。

5. 神经原纤维变性　用镀银染色法在阿尔茨海默病等的皮层神经元细胞质中可显示神经原纤维变粗，并在胞核周围凝结、卷曲，呈缠结状，又称神经原纤维缠结。

二、神经纤维的基本病变

1. Waller变性　整个过程包括轴索断裂崩解，髓鞘崩解脱失和细胞增生反应三个阶段。

2. 脱髓鞘样变性 创伤、感染、缺氧等原因引起的脱髓鞘称为继发性脱髓鞘。

三、神经胶质细胞的基本病变

1. 星形胶质细胞 包括肿胀、反应性胶质化（最后成为胶质瘢痕）、淀粉样小体、Rosenthal 纤维。

2. 少突胶质细胞 **主要是卫星现象**，是指神经元胞体被 5 个或以上的少突胶质细胞所围绕形成卫星样结构。

3. 小胶质细胞

（1）噬神经细胞现象：指坏死的神经元被增生的小胶质细胞或巨噬细胞吞噬的过程。

（2）小胶质结节：中枢神经系统感染，特别是病毒性脑炎时，小胶质细胞常呈局灶性增生，聚集成团称胶质结节。

（3）格子细胞：小胶质细胞或巨噬细胞吞噬神经组织崩解产物后，胞体增大，胞质中出现大量小脂滴，HE 染色呈空泡状，称为格子细胞或泡沫细胞，苏丹染色呈阳性反应。

4. 室管膜细胞 可形成颗粒性室管膜炎。

第二节 中枢神经系统疾病的常见并发症

一、颅内压升高及脑疝形成

（一）颅内压升高

1. 侧卧位时脑脊液压持续超过 2kPa（正常为 0.6~1.8kPa）时，即为颅内压增高。主要原因在于颅内占位性病变和脑脊液循环障碍所致的脑积水。

2. 常见的占位性病变为脑出血和颅内血肿形成、脑梗死肿瘤和炎症等，其后果与病变的大小及其增大的速度有关。

3. 有时将其分为弥漫性颅内压增高和局限性颅内压增高。颅内压增高失代偿后可进一步发展为血管运动麻痹，甚至死亡。

（二）脑疝形成

1. 扣带回疝　又称大脑镰下疝，是因一侧大脑半球特别是额叶、顶叶、颞叶的占位性病变引起中线向对侧移位，同侧脑扣带回从大脑镰的游离缘向对侧膨出，而形成扣带回疝，受压脑组织可发生出血、坏死。

2. 小脑天幕疝　又称海马沟回疝。小脑天幕以上的脑肿瘤、血肿或梗死等病变引起脑组织肿大，致颞叶的海马沟回经小脑天幕孔向下膨出，形成小脑天幕疝，导致视神经受压、脑组织坏死，甚至昏迷和死亡等后果。

3. 小脑扁桃体疝　主要因颅内高压或后颅窝占位性病变可将小脑和延髓推向枕骨大孔并向下移位所致。疝入枕骨大孔的小脑扁桃体和延髓呈圆锥形，其腹侧出现枕骨大孔压迹，故又称枕骨大孔疝。由于延髓受压，生命中枢及网状结构受损，严重时可致呼吸、循环衰竭而猝死。颅内压升高时，若腰椎穿刺放出脑脊液过多、过快，可诱发或加重小脑扁桃体疝的形成。

二、脑水肿

（一）概述

脑水肿是指脑组织内液体过多贮积而引起脑体积增大的一种病理状态，也是颅内压升高的重要原因之一。

缺氧、创伤、梗死、炎症、肿瘤和中毒等病理过程均可伴发脑水肿。脑组织易发生水肿与其解剖生理特点有关：①血-脑屏障的存在限制了血浆蛋白通过脑毛细血管的渗透性运动。②脑组织无淋巴管以运走过多的液体。

（二）常见的脑水肿类型

1. 血管源性脑水肿　此型最常见，多为脑肿瘤、出血、外伤或炎症等引起血管壁通透性增高的结果。

2. 细胞毒性脑水肿

（1）多由缺血缺氧、中毒引起细胞损伤，Na^+-K^+-ATP 酶失活，细胞内水、钠潴留所致。

（2）在许多疾病过程中，两种类型的脑水肿常合并存在，在缺血性脑病时更为显著。肉眼观，脑体积和重量增加，脑回宽而扁平，沟浅而窄，白质水肿明显，脑室缩小，严重的脑水肿伴常有脑疝形成。

（3）光镜下血管源性脑水肿时，脑组织疏松，细胞和血管周围间隙变大，有大量液体积聚。细胞毒性脑水肿时，神经元、神经胶质细胞及血管内皮细胞的体积增大，胞质淡染，而细胞外和血管周间隙扩大不明显。

三、脑积水

脑积水指脑室系统内脑脊液含量异常增多伴脑室持续性扩张状态。

1. 主要原因

（1）脑脊液循环通路阻塞：如脑囊虫、肿瘤、先天性畸形、炎症、外伤、蛛网膜下腔出血等。脑室内通路阻塞引起的脑积水称阻塞性脑积水或非交通性脑积水。

（2）脑脊液产生过多或吸收障碍：常见于脉络丛乳头状瘤（分泌过多脑脊液）、慢性蛛网膜炎（蛛网膜颗粒或绒毛吸收脑脊液障碍）等，此类脑积水称为非阻塞性脑积水或交通性脑

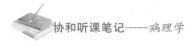

积水。

2. 病理变化　轻度脑积水时，脑室呈轻度扩张，脑组织轻度萎缩。严重脑积水时，脑室高度扩张，脑组织受压萎缩、变薄，神经组织大部分萎缩而消失。

主治语录：脑积水的病理变化依其部位和程度不同而有所差异。

第三节　中枢神经系统感染性疾病

中枢神经系统的感染可由细菌、病毒、立克次体、螺旋体、真菌和寄生虫等引起，表现为脑膜炎、脑脓肿和脑膜脑炎等。病原体可通过下列途径侵入：①血源性感染。②局部扩散。③直接感染。④经神经感染。

一、细菌性疾病

（一）脑膜炎

1. 分类　分为化脓性脑膜炎（多由细菌引起）、淋巴细胞性脑膜炎（多为病毒所致）和慢性脑膜炎（可由结核分枝杆菌、梅毒螺旋体、布鲁斯杆菌及真菌引起）。

2. 病因及发病机制

（1）脑膜炎双球菌具有荚膜，能抵抗体内白细胞的吞噬作用。

（2）细菌通过咳嗽、打喷嚏等产生的飞沫传播，经呼吸道侵入人体。

（3）当机体抗病能力低下或菌量多、毒力强时，细菌在局部大量繁殖，产生内毒素，引起短期菌血症或败血症。

（4）脑膜炎症一般呈弥漫分布。

3. 病理变化

（1）上呼吸道感染期：细菌在鼻咽部黏膜繁殖，经 2~4 天潜伏期后，出现上呼吸道感染症状。主要病理变化为黏膜充血、水肿、少量中性粒细胞浸润和分泌物增多。1~2 天后，部分患者进入败血症期。

（2）败血症期：大部分患者的皮肤、黏膜出现瘀点（瘀斑），为细菌栓塞在小血管和内毒素对血管壁损害所致的出血灶，该处刮片也常可找见细菌。此期血培养可阳性。因内毒素的作用，患者可有高热、头痛、呕吐及外周血中性粒细胞比例升高等表现。

（3）脑膜炎炎症期

1）肉眼观：脑脊膜血管高度扩张、充血。病变严重的区域，蛛网膜下腔充满灰黄色脓性渗出物，覆盖于脑沟、脑回，以致结构模糊不清，边缘病变较轻的区域可见脓性渗出物沿血管分布。脓性渗出物可累及大脑凸面矢状窦附近或脑底部视神经交叉及邻近各池（如交叉池、脚间池）。由于炎性渗出物的阻塞，脑脊液循环发生障碍，可引起不同程度的脑室扩张。

2）镜下观：蛛网膜血管高度扩张、充血，蛛网膜下腔增宽，其中见大量中性粒细胞、浆液及纤维素渗出和少量淋巴细胞、单核细胞浸润。用革兰染色，在细胞内外均可找见致病菌。脑实质一般不受累，邻近的脑皮质可有轻度水肿。严重病例可累及邻近脑膜的脑实质，使神经元变性，称脑膜脑炎。病变严重者可引发脉管炎和血栓形成，导致脑实质缺血和梗死。

主治语录：脑膜炎炎症期的特征性病变是脑脊髓膜的化脓性炎症。

4. 临床病理联系

（1）脑膜刺激症状：表现为颈项强直和屈髋伸膝征（Kernig sign）阳性。颈项强直是颈部肌肉的一种保护性痉挛状态。

在婴幼儿，其腰背部肌肉发生保护性痉挛，可形成角弓反张的体征。Kernig 征阳性是因腰骶节段脊神经后根受到炎症波及而受压，当屈髋伸膝试验时，坐骨神经受到牵引而发生疼痛。

（2）颅内压升高症状：表现为剧烈的头痛、喷射性呕吐、视盘水肿、小儿前囟饱满等症状和体征。这是由脑膜血管充血，蛛网膜下腔脓性渗出物积聚，蛛网膜颗粒因脓性渗出物的阻塞而致脑脊液吸收障碍等原因所致，如伴有脑水肿则颅内压升高更显著。

（3）脑脊液改变：表现为压力增高，混浊或呈脓性，细胞数及蛋白含量增多，糖量减少，涂片及培养均可找到脑膜炎双球菌。

（4）少数病例（主要是儿童）起病急骤，病情危重，称为暴发型流脑。

1）暴发型脑膜炎双球菌败血症：主要表现为败血症性休克，脑膜的炎症病变较轻。短期内即出现皮肤和黏膜的广泛性出血点和瘀斑及周围循环衰竭等严重临床表现。过去认为是因严重感染致双侧肾上腺广泛出血以及急性肾上腺衰竭所致，并将这种综合表现称为沃-佛综合征。现认为是由于大量内毒素释放入血引起中毒性休克及弥散性血管内凝血，两者相互影响，引起病情进一步恶化的结果。

2）暴发型脑膜脑炎：脑膜炎波及软脑膜下的脑组织，在内毒素的作用下，脑微循环障碍、血管壁通透性增高，引起脑组织淤血和大量浆液渗出，进而发生严重脑水肿，颅内压急骤升高。临床表现为突发高热、剧烈头痛、频繁呕吐，常伴惊厥、昏迷或脑疝形成，可危及生命。

（二）脑脓肿

1. 脑脓肿的致病菌多为葡萄球菌、链球菌等需氧菌。近年来厌氧菌属无芽胞革兰阴性菌、类杆菌等致病菌也常见。

2. 脑脓肿的发病部位和数目与感染途径有关。血源性感染者常为多发性，可分布于大脑各部。由局部感染灶直接蔓延所致者常为单个，其中耳源性（化脓性中耳炎、乳突炎）脑脓肿多见于颞叶或小脑；鼻窦（额窦）炎引起的脑脓肿多见于额叶。

3. 病理变化　急性脓肿发展快，境界不清，可向周围扩展，甚至破入蛛网膜下腔或脑室，引起脑室积脓，可迅速致死。慢性脓肿边缘可形成炎性肉芽组织和纤维包膜，境界清楚。脑脓肿周围组织水肿明显，伴有星形胶质细胞增生。

二、病毒性疾病

（一）引起中枢神经系统病毒性疾病的病毒

1. 疱疹病毒　DNA 病毒，包括单纯疱疹病毒、带状疱疹病毒、EB 病毒、巨细胞病毒等。

2. 虫媒病毒　RNA 病毒，包括乙型脑炎病毒、森林脑炎病毒等。

3. 肠源性病毒　小型 RNA 病毒，如脊髓灰质炎病毒等。

4. 狂犬病毒以及人类免疫缺陷病毒（HIV）等。

（二）流行性乙型脑炎

流行性乙型脑炎是乙型脑炎病毒感染所致的一种急性传染病。多在夏秋之交流行，又称日本夏季脑炎。本病起病急，病情重，死亡率高，临床表现为高热、嗜睡、抽搐、昏迷等。儿童的发病率比成人高，尤以 10 岁以下的儿童为多，占乙型脑炎

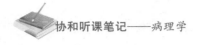

的50%~70%。

1. 病因及传染途径　本病的病原体是嗜神经性乙型脑炎病毒，为有膜RNA病毒。传染源为乙型脑炎患者和中间宿主家畜、家禽。其传播媒介为库蚊、伊蚊和按蚊（在我国主要为三节吻库蚊）。

2. 病理变化　本病的病变主要广泛累及脑脊髓实质，引起神经细胞变性、坏死，胶质细胞增生和血管周围炎症细胞浸润，属变质性炎。但以大脑皮质、基底核、视丘最为严重。小脑皮质，丘脑及脑桥次之；脊髓病变最轻，常仅限于颈段脊髓。

（1）肉眼观

1）软脑膜充血、脑水肿，脑回变宽，脑沟变浅。

2）切面上在脑皮质深层、基底核、视丘等部位可见粟粒或针尖大小的半透明软化灶，其境界清楚，弥散分布或聚集成群。

（2）镜下观

1）血管变化和炎症反应：脑实质血管高度扩张、充血，有时可见小灶性出血。炎症细胞浸润多以变性坏死的神经元为中心，或围绕血管周围间隙形成淋巴细胞套。浸润的炎症细胞以淋巴细胞、单核细胞和浆细胞为主，仅在早期有为数不多的中性粒细胞。

2）神经细胞变性、坏死：病毒在神经细胞内增殖，导致细胞的损伤，表现为细胞肿胀、尼氏小体消失、胞质内空泡形成、核偏位等。可见卫星现象和嗜神经细胞现象。

3）软化灶形成：病变严重时，可发生灶性神经组织的坏死、液化，形成镂空筛网状软化灶，对本病的诊断具有一定的特征性。

4）胶质细胞增生：主要是小胶质细胞呈弥漫性或局灶性增生，后者多位于坏死的神经细胞附近或小血管旁，形成小胶质细胞结节。

3. 临床病理联系　嗜睡和昏迷常是最早出现的和主要的症状。脑神经核受损可出现肌张力增强及抽搐等上运动神经元损害的表现。患者常出现头痛、呕吐。严重的颅内压增高可引起脑疝，常见的有小脑扁桃体疝和海马沟回疝，其中小脑扁桃体疝可致延髓呼吸中枢受压呼吸骤停而致死。

三、海绵状脑病

1. 海绵状脑病是一组以前被划归为慢病毒感染的疾病，以中枢神经系统慢性海绵状退行性变为特征。包括克－雅病（CJD）、库鲁病、致死性家族性失眠症（FFI）、Gerstmann-Straussler 综合征（GSS），以及动物的疯牛病、羊瘙痒症等。

2. 病理变化　本病主要累及大脑皮质和深部灰质（尾状核和壳核），病变呈灶性分布。

肉眼观为大脑萎缩。光镜下，神经元胞质内及神经毡（由神经元和胶质细胞的突起构成的网状结构）出现大量的空泡，呈海绵状外观，伴有不同程度的神经元缺失和反应性胶质化，但无炎症反应。

3. 临床表现　多样，多以人格改变起病，患者表现为快速进行性痴呆，常伴步态异常和肌阵挛。患者多在起病后 7 个月内死亡。

第四节　神经系统变性疾病

神经系统变性疾病是一组原因不明的以神经元原发性变性为主要病变的中枢神经系统疾病。其共同病变特点在于选择性地累及某 1~2 个功能系统的神经元，引起受累部位神经元萎缩、死亡和星形胶质细胞增生，从而产生受累部位特定的临床表现。

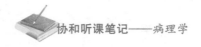

常见的神经系统变性疾病，见表16-4-1。

表 16-4-1　常见的神经系统变性疾病

累及方面	举　　例	主要表现
大脑皮质	阿尔茨海默病和 Pick 病	痴呆
基底节和脑干	Huntington 病、Parkinson 病进行性核上性麻痹和多系统萎缩	运动障碍
小脑和脊髓	Friedriech 共济失调和共济失调性毛细血管扩张症	共济失调
运动神经元	肌萎缩性脊髓侧索硬化及脊髓性肌萎缩	肌无力

一、阿尔茨海默病（AD）

1. Alzheimer 病（AD），又称老年性痴呆，是以进行性痴呆为主要临床表现的大脑变性疾病，是老年人群痴呆的最主要原因。起病多在 50 岁以后。

2. 临床表现为进行性精神状态衰变，包括记忆、智力、定向、判断能力、情感障碍和行为失常等认知功能障碍的表现。

3. 最主要的改变是基底核神经元的大量缺失导致其投射到新皮质、海马及杏仁核等区域的乙酰胆碱能纤维减少。

4. 病理变化

1）肉眼观：脑皮质不同程度萎缩，脑回窄，脑沟宽；病变尤以额叶，顶叶及颞叶最为显著；切面可见脑室呈代偿性脑室扩张。

2）光镜观：主要组织学改变为老年斑、神经原纤维缠结、颗粒空泡变性、Hirano 小体形成等。

主治语录：上述均为非特异性病变，可见于无特殊病变之老龄脑，仅当其数目增多达到诊断标准，具有特定的分布部位，并结合临床才能作出 AD 的诊断。

二、Parkinson 病 (PD)

Parkinson 病又称原发性震颤性麻痹，是一种纹状体黑质多巴胺能神经元损害导致的神经变性疾病，以运动功能减退为特征。临床表现为震颤、肌强直、姿势及步态不稳。多发生于50~80 岁。

1. 病因及发病机制 PD 与纹状体黑质神经元缺失、线粒体损伤及蛋白异常蓄积有关，但其病因和确切机制迄今尚不清楚，许多环境因素可增加 PD 的易感性，其中最密切的是 MPTP（1-甲基-4 苯基 1，2，3，6-四氢基吡啶），它可导致黑质神经元死亡，出现 Lewy 小体样包涵体。也有学者认为 PD 为加速性老化病，或为单基因显性遗传病等。

2. 病理变化 特征性的肉眼改变是黑质和蓝斑脱色。光镜下，该处的神经黑色素细胞丧失，残留的神经细胞中有特征性的 Lewy 小体形成。该小体位于胞质内，呈圆形，中心嗜酸性着色、折光性强，边缘着色浅。

3. 临床表现为震颤、肌强直、运动减少、姿势及步态不稳、起步及止步困难和假面具样面容等。PD 病程在 10 年以上，患者多死于继发感染或摔伤。

第五节　缺氧与脑血管病

脑缺血可激活谷氨酸（兴奋性氨基酸递质）受体，导致大量 Ca^{2+} 进入神经元，致使神经元死亡。缺血缺氧 4 分钟即可造成神经元的死亡。

一、缺血性脑病

是指由于低血压、低血糖、休克、心脏停搏、窒息等原因

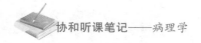

引起的全脑损伤。

（一） 病变的影响因素

不同部位的脑组织和不同的细胞对缺氧的敏感性不尽相同。大脑较脑干各级中枢更为敏感，大脑皮质较白质敏感。

各类细胞对缺氧敏感性由高至低依次为：神经元、星形胶质细胞、少突胶质细胞、内皮细胞。神经元中以皮质第 3、5、6 层细胞，海马锥体细胞和小脑浦肯野细胞最为敏感，在缺血（氧）时首先受累。

（二） 病理变化

轻度缺氧无明显病变，重度缺氧患者仅存活数小时者尸检时也可无明显病变，只有中度缺氧，存活时间在 12 小时以上者才出现典型病变。表现为神经元出现中央尼氏小体溶解坏死（红色神经元），髓鞘和轴突崩解，星形胶质细胞肿胀。

常见的缺血性脑病有层状坏死、海马硬化和边缘带梗死三型。

二、阻塞性脑血管病

脑梗死是由于血管阻塞引起局部血供中断所致，可以是血栓性阻塞，也可以是栓塞性阻塞。

（一） 血栓性阻塞

常发生在动脉粥样硬化的基础上，粥样硬化好发于颈内动脉与大脑前动脉、中动脉分支处以及后交通动脉及基底动脉等。血栓性阻塞所致脑梗死发展较慢，表现为偏瘫、神志不清和失语等。

（二） 栓塞性阻塞

栓子可来源于全身各处，但以心源性栓子居多。病变常累及大脑中动脉供应区。临床表现急骤，预后也较差。脑梗死可表现为贫血性或出血性。局部动脉血供中断引起的梗死一般为贫血性。矢状窦等大静脉血栓形成首先引起组织严重淤血，继而发展为淤血性梗死，属出血性梗死。

三、脑出血

（一）脑内出血

大块型脑出血常起病急骤，患者突感剧烈头痛，随即频繁呕吐、意识模糊，进而昏迷。神经系统症状和体征取决于出血的部位和出血范围，脑内出血的直接死亡原因多为并发脑室内出血或严重的脑疝。

主治语录：脑内出血最常见的原因为高血压病和动脉粥样硬化。

（二）蛛网膜下腔出血

自发性蛛网膜下腔出血占脑血管意外的 10%～15%，临床表现为突发性剧烈头痛、脑膜刺激症状和血性脑脊液。

常见原因为先天性球性动脉瘤破裂，好发于基底动脉环的前半部，常呈多发性，因此部分患者可多次出现蛛网膜下腔出血。

（三）混合性出血

常由动静脉畸形（AVMs）引起。约 90%AVMs 分布于大脑半球浅表层，因此破裂后常导致脑内和蛛网膜下腔的混合性出血。

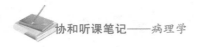

第六节 脱髓鞘疾病

脱髓鞘疾病一般是原发性脱髓鞘病。

一、多发性硬化症（MS）

MS 多见于中年女性。临床上病情发作和缓解反复交替，病程数年至十余年。

1. 病因及发病机制　环境因素和遗传因素共同作用，免疫介导的髓鞘损伤在 MS 发病中发挥了核心作用，CD4$^+$T 细胞对髓鞘损害的作用关键。

2. 病理变化　主要累及白质，形成多灶性斑块，斑块形状不规则，灰红或灰褐色，半透明，境界十分清楚，以脑室角和室旁白质最多见。

镜下，脱髓鞘是本病的主要变化。活动性斑块区表现为进行性脱髓鞘，可见大量巨噬细胞浸润，吞噬髓鞘碎片，形成泡沫细胞。

主治语录：多发性硬化症（MS）是最常见的脱髓鞘疾病。

二、急性播散性脑脊髓炎

1. 可见于病毒（如麻疹病毒、风疹病毒、水痘病毒等）感染后或疫苗（如牛痘疫苗、狂犬病疫苗等）接种后，临床表现为发热、呕吐、嗜睡及昏迷。

2. 静脉周围脱髓鞘伴炎症反应是本病的特点，可见炎性水肿和以淋巴细胞、巨噬细胞为主的炎症细胞浸润。

3. 髓鞘的损伤由病原相关抗原的抗体与髓鞘抗原（如髓鞘

碱性蛋白）呈交叉反应所致，故在患者的中枢神经组织中不能检出病毒。

三、急性坏死出血性白质脑炎

1. 罕见，发展迅速，凶险，主要见于年轻人和儿童，常是败血性休克及变态反应（哮喘等）的一种严重并发症。

2. 病变多见于大脑半球和脑干，呈灶型分布。

3. 病变的特点　脑肿胀伴白质点状出血。

4. 组织学变化特点　小血管局灶性坏死伴周围球形出血；血管周围脱髓鞘伴中性粒细胞、淋巴细胞、巨噬细胞浸润；脑水肿和软脑膜炎。本病坏死较广泛，急性炎症细胞浸润以及血管坏死出现较明显。

第七节　神经系统肿瘤

一、中枢神经系统肿瘤

（一）胶质瘤

1. 星形细胞肿瘤

（1）是最常见的胶质瘤，约占成人胶质瘤的 80%，最常见于 30~60 岁。临床上主要表现为癫痫、头痛和受累区域的神经损害表现。

（2）星形细胞肿瘤按病理学特征分类：毛细胞型星形细胞瘤（Ⅰ级）、室管膜下巨细胞星形细胞瘤（Ⅰ级）、多形性黄色星形细胞瘤（Ⅱ级）、弥漫型星形细胞瘤（Ⅱ级）、间变型星形细胞瘤（Ⅲ级）、胶质母细胞瘤（Ⅳ级）和大脑胶质瘤病。胶质母细胞瘤的预后极差，即使接受治疗，其中位生存期仅 15 个月。

（3）病理变化

1）肉眼观：①弥漫型星形细胞瘤和间变型星形细胞瘤境界不清、灰白色。②质地因瘤内胶质纤维多少而异，可呈实性或胶冻状外观，伴出血、坏死和囊性变，形成大小不等的囊腔。③胶质母细胞瘤的肉眼观因部位不同而表现各异，可呈灰白实性，常伴有出血、坏死及囊性变。

2）镜下观（表16-7-1）：肿瘤呈浸润性生长。

表16-7-1　星形细胞肿瘤的光镜观

名　　称	表　　现
弥漫型星形细胞瘤	细胞轻度到中度增生，轻度细胞核多形性。肿瘤细胞之间是纤细的神经纤维网，其含有细胞骨架成分胶质纤维酸性蛋白（CFAP），免疫组织化学染色呈阳性反应
间变型星形细胞瘤 胶质母细胞瘤	细胞密度明显增加，核多形性更加明显，可见核分裂象出血及坏死明显，肿瘤细胞可围绕坏死灶周围呈假栅栏状排列，是其区别于间变型星形细胞瘤的主要特征。毛细血管呈明显巢团状增生，血管内皮细胞明显增生、肿大。有时高度增生的血管丛呈球状，称肾小球样小体
毛细胞型星形细胞瘤	特征性结构为 Rosenthal 纤维，表现为球形、棒状或胡萝卜状嗜酸性毛玻璃样团块

2. 少突胶质细胞肿瘤　　包括少突胶质细胞瘤和间变型少突胶质细胞瘤，占胶质瘤的 5%~15%，常见于 30~50 岁；病变多累及大脑半球，主要累及额叶或颞叶。

（1）肉眼观：肿瘤呈浸润性生长，多呈球形，灰红色，质软，凝胶状。出血、囊性变和钙化较为常见。

（2）镜下观

1）肿瘤呈弥漫浸润性生长，瘤细胞密度中等。瘤细胞分化良好，呈圆形，大小一致，形态单一。可形成核周空晕，产生蜂窝状结构特点。

2）瘤细胞弥散排列，血管呈丛状结构，可形成典型的致密鸡爪样分支毛细血管网。可伴有不同程度的钙化和砂粒体形成。

3）若瘤细胞分化差，异型性明显，核分裂象增多，则称为间变型少突胶质细胞瘤。

3. 室管膜肿瘤 包括室管膜瘤和间变型室管膜瘤，前者相当于 WHO Ⅱ级，可发生于脑室系统任何部位，尤以第四脑室最为常见，也可见于脊髓中央管（好发于腰骶部及马尾部）。室管膜瘤占神经上皮肿瘤的 2%~9%，患者以儿童和青少年居多。

（1）肉眼观：瘤体一般境界清楚，呈球形或分叶状，切面为灰白或灰红色，可见出血、囊性变和钙化。

（2）镜下观：最具特征的组织学变化为瘤细胞围绕空腔呈腺管状排列形成室管膜菊形团，或围绕血管排列形成假菊形团。当瘤组织中瘤细胞密集，核分裂活跃，并有假栅栏状坏死时，可诊断为间变型室管膜瘤。

（二）髓母细胞瘤

髓母细胞瘤是中枢神经系统中最常见的原胚胎性肿瘤，占儿童脑肿瘤的 20%，相当于 WHO Ⅳ级。髓母细胞瘤多见于小儿，高峰年龄在 7 岁，50 岁以上罕见。肿瘤常位于小脑蚓部，占据第四脑室顶部。

1. 光镜观 典型的结构是瘤细胞环绕嗜银性神经纤维中心做放射状排列，形成典型的 Homer-Wright 菊形团，提示急躁型神经元分化，具有诊断意义。

2. 电镜观 可呈现神经元和胶质细胞双向分化。

3. 免疫组化 GFAP 阳性，并表达神经元分化标志物，如突触素（Syn）、神经乙酰化酶（NSE）等。

4. 遗传学异常 最常见的是出现 17q 等臂染色体（30%~40%），并伴有染色体 17 三体。*MYC* 基因扩增、*p53* 突

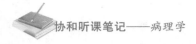

变、WNT 和 SHH 激活与髓母细胞瘤的预后和治疗均有关。

（三）神经元和混合性神经元-胶质肿瘤

1. 节细胞瘤和节细胞胶质瘤　为分化好、生长缓慢的神经上皮肿瘤，相当于 WHO Ⅰ级（节细胞瘤）或Ⅰ~Ⅱ级（节细胞胶质瘤），间变型节细胞胶质瘤相当于 WHO Ⅲ级。

2. 中枢神经细胞瘤　是一种伴有神经元分化的肿瘤，相当于 WHO Ⅱ级。预后较好，偶可复发和恶性变。光镜下，肿瘤组织是由成片的形态一致的瘤细胞组成，细胞小，核圆形，胞质透明，血管周可见原纤维性细胞带，可见 Homer-Wright 假菊形团，瘤细胞有神经元分化的特点。Syn 是最有用和最可靠的免疫组化标记，几乎所有病例细胞核表达 NeuN。

（四）脑膜瘤

来源于蛛网膜脑膜颗粒的内皮细胞和成纤维细胞

1. 好发中老年人，高峰年龄为 50~70 岁，女性多于男性。

2. 由于其多为良性，WHO 分类为Ⅰ级，生长缓慢，易于手术切除，复发率和侵袭力均很低，此瘤在中枢神经系统肿瘤中预后最好。

3. 病理变化　常与硬膜紧密相连，有包膜，呈球形或分叶状。一般仅压迫脑组织，呈膨胀性生长。肿块质实，灰白色，呈颗粒状，或条索状，可见白色钙化砂粒，偶见出血。脑膜瘤的组织学类型很多。

二、外周神经肿瘤

（一）神经鞘瘤

1. 是起源于胚胎期神经嵴来源的神经膜细胞或施万细胞的

良性肿瘤，相当于 WHO Ⅰ级。

2. 脑神经鞘瘤主要发生在听神经的前庭（又称听神经瘤），小脑脑桥角和三叉神经等。发生于周围神经的神经鞘瘤多见于四肢屈侧大神经干。

3. 肉眼观　肿瘤多呈圆形或分叶状，界限清楚，包膜完整，与其所发生的神经粘连在一起。切面呈灰白色或灰黄色，有时可见出血、囊性变。

4. 镜下观

（1）束状型（Antoni A 型）：细胞呈梭形，界限不清，核呈梭形或卵圆形，相互紧密平行排列成栅栏状或不完全的漩涡状，后者称 Verocay 小体。

（2）网状型（Antoni B 型）：细胞较少，排列成稀疏的网状结构，细胞间有较多的液体，常有小囊腔形成。

主治语录：神经鞘瘤是椎管内最常见的肿瘤。

（二）神经纤维瘤

相当于 WHO Ⅰ级，多发生在皮肤或皮下，可单发或多发。多发性神经纤维瘤又称神经纤维瘤病 1 型，并发皮肤牛奶咖啡色斑和腋窝斑点。

1. 肉眼观　皮肤或皮下单发性神经纤维瘤呈结节状或息肉状，境界清楚，但无包膜，常不能找到其发源的神经，也可弥漫侵及皮肤和皮下。切面灰白，质实，可见漩涡状纤维，也可呈胶冻状，很少发生出血、囊性变。

2. 镜下观　肿瘤组织由增生的 Schwann 细胞、神经束膜样细胞和成纤维细胞构成，交织排列成小束并分散在神经纤维之间，伴大量网状纤维和胶原纤维及疏松的黏液样基质。若细胞密度增大，核异型并见核分裂象，提示恶变可能。

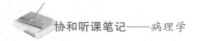

恶性外周神经鞘膜瘤侵袭性较高，相当于 WHO II～IV级。形态颇似纤维肉瘤，有较多核分裂象并伴有血管增生和细胞坏死。瘤细胞可呈多形性。

三、转移性肿瘤

占脑肿瘤的 20%以上，可能来自肺癌、乳腺癌、肾癌、结肠癌、黑色素瘤、绒毛膜上皮癌（伴出血坏死），为多发性。

转移瘤可呈现三种形式：转移结节、软脑膜癌病、脑炎性转移。转移瘤的组织形态与其原发性肿瘤相似，常伴有出血、坏死、囊性变及液化。多数转移瘤结节边界清楚，呈现"推进"的边缘，其周围脑组织可有水肿，伴淋巴细胞及巨噬细胞浸润。

主治语录：颅内转移最常见于大脑和硬脑膜，脊髓转移常发生于硬膜外间隙、软脊膜或脊髓。

历年真题

1. 以下生理性与病理性因素中，不影响颅内压变化的是
   A. 脑脊液动力学改变
   B. 脑组织血流改变
   C. 脑组织肿胀
   D. 颅骨的完整性
   E. 颅骨密度改变
2. 下列不属于枕骨大孔疝常见症状的是
   A. 剧烈头痛、呕吐
   B. 颈项强直
   C. 早期出现一侧瞳孔散大
   D. 意识障碍
   E. 呼吸骤停发生早

参考答案：1. E 2. C

第十七章 感染性疾病

内容精要

感染性疾病是指由病原微生物通过不同方式侵入，引起人体发生感染并出现临床症状的一组疾病。

第一节 感染性疾病概述

一、病原微生物的传播途径及在体内的播散

引起感染性疾病的病原微生物种类繁多，包括朊病毒蛋白、病毒、细菌、真菌、螺旋体、支原体、立克次体、寄生虫等。其中病毒和细菌是最常见的致病微生物。

1. 病原微生物侵入机体的途径　经皮肤、消化道、呼吸道、

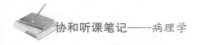

泌尿生殖道入侵；母婴垂直传播。

2. 病原微生物在宿主体内的播散　病原微生物侵入机体后，一部分在入侵部位驻扎，另一部分则通过分泌溶解酶向周围组织蔓延、扩散，或经淋巴道、血道及神经向远隔部位播散。

主治语录：血道播散是病原微生物最常见和最有效的播散方式。

血道播散所致感染的主要病变常发生在远离入侵处的组织或脏器，如水痘病毒、带状疱疹病毒和麻疹病毒通过呼吸道感染却表现为皮肤出疹。

二、宿主和病原微生物之间的相互作用

一方面，机体通过免疫防御机制清除病原体，另一方面，免疫反应可能加重甚至成为组织损伤的决定性因素。

（一）病原微生物的免疫逃逸

1. 抗原变异　是病原体逃逸抗体介导的宿主防御反应的重要机制。

（1）通过基因突变产生遗传变异，如肺炎球菌有超过90个不同的血清型，每一型均对应不同的菌体表面荚膜多糖。

（2）伯氏菌属的螺旋体和锥虫通过基因水平的调控使其表面蛋白发生周期性转换。

（3）流感病毒通过其复杂的 RNA 基因频繁重组，导致病毒表面抗原漂移和转位。

2. 逃逸巨噬细胞吞噬　中性粒细胞和巨噬细胞的吞噬和杀伤作用是细胞外细菌感染的重要防御机制。

3. 逃逸 CD4 及 CD8 阳性 T 细胞的识别　是病毒逃逸免疫监视的重要机制。

4. 通过"隐匿"感染逃避免疫监视 如单纯疱疹病毒和水痘病毒感染神经元，EBV 感染 B 细胞，病毒呈潜伏感染状态，机体可能在相当长的时间内表现为无症状，但是一旦潜伏的病毒重新激活，则会进入临床感染期。

（二）免疫反应所致的组织损伤

在宿主对抗病原微生物的过程中造成的免疫性损伤是某些感染性疾病的主要致病因素。最具代表性的例子是结核分枝杆菌感染所致的肉芽肿性炎症，其一方面通过免疫反应限制和杀灭病原菌，另一方面则诱发机体发生变态反应引起干酪样坏死。

宿主针对感染病原体所产生的抗体同样对机体造成不同程度的损伤，如链球菌感染后肾小球肾炎则为链球菌抗原成分与其相应抗体形成的循环免疫复合物沉积于肾小球造成的炎性损伤。

三、病原微生物的致病机制

（一）病毒的致病机制

病毒可通过直接侵入宿主细胞并在其内复制而导致细胞死亡。其杀伤细胞的机制如下。

1. 直接杀伤作用。

2. 抗病毒免疫反应。

3. 感染细胞的转化。

（二）细菌的致病机制

细菌损伤宿主细胞取决于细菌的黏附能力、侵袭能力以及毒素的释放能力。

1. 细菌黏附于宿主细胞 细菌黏附于宿主细胞表面是细菌入侵的第一步，由细菌黏附素介导，即结合于宿主细胞或细胞

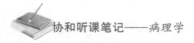

外基质的细菌表面分子，不同种属的细菌具有不同的细胞表面分子结构。

2. 细菌毒素

（1）内毒素：是革兰阴性菌细胞壁外层结构的脂多糖成分，大量细菌内毒素进入血液循环可引起内毒素休克综合征，导致机体发热、中毒性休克、DIC、急性呼吸窘迫综合征以及促进免疫细胞增殖和释放细胞因子。

（2）外毒素：是革兰阳性细菌和部分革兰阴性细菌产生并释放到菌体外，并直接引起细胞损伤的蛋白质。

四、感染性疾病的类型

1. 化脓性炎　　如葡萄球菌、链球菌、奈瑟球菌等所致的感染。

2. 肉芽肿性炎　　如结核分枝杆菌，血吸虫等感染。

3. 以细胞增殖为主的炎症　　见于某些病毒感染，以形成细胞内包涵体为其病变特征；HPV感染导致上皮细胞增生形成的尖锐湿疣等。

4. 组织坏死　　见于HBV感染所致的亚大片或大片肝坏死。

5. 慢性炎症及瘢痕形成　　是绝大多数慢性感染性疾病的最终结局，如HBV感染所致的慢性肝炎最终形成肝硬化。

第二节　结　核　病

一、概述

结核病是由结核分枝杆菌引起的一种慢性肉芽肿性炎症。可见于全身各器官，但以肺结核最常见。典型病变为结核结节形成伴有不同程度的干酪样坏死。

（一）病因和发病机制

结核病的病原菌是结核分枝杆菌，为细长弯曲、革兰阳性需氧菌，细菌细胞壁中含分枝菌酸，抗酸染色呈红色。

结核病主要经呼吸道传染，也可经消化道感染（食入带菌的食物，如含菌牛奶），少数经皮肤伤口感染。呼吸道传播是最常见和最重要的途径。

机体对结核分枝杆菌感染所呈现的临床表现取决于机体反应性的不同。如以保护性反应为主，则病灶局限，结核分枝杆菌被杀灭。如主要表现为组织破坏性反应，则机体表现为有结构和功能损害的结核病。

（二）基本病理变化

1. 以渗出为主的病变　病变出现于结核性炎症的早期或机体抵抗力低下，菌量多，毒力强或变态反应较强时，主要表现为浆液性或浆液纤维素性炎。

2. 以增生为主的病变　可形成具有诊断价值的结核结节，又称结核性肉芽肿。结核结节是在细胞免疫的基础上形成的，由上皮样细胞、朗汉斯巨细胞加上外周局部集聚的淋巴细胞和少量反应性增生的成纤维细胞构成。

3. 以坏死为主的病变　以渗出为主或以增生为主的病变均可继发干酪样坏死。结核坏死灶由于含脂质较多而呈淡黄色、均匀细腻，质地较实，状似奶酪，故称干酪样坏死。镜下为红染无结构的颗粒状物。

干酪样坏死物中大都会有一定量的结核分枝杆菌，可成为结核病恶化进展的原因。

主治语录：渗出、坏死和增生三种变化往往同时存在而以某一种改变为主，而且可以互相转化。

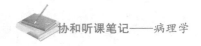

（三）基本病理变化的转化规律

在机体抵抗力增强时，结核分枝杆菌被抑制、杀灭，病变转向愈合；反之，则转向恶化。

1. 转向愈合　①吸收、消散。②纤维化、纤维包裹及钙化。
2. 转向恶化　①浸润进展。②溶解播散。

二、肺结核病

肺结核是结核病中最常见的类型。

（一）原发性肺结核病

原发性肺结核病是第一次感染结核分枝杆菌所引起的肺结核病。

结核分枝杆菌被吸入肺泡后，可形成 Ghon 灶，病变为灰白色炎性实变灶，以结核性肉芽肿形成为特点，病灶中央可见干酪样坏死。原发灶的结核分枝杆菌游离或被巨噬细胞吞噬，表现为淋巴结肿大和干酪样坏死。

肺的原发病灶、淋巴管炎和肺门淋巴结结核称为原发综合征。X 线检查呈哑铃状阴影。

（二）继发性肺结核病

1. 局灶型肺结核　是继发性肺结核病的早期病变。病灶境界清楚，有纤维包裹。镜下病变以增生为主，中央为干酪样坏死。

2. 浸润型肺结核　是临床上最常见的活动性、继发性肺结核。X 线检查示锁骨下边缘模糊的云絮状阴影。病变以渗出为主，中央有干酪样坏死，病灶周围有炎症包绕。

3. 慢性纤维空洞型肺结核

（1）肺内有一个或多个厚壁空洞。内层为干酪样坏死物，其中有大量结核分枝杆菌；中层为结核性肉芽组织；外层为纤维结缔组织。

（2）同侧或对侧肺组织，特别是肺小叶可见由支气管播散引起的很多新旧不一、大小不等、病变类型不同的病灶，愈往下愈新鲜。

（3）后期肺组织严重破坏，使肺体积缩小、变形，严重影响肺功能，甚至使肺功能丧失。

4. 干酪性肺炎　镜下主要为大片干酪样坏死灶。肺泡腔内有大量浆液纤维蛋白性渗出物。根据病灶范围的大小分小叶性和大叶性干酪性肺炎。

5. 结核球　结核球是直径 2~5cm，有纤维包裹的孤立的境界分明的干酪样坏死灶，多为单个，也可多个，常位于肺上叶。胸部 X 线片上有时很难与周围型肺癌相鉴别。

6. 结核性胸膜炎

（1）湿性结核性胸膜炎：又称渗出性结核性胸膜炎，多见于年轻人。病变主要为浆液纤维素性炎。一般经适当治疗可吸收，如渗出物中纤维素较多，不易吸收，则可因机化而使胸膜增厚、粘连。

（2）干性结核性胸膜炎：又称增生性结核性胸膜炎。是由肺膜下结核病灶直接蔓延到胸膜所致。常发生于肺尖。病变多为局限性，以增生性改变为主。一般通过纤维化而愈合。

（三）肺结核病血源播散所致病变

1. 急性全身粟粒性结核　结核分枝杆菌在短时间内一次或反复多次、大量侵入肺静脉分支，经左心至大循环，播散到全身各器官如肺、肝、脾和脑膜等处，可引起急性全身粟粒性结核病。

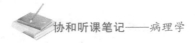

肉眼观，各器官内均匀密布大小一致、灰白色、圆形、境界清楚的小结节。镜下主要为增生性病变，偶尔出现渗出、坏死为主的病变。

X线检查可发现两肺有散在分布、密度均匀、粟粒大小、细点状阴影，预后仍属良好。少数病例可因结核性脑膜炎而死亡。

2. 慢性全身粟粒性结核病　如急性期不能及时控制而病程迁延3周以上，或结核分枝杆菌在较长时期内每次以少量反复多次不规则进入血液，则形成慢性粟粒性结核病。

病变的性质和大小均不一致，同时可见增生、坏死及渗出性病变，病程长，成人多见。

3. 急性肺粟粒性结核病　由于肺门、纵隔、支气管旁的淋巴结干酪样坏死破入邻近大静脉，或因含有结核分枝杆菌的淋巴液由胸导管回流，经静脉入右心，沿肺动脉播散于两肺所致。

肉眼观，肺表面和切面可见灰黄或灰白色粟粒大小结节。

4. 慢性肺粟粒性结核　由肺外某器官的结核病灶内的结核分枝杆菌间歇入血而致病。病程较长，病变新旧、大小不一。病变以增生性改变为主。

5. 肺外结核病　肺外结核病除淋巴结结核由淋巴道播散所致，消化道结核可由咽下含菌的食物或痰液直接感染引起，皮肤结核可通过损伤的皮肤感染外，其他各器官的结核病多为原发性肺结核病血源播散所形成的潜伏病灶进一步发展所致。

三、肺外结核病

（一）肠结核病

肠结核病大多发生于回盲部，因该段淋巴组织最为丰富，病菌易于通过肠壁淋巴组织侵入肠壁，并且食物在此停留时间较长，接触细菌的机会较多之缘故。

1. 溃疡型 较多见。结核分枝杆菌侵入肠壁淋巴组织，形成结核结节，以后结节逐渐融合并发生干酪样坏死，破溃后形成溃疡。

溃疡边缘参差不齐，一般较浅，底部有干酪样坏死物，其下为结核性肉芽组织。溃疡愈合后由于瘢痕形成和纤维收缩而致肠腔狭窄。肠浆膜面每见纤维素渗出和多数结核结节形成，连接成串，这是结核性淋巴管炎所致。

2. 增生型 以肠壁大量结核性肉芽组织形成和纤维组织增生为其病变特征。黏膜面可有浅溃疡或息肉形成。临床上表现为慢性不完全低位肠梗阻。

（二）结核性腹膜炎

感染途径以腹腔内结核灶直接蔓延为主。溃疡型肠结核病是最常见的原发病灶，其次为肠系膜淋巴结结核或结核性输卵管炎。

湿性结核性腹膜炎以大量结核性渗出为特征。干性结核性腹膜炎因大量纤维素性渗出物机化而引起腹腔脏器的粘连。

（三）结核性脑膜炎

主要是由于结核分枝杆菌经血道播散所致。病变以脑底最明显。在脑桥、脚间池、视神经交叉及大脑外侧裂等处的蛛网膜下腔内，有多量灰黄色混浊的胶冻样渗出物积聚。脑室脉络丛及室管膜有时也可有结核结节形成。病变严重者可累及脑皮质而引起脑膜脑炎。

（四）泌尿生殖系统结核

1. 肾结核病 最常见于 20~40 岁男性。多为单侧性。

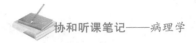

结核分枝杆菌来自肺结核病的血道播散。最初为局灶性结核病变，继而发生干酪样坏死，然后破坏肾乳头而破入肾盂成为结核性空洞。

膀胱结核，以膀胱三角区最先受累形成溃疡，以后可累及整个膀胱。膀胱溃疡和纤维组织增生如影响到对侧的输尿管口，最后可引起肾盂积水而损害肾功能。

2. 生殖系统结核病　病变器官有结核结节和干酪样坏死形成。附睾结核是男性不育的重要原因之一。女性生殖系统结核多由血道或淋巴道播散而来，也可由邻近器官的结核病蔓延而来。以输卵管结核最多见，为女性不孕的原因之一。

（五）骨与关节结核病

1. 骨结核

（1）干酪样坏死型可见明显干酪样坏死和死骨形成。病变常累及周围软组织，引起干酪样坏死和结核性肉芽组织形成。坏死物液化后在骨旁形成结核性"脓肿"。

（2）增生型比较少见，主要形成结核性肉芽组织，病灶内骨小梁逐渐被侵蚀、吸收和消失，但无明显的干酪样坏死和死骨形成。

（3）脊椎结核是骨结核中最常见者，多见于第10胸椎至第2腰椎。病变起自椎体，常发生干酪样坏死。

2. 关节结核　以髋、膝、踝、肘等关节结核多见，多继发于骨结核。

病变通常开始于骨骺或干骺端，发生干酪样坏死。当病变发展侵入关节软骨和滑膜时则成为关节结核；关节结核痊愈时，关节腔常被大量纤维组织充填，造成关节强直，失去运动功能。

主治语录：骨关节结核多见于儿童和青少年，多由血源播散所致。

（六）淋巴结结核病

淋巴结结核病多见于儿童和青年，以颈部、支气管和肠系膜淋巴结多见，尤以颈部淋巴结结核（俗称瘰病）最为常见。

淋巴结常成群受累，有结核结节形成和干酪样坏死。淋巴结逐渐肿大，最初各淋巴结尚能分离，当炎症累及淋巴结周围组织时，则淋巴结彼此粘连，形成较大的包块。

第三节　伤　　寒

伤寒是由伤寒杆菌引起的急性传染病，全身单核-巨噬细胞系统细胞的增生为其病变特征，以回肠末端淋巴组织的病变最为突出。临床主要表现为持续高热、脉率减慢、脾大、皮肤玫瑰疹及中性粒细胞和嗜酸性粒细胞减少等。

病理变化：伤寒杆菌引起的炎症是以巨噬细胞增生为特征的急性增生性炎。伤寒细胞常聚集成团，形成小结节，称伤寒肉芽肿或伤寒小结，是伤寒的特征性病变，具有病理诊断价值。

1. 肠道病变　肠道病变以回肠下段集合和孤立淋巴小结的病变最为常见和明显。病变分期：①髓样肿胀期。②坏死期。③溃疡期。④愈合期。

2. 其他病变

（1）肠系膜淋巴结、肝、脾及骨髓由于巨噬细胞的活跃增生而致相应组织器官增大。镜检可见伤寒肉芽肿和灶性坏死。

（2）心肌纤维可有颗粒变性，甚至坏死；肾小管上皮细胞增生，也可发生颗粒变性；皮肤出现淡红色小丘疹（玫瑰疹）；膈肌、腹直肌和股内收肌常发生凝固性坏死（亦称蜡样变性）。患者临床痊愈后，细菌仍可在胆汁中生存，并通过胆汁由肠道排出，在一定时期内仍是带菌者，有的患者甚至可成为慢性带

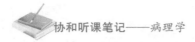

菌者或终身带菌者。

（3）伤寒患者可有肠出血、肠穿孔、支气管肺炎等并发症。慢性感染病例亦可累及关节、骨、脑膜等部位。

第四节　细菌性痢疾

细菌性痢疾简称菌痢，是由痢疾杆菌所引起的一种假膜性肠炎。病变多局限于结肠，以大量纤维素渗出形成假膜为特征，假膜脱落伴有不规则浅表溃疡形成。菌痢全年均可发病，但以夏秋季多见。本病好发于儿童，其次是青壮年。

一、病因

1. 痢疾杆菌是革兰阴性短杆菌。按抗原结构和生化反应可分为四群，即福氏志贺菌、宋内志贺菌、鲍氏志贺菌和痢疾志贺菌。四群均能产生内毒素，痢疾志贺菌尚可产生强烈外毒素。

2. 患者和带菌者是传染源，痢疾杆菌从粪便中排出后可直接或间接（苍蝇为媒介）经口传染给健康人。食物和饮水的污染有时可引起菌痢的暴发流行。

二、发病机制

1. 经口入胃的痢疾杆菌大部分被胃酸杀死，仅少部分进入肠道。

2. 细菌在结肠内繁殖，从上皮细胞直接侵入肠黏膜，并在黏膜固有层内增殖，随之释放具有破坏细胞作用的内毒素，使肠黏膜产生溃疡。

3. 菌体内毒素吸收入血，引起全身毒血症。

4. 痢疾志贺菌释放的外毒素，是导致水样腹泻的主要因素。

三、临床表现

1. 急性细菌性痢疾

（1）病理：早期黏液分泌亢进，黏膜充血、水肿，中性粒细胞和巨噬细胞浸润，可见点状出血。病变进一步发展黏膜浅表坏死，在渗出物中有大量纤维素，后者与坏死组织、炎症细胞和红细胞及细菌一起形成特征性的假膜。大约1周假膜开始脱落，形成大小不等、形状不一的"地图状"溃疡，溃疡多较表浅。经适当治疗或病变趋向愈合时，肠黏膜渗出物和坏死组织逐渐被吸收、排出，经周围健康组织再生，缺损得以修复。

（2）临床表现：临床上由于病变肠管蠕动亢进并有痉挛，引起阵发性腹痛、腹泻等症状。并发症如肠出血、肠穿孔少见，少数病例可转为慢性。

主治语录：急性细菌性痢疾的典型病变过程为初期的急性卡他性炎，随后的特征性假膜性炎和溃疡形成，最后愈合。

2. 慢性细菌性痢疾　指菌痢病程超过2个月以上者。

（1）病理：新旧病灶同时存在，慢性溃疡边缘常不规则，黏膜常过度增生而形成息肉。肠壁各层有慢性炎症细胞浸润和纤维组织增生，乃至瘢痕形成，使肠壁不规则增厚、变硬，严重者可致肠腔狭窄。

（2）临床表现：可有腹痛、腹胀、腹泻等肠道症状。可有慢性菌痢急性发作。少数慢性菌痢患者成为慢性带菌者及传染源。

3. 中毒型细菌性痢疾　特征是起病急骤，全身中毒症状严重，但肠道病变和症状轻微。肠道病变一般为卡他性炎，有时肠壁集合和孤立淋巴小结滤泡增生、肿大，而呈滤泡性肠炎改变。

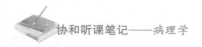

第五节 钩端螺旋体病

钩端螺旋体病是由钩端螺旋体所致的一组自然疫源性急性传染病的总称。

临床上表现为高热、头痛、全身酸痛和显著的腓肠肌痛、表浅淋巴结肿大、眼结膜充血、皮疹等全身感染症状。

一、病因与发病机制

1. 钩端螺旋体病由钩端螺旋体引起。猪和鼠类为主要传染源。以人与污染水源（如雨水、稻田）接触为其主要传播方式。

2. 病程分期 ①败血症期（发病 1~3 天）。②败血症伴器官损伤期（发病 4~10 天）。③恢复期（发病 2~3 周）。

二、病理变化及临床病理联系

见表 17-5-1。

表 17-5-1 钩端螺旋体病的病理变化及临床病理联系

累及方面	病理变化及临床病理联系
肺	1. 病理表现为最初的点状出血不断增多、扩大和融合，形成全肺弥漫性出血
	2. 主要表现为肺出血，为近年来无黄疸钩端螺旋体病的常见死亡原因
肝	1. 主要为肝细胞水肿和脂肪变、小灶性坏死，汇管区炎症细胞浸润和胆小管胆汁淤积
	2. 肝细胞损害、急性肝功能不全或肝肾综合征
肾	1. 主要为间质性肾炎和肾小管上皮细胞不同程度的变性、坏死
	2. 急性肾衰竭

续 表

累及方面	病理变化及临床病理联系
心脏	1. 心肌细胞变性、灶性坏死，间质非特异性炎，心外膜和心内膜可见出血点
	2. 心动过速、心律失常和心肌炎
横纹肌	1. 以腓肠肌病变最为明显，主要表现为肌纤维节段性变性、肿胀、横纹模糊或消失，并可出现肌浆空泡或肌浆、肌原纤维溶解消失，仅存肌纤维轮廓。间质有水肿、出血和少量炎症细胞浸润
	2. 腓肠肌压痛
神经系统	1. 部分病例有脑膜及脑实质充血、水肿、出血、炎症细胞浸润和神经细胞变性
	2. 脑膜炎的症状和体征等

第六节 流行性出血热

一、概述

流行性出血热（EHF）是汉坦病毒引起的一种由鼠类传播给人的自然疫源性急性传染病，又称肾综合征出血热（HFRS）。EHF由汉坦病毒感染引起，汉坦病毒为单股负链RNA病毒，鼠类是最主要的宿主和传染源。

二、病理变化

EHF的基本病变为全身小血管的出血性炎症，主要表现为小动脉、小静脉和毛细血管内皮肿胀、脱落和管壁的纤维素样坏死。肾上腺髓质、脑垂体前叶和右心房、右心耳内膜下大片出血通常恒定出现，具有病理诊断意义。组织学上发现肾、肾上腺、下丘脑和垂体的出血、血栓形成和坏死常是本病的特征性改变。

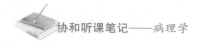

三、临床表现

约 2/3 以上病例病情较轻，主要表现为发热和上呼吸道感染症状，肾脏损害轻微。1/3 以下的重症病例发病急骤，患者有高热、头晕、烦躁、全身极度乏力等明显的中毒症状，眼结膜、咽部等充血，皮肤黏膜出血点，常伴有三痛（头痛、腰痛、眼眶痛）和三红（颜面、颈和上胸部潮红），呈醉酒貌，继而重要脏器进行性出血、休克、肾衰竭。

第七节　性传播性疾病

性传播性疾病（STD）是指通过性接触而传播的一类疾病。

一、淋病

淋病是由淋病奈瑟菌引起的急性化脓性炎，是最常见的 STD。淋病奈瑟菌主要侵犯泌尿生殖系统，对柱状上皮和移行上皮有特别的亲和力。

二、尖锐湿疣

是由人乳头瘤病毒（HPV）（主要是 HPV6 型和 HPV11 型）引起的 STD。

初起为小而尖的突起，逐渐扩大。淡红或暗红，质软，表面凹凸不平，呈疣状颗粒。有时较大，呈菜花状生长，顶端可有感染溃烂，触之易出血。镜下，表皮角质层轻度增厚，几乎全为角化不全细胞，棘层肥厚，有乳头状瘤样增生，表皮钉突增粗延长，偶见核分裂。

表皮浅层凹空细胞出现有助于诊断。应用免疫组织化学方法可检测 HPV 抗原，用原位杂交、PCR 和原位 PCR 技术可检测

HPV DNA，有助于诊断。

三、梅毒

梅毒是由梅毒螺旋体引起的慢性传染病。本病特点是病程的长期性和潜匿性，病原体可侵犯任何器官，临床表现多样，也可隐匿多年而无临床症状。

1. 基本病理变化

（1）闭塞性动脉内膜炎和小血管周围炎：可见于各期梅毒。

（2）树胶样肿（特征样变）：灰白色、大小不一、质韧而有弹性。镜下结构颇似结核结节，中央为凝固性坏死，形态类似干酪样坏死，唯坏死不如干酪样坏死彻底，弹性纤维尚保存。弹性纤维染色可见组织内原有血管壁的轮廓。坏死灶周围肉芽组织中富含淋巴细胞和浆细胞，而上皮样细胞和朗汉斯巨细胞较少，且必有闭塞性小动脉内膜炎和动脉周围炎。树胶样肿后期可被吸收、纤维化，最后使器官变形，但绝少钙化。

主治语录：树胶样肿最常见于皮肤、黏膜、肝、骨和睾丸。

2. 临床病理类型

（1）后天性梅毒：分一、二、三期。一、二期梅毒称早期梅毒，有传染性。三期梅毒又称晚期梅毒，传染性小，因常累及内脏，故又称内脏梅毒。

（2）先天性梅毒：梅毒根据被感染胎儿发病的早晚有早发性和晚发性之分。早发性先天性梅毒系指胎儿或婴幼儿期发病的先天性梅毒。晚发性先天性梅毒的患儿发育不良，智力低下。

第八节 深部真菌病

由真菌感染引起的疾病称真菌病。真菌病根据病变部位的

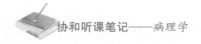

不同分浅部真菌病和深部真菌病两大类。浅部真菌病主要侵犯含有角质的组织，如皮肤、毛发和指甲等处，引起各种癣病。常见深部真菌病如下。

一、假丝酵母菌病

常由白假丝酵母菌（俗称白色念珠菌）引起，常发生于婴儿及消耗性疾病患者的口腔，糖尿病妇女的阴道、会阴等处。病变常在皮肤和黏膜表面形成不规则的片状白色膜状物。膜状物由假菌丝和纤维素性炎性渗出物组成，易脱落形成糜烂或表浅溃疡。

二、曲菌病

由曲菌引起，以肺病变最常见，表现为支气管炎或支气管肺炎。多发生在肺结核、支气管扩张症、肺脓肿、肺癌等基础上，病菌在空洞内繁殖形成棕色的菌丝团块，称为曲菌球。

三、毛霉菌病

由毛霉菌引起，只有在宿主免疫耐受抵抗力降低时才致病，因此本病几乎全为继发性。常见的三个原发部位是鼻窦、肺和胃肠道。

四、隐球菌病

是新型隐球菌引起的一种亚急性或慢性真菌病，多为继发性。病变以中枢神经系统最常见。隐球菌多首先通过吸入定位于肺，以后播散至其他部位，对中枢神经系统有特殊的亲和力，常引起脑膜炎。

主治语录： 真菌在人体引起的病变没有特异性，诊断依据是病灶中找到病原菌。

第九节　寄生虫病

寄生虫病是寄生虫作为病原引起的疾病，其可在人群、动物群或人和动物之间传播。

常见的人体寄生虫病，见表 17-9-1。

表 17-9-1　常见的人体寄生虫病

名　　称	举　　例
原虫病	阿米巴病、黑热病和疟疾
吸虫病	血吸虫病、肺吸虫病和肝吸虫病
绦虫病	棘球蚴病和囊虫病
线虫病	丝虫病、蛔虫病和钩虫病等

一、阿米巴病

由溶组织内阿米巴原虫感染人体引起的，该原虫主要寄生于结肠，亦可经血流运行或偶尔直接侵袭到达肝、肺、脑和皮肤等处，引起相应部位的阿米巴溃疡或阿米巴脓肿。

（一）肠阿米巴病

由溶组织内阿米巴寄生于结肠，引起肠壁损害的炎症性疾病，因临床上常出现腹痛、腹泻和里急后重等痢疾症状，故常称为阿米巴痢疾。

病变部位主要在盲肠和升结肠，其次为乙状结肠和直肠，严重病例整个结肠和小肠下段均可受累。基本病变为组织溶解液化为主的变质性炎。

1. 急性期病变

（1）肉眼观：早期在肠黏膜表面可见多数隆起的灰黄色针

头大小的点状坏死或浅溃疡，周围有充血出血带包绕。病变进展时，坏死灶增大，呈圆形纽扣状。

由于黏膜下层组织疏松，阿米巴易于向四周蔓延，坏死组织液化脱落后，形成口小底大的烧瓶状溃疡，边缘呈潜行性，对本病具有诊断意义。

（2）镜下观：病变特征为液化性坏死，呈无结构、淡红色病灶，病灶周围炎症反应轻微，见充血、出血及少量淋巴细胞、浆细胞和巨噬细胞浸润，如继发细菌感染则可有中性粒细胞浸润。在溃疡边缘与正常组织交界处及肠壁的小静脉腔内可找到阿米巴滋养体。

2. 慢性期病变　由于新旧病变共存，坏死、溃疡和肉芽组织增生及瘢痕形成反复交错发生，导致黏膜增生形成息肉，最终可使肠黏膜完全失去正常形态。肠壁可增厚变硬、甚至肠腔狭窄。

有时可因肉芽组织增生过多，而形成局限性包块，称为阿米巴肿，多见于盲肠，临床上易误诊为结肠癌。

肠阿米巴病的并发症有肠穿孔、肠出血、肠腔狭窄、阑尾炎及阿米巴肛瘘等，亦可引起肝、肺、脑等肠外器官的病。

（二）肠外阿米巴病

1. 阿米巴肝脓肿　阿米巴肝脓肿是肠阿米巴病最常见的并发症，大多发生于阿米巴痢疾发病后 1~3 个月内，单个多见。

（1）肉眼观：脓肿内容物呈棕褐色果酱样，由液化性坏死物质和陈旧性血液混合而成。脓肿壁上附有尚未彻底液化坏死的汇管区结缔组织、血管和胆管等，呈破絮状外观。

（2）镜下观：脓腔内为液化坏死淡红色无结构物质，脓肿壁有不等量尚未彻底液化坏死的组织，有少许炎症细胞浸润，在坏死组织与正常组织交界处可查见阿米巴滋养体。

临床上，阿米巴肝脓肿主要表现为长期不规则发热，右上腹痛，肝大和肝区压痛等症状。

2. 阿米巴肺脓肿　少见，大多数是由阿米巴肝脓肿穿过横膈直接蔓延而来。脓肿多位于右肺下叶，常单发。脓肿腔内含咖啡色坏死液化物质，如破入支气管，坏死物质被排出后形成空洞。

临床上患者有类似肺结核症状，咳出褐色脓样痰，其中可检出阿米巴滋养体。

3. 阿米巴脑脓肿　极少见，往往是肝或肺阿米巴滋养体经血道进入脑而引起。

主治语录：阿米巴病的诊断方法很多，在病变组织中找到滋养体是最可靠的诊断。

二、血吸虫病

血吸虫病是由血吸虫寄生于人体引起的一种寄生虫病，人通过皮肤接触含尾蚴的疫水而感染，主要病变是由虫卵引起肝与肠的肉芽肿形成。

1. 尾蚴引起的损害　尾蚴侵入皮肤后可引起尾蚴性皮炎。一般在尾蚴钻入皮肤后数小时至2~3日内发生，表现为入侵局部瘙痒的小丘疹，数日后可自然消退。镜下见真皮充血、水肿及出血，起初有中性粒细胞及嗜酸性粒细胞浸润，以后主要为单核细胞浸润。

2. 童虫引起的损害　童虫在体内移行可引起血管炎和血管周围炎，以肺组织受损最为明显。

3. 成虫引起的损害　成虫对机体的损害作用较轻。成虫可借口、腹吸盘吸附于血管壁，造成寄居部位的血管壁损害，引起静脉内膜炎及静脉周围炎。

4. 虫卵引起的损害

（1）急性虫卵结节

1）肉眼观：灰黄色，粟粒至绿豆大的小结节。

2）镜下观：结节中央常有 1~2 个成熟虫卵，虫卵表面附有放射状、火焰样嗜酸性物质，即抗原-抗体复合物，其周围可见无结构的颗粒状坏死物质及大量嗜酸性粒细胞浸润，状似脓肿，故也称为嗜酸性脓肿。其间可见 Charcot-Leyden 结晶。随后虫卵周围产生肉芽组织层，其中有淋巴细胞、巨噬细胞、嗜酸性粒细胞等炎症细胞浸润，以嗜酸性粒细胞为主。随病程发展，肉芽组织层逐渐向虫卵结节中央生长，并出现围绕结节呈放射状排列的上皮样细胞层，嗜酸性粒细胞显著减少，构成晚期急性虫卵结节。

（2）慢性虫卵结节：急性虫卵结节内坏死物质逐渐被巨噬细胞清除，虫卵崩解、破裂。随后病灶内巨噬细胞变为上皮样细胞和少量异物巨细胞，病灶周围淋巴细胞浸润和肉芽组织增生，形态上似结核样肉芽肿，故称为假结核结节。最后，结节纤维化玻璃样变，中央的卵壳碎片及钙化的死卵可长期存留。

5. 主要影响　由于成虫主要寄生在门静脉系统，因此虫卵一般沉着于肝、肠组织内。如果成虫或虫卵出现在门脉系统以外的组织和器官时，如肺、脑等，称异位寄生。此外，儿童长期反复重度感染血吸虫病，严重影响肝功能，以致某些激素不能被灭活，从而继发脑垂体功能抑制，腺垂体及性腺等萎缩，影响其生长发育，表现为身体矮小，面容苍老，第二性征发育迟缓，称血吸虫病侏儒症。

三、棘球蚴病

棘球蚴病也称包虫病，是人类感染棘球绦虫的幼虫（棘球蚴，或称包虫）所致的疾病。棘球蚴在人体可寄生于任何部位，但以肝最为常见（占 70%），其次为肺（占 20%~30%）。

（一）肝棘球蚴囊肿

多见于右叶膈面，一般为单发，向腹腔突出。

主要并发症为继发感染和囊肿破裂。囊肿破裂为常见且严重的并发症。囊液破入腹腔可引起变态反应，甚至过敏性休克而致患者死亡，还可产生腹腔内继发性棘球蚴囊肿。如子囊破入胆管或肝静脉内，可造成胆道阻塞及肺动脉栓塞。

（二）肺棘球蚴囊肿

由于肺组织疏松和血液循环丰富及胸腔负压吸引等影响，故肺棘球蚴囊肿生长较快，可压迫周围肺组织，引起肺萎陷和纤维化。囊肿破入支气管可致肺炎，囊内容物可被咳出而自愈；突然大量囊内容物破入支气管时可引起窒息。若囊肿破入胸腔，可引起胸膜炎。

 历年真题

1. 以下有助于尖锐湿疣诊断的是
   A. 多量角化不全细胞
   B. 凹空细胞
   C. 表皮棘层肥厚
   D. 乳头状瘤样增生
   E. 角质层肥厚
2. 艾滋病的主要病理变化不包括
   A. 免疫器官损害
   B. 感染
   C. 心力衰竭
   D. Kaposi 肉瘤
   E. 卡氏肺孢子菌感染

3. 患者，女，30 岁。有不洁性生活史。阴唇部有淡红色颗粒状赘生物。镜检见表皮浅层凹空细胞。最可能的诊断是
   A. 尖锐湿疣
   B. 扁平湿疣
   C. 淋病
   D. 梅毒
   E. 艾滋病

参考答案：1. B　2. C　3. A

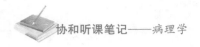

第十八章 疾病的病理学诊断和研究方法

核心问题

1. 组织切片最常用的染色方法。
2. 免疫组化染色中常用的标记酶及其底物。
3. 直接法与间接荧光原位杂交定义。
4. 生物芯片分类。

内容精要

病理学诊断为临床确定疾病诊断、制订治疗方案、评估疾病预后和总结诊治经验等提供重要依据，并且在疾病预防和法医学中也起重要作用。肉眼的大体观察和光学显微镜水平的形态学研究方法，是病理学诊断和研究最经典、最基本的方法。

第一节 大体、组织和细胞病理学技术

一、大体观察

主要对大体标本的病变性状进行细致的剖检、观察、测量、记录和取材。大体观察不仅是病理医师的基本功和正确病理诊断的第一步，也是医学生学习病理学的主要方法之一。

二、组织病理学观察

将肉眼确定为病变的组织取材后，以福尔马林溶液固定和石蜡包埋制成组织切片，经不同的方法染色后用光学显微镜观察。组织切片最常用的染色方法是苏木素-伊红（HE）染色。迄今，这种传统的方法仍然是诊断和研究疾病最基本和最常用的方法。

三、细胞病理学观察

采集病变处的细胞，涂片染色后进行观察和诊断。

四、液体活检技术

是指通过采集患者外周血等样本进行可反映肿瘤分子谱特征的检测技术。

临床液体活检的主要研究对象为循环肿瘤细胞（CTCs）与循环肿瘤DNA（ctDNA）。

第二节 组织化学与免疫组织（细胞）化学技术

一、组织化学

一般称为特殊染色，通过应用某些能与组织或细胞的化学成分进行特异性结合的显色试剂，显示病变组织、细胞的特殊化学成分，同时又能保存组织原有的形态改变，达到形态与代谢的结合。

二、免疫组织化学（IHC）与免疫细胞化学（ICC）

IHC和ICC利用抗原-抗体特异性结合反应以检测和定位组

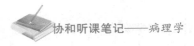

织或细胞中的某种化学物质，由免疫学和组织化学相结合而形成。

1. IHC 染色方法和检测系统　按标记物的性质可分为荧光法（荧光素标记）、酶法（辣根过氧化物酶、碱性磷酸酶等）、免疫金银法等；按染色步骤可分为直接法（又称一步法）和间接法（又称二步、三步或多步法）；按结合方式可分为抗原-抗体结合，如 PAP 法和标记的葡聚糖聚合物（LDP）法，以及亲和连接，如 ABC 法、标记的链亲和素-生物素法（LSAB）等。其中 LSAB 法和 LDP 法是最常使用的方法。

免疫组化染色中常用的检测显示系统，见表 18-2-1。

表 18-2-1　免疫组化染色中常用的检测显示系统

检测系统	产物颜色	封　片
HRP-DAB	棕色	中性树胶
HRP-AEC	红色	甘油
AKP-BCIP/NBT	深蓝色	中性树胶

2. IHC 染色的结果判读　IHC 中常见的抗原表达模式有以下几种。

（1）细胞膜线性阳性反应：大多数淋巴细胞分化抗原、钙粘连蛋白等。

（2）细胞质阳性反应：根据抗原的亚细胞结构定位不同，又有数种表现形式。

（3）细胞核阳性反应：如 Ki-67、甲状腺转录因子（TTF-1）、雌激素受体（ER）蛋白、孕激素受体（PR）蛋白等。

3. IHC 染色技术的应用　应用 IHC 染色已经成为医学基础研究和临床病理诊断中不可或缺的技术手段之一。

IHC 广泛应用于各种蛋白质或肽类物质表达水平的检测、

细胞属性的判定、淋巴细胞免疫表型分析、激素受体和耐药基因蛋白表达的检测、细胞增殖和凋亡、细胞周期及信号传导的研究等。

第三节 电子显微镜技术

1. 电子显微镜技术用于观察样本的细微结构与形态，是病理学诊断和研究的基本技术之一，应用领域广泛；也用于胚胎及组织发生学的观察和研究，如通过电镜可观察新生血管芽的发生和形态特点。

2. 该技术还用于临床上多种疾病亚细胞结构病变的观察和诊断，如神经肌肉疾病和肾小球疾病的诊断，一些疑难肿瘤（如未分化或多向分化肿瘤）组织来源和细胞属性的判断，细胞凋亡的形态学观察；扫描电镜还可对样本进行三维形貌的细微显示和定量等。

3. 但电镜技术也有其局限性，如样本制作较复杂、样本取材少、观察范围有限等，因此需要结合组织学观察结果综合分析、判断。

第四节 显微切割技术

1. 显微切割术的特点是能够从构成复杂的组织中切割下几百个、几十个某一特定的同类细胞群，甚至单个细胞，再进行后续相关的研究。

2. 用于显微切割的组织切片可以是冷冻切片、石蜡包埋的组织切片或细胞涂片。组织切片必须染色，以便进行目标细胞群的定位。染色可以用甲基绿、核固红或苏木素等普通方法，也可采用 IHC 染色。

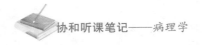

第五节　激光扫描共聚焦显微技术

激光扫描共聚焦显微镜（LSCM）是将光学显微镜、激光扫描技术和计算机图像处理技术相结合而形成的高技术设备。它具有普通光学显微镜无法达到的高分辨率，能看到较厚生物样本中的细节。

1. LSCM 的主要功能

（1）细胞、组织光学切片：对组织、细胞及亚细胞结构进行断层扫描，该功能也被形象地称为"细胞 CT"或"显微CT"。

（2）三维立体空间结构重建。

（3）对活细胞的长时间动态观察。

（4）细胞内酸碱度及细胞离子的定量测定。

（5）细胞间通讯、细胞骨架构成、生物膜结构等的研究。

（6）细胞膜流动性测定和光活化技术等。

2. LSCM 对样本的要求及其局限性　用于 LSCM 的样本最好是培养细胞样本，也可以是冷冻组织切片，石蜡包埋组织切片不适用于该技术。LSCM 主要使用直接或间接免疫荧光染色和荧光原位杂交技术。荧光标记的探针或抗体的质量将直接影响实验结果。

第六节　核酸原位杂交技术

原位杂交（ISH）是将组织化学与分子生物学技术相结合以检测和定位核酸的技术。ISH 是用标记了的已知序列的核苷酸片段作为探针，通过杂交直接在组织切片、细胞涂片或培养细胞爬片上检测和定位某一特定靶 DNA 或 RNA。

一、探针的选择和标记

用于 ISH 的探针长度一般以 50～300bp 为宜，用于染色体 ISH 的探针可为 1.2～1.5kb。

二、ISH 的主要程序

ISH 的实验材料可以是石蜡包埋组织切片、冷冻组织切片、细胞涂片和培养细胞爬片等。主要程序包括杂交前准备、预处理、杂交、杂交后处理、清洗和杂交体的检测等。

三、荧光原位杂交（FISH）

可以用直接法或间接法进行 FISH。直接法 FISH 是以荧光素直接标记已知 DNA 探针，所检测的靶序列为 DNA。

间接法 FISH 是以非荧光标记物标记已知 DNA 探针，再桥连一个荧光标记的抗体。

四、ISH 技术的应用

1. 细胞特异性 mRNA 转录的定位，可用于基因图谱、基因表达的研究。

2. 受感染组织中病毒 DNA/RNA 的检测和定位，如 EB 病毒 mRNA、人乳头瘤病毒（HPV）DNA 和巨细胞病毒 DNA 的检测。

3. 癌基因、抑癌基因等在转录水平的表达及其变化的检测。

4. 基因在染色体上的定位。

5. 染色体数量异常和染色体易位等的检测。

6. 分裂间期细胞遗传学的研究，如遗传病的产前诊断和某些遗传病基因携带者的确定等。

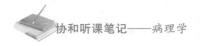

第七节　原位聚合酶链反应技术

原位聚合酶链反应技术是将 PCR 的高效扩增与原位杂交的细胞及组织学定位相结合，在冷冻切片或石蜡包埋组织切片、细胞涂片或培养细胞爬片上检测和定位核酸的技术。

一、原位 PCR 技术方法

原位 PCR 技术有直接法原位 PCR、间接法原位 PCR、原位反转录 PCR 等方法，其中应用相对较为广泛的是间接法原位 PCR。其主要程序包括组织固定、预处理、原位扩增及扩增产物的原位杂交和检测等。该方法的特异性较高。

二、原位 PCR 技术的应用

原位 PCR 技术可对低拷贝的内源性基因进行检测和定位，在完整的细胞样本上能检测出单一拷贝的 DNA 序列，可用于基因突变、基因重排等的观察和研究；还可用于外源性基因的检测和定位。

第八节　流式细胞术

流式细胞术（FCM）是一种可对细胞或亚细胞结构进行快速测量的新型细胞分析技术和精确的分选（sorting）技术。它高度综合了激光技术、细胞化学与免疫细胞化学技术、计算机技术、流体力学、图像分析技术等多领域成果。FCM 的测量速度快，每秒钟可计测数万个细胞，可进行细胞理化特性的多参数测量。

一、流式细胞仪的工作原理

流式细胞仪的工作原理是使悬浮在液体中分散的经荧光标记

的细胞或微粒在稳定的液流推动装置作用下，依次通过样品池，同时由荧光探测器捕获荧光信号并转换为电脉冲信号，经计算机处理形成相应的点图、直方图和假三维结构图像进行分析。

二、FCM 的应用

FCM 具有准确、快速和高分辨力等特性，具体应用如下。

1. 分析细胞周期，研究细胞增殖动力学。

2. 分析细胞的增殖与凋亡　定量分析细胞周期并加以分选，测定凋亡细胞比例和数量，分析核酸、蛋白质与细胞周期和凋亡的关系。

3. 分析细胞分化、辅助鉴别良恶性肿瘤　利用分化标志物可分析待测细胞的分化状态，通过 DNA 含量测定和倍体分析可辅助判断肿瘤的良恶性。

4. 快速进行细胞分选和细胞收集　根据细胞的理化特性、表面标记特性，可分选出目标细胞，研究其生物学特性。

5. 细胞多药耐药基因的检测，分析药物在细胞中的含量、分布及作用机制等。

第九节　图像采集和分析技术

一、病理图像采集

数字切片又称虚拟切片，是指系统通过计算机控制自动显微镜，对观察到的病理切片（或图像）进行全自动聚焦扫描，逐幅自动采集数字化的显微图像，高精度、多视野、无缝隙、自动拼接成一幅完整切片的数字图像。

二、病理图像分析

在肿瘤病理学方面，图像分析技术主要用于细胞核形态参

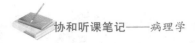

数（如核直径、周长、面积及体积等）的测定、肿瘤组织病理学分级和预后判断等，也可用于 DNA 倍体测定和 IHC 显色反应的半定量等。

第十节　比较基因组杂交技术

1. 比较基因组杂交（CGH）技术通过单一的一次杂交可对某一肿瘤全基因组染色体拷贝数量的变化进行检测。

2. 其基本原理是利用不同的荧光染料分别标记肿瘤细胞或组织 DNA 和正常细胞或组织 DNA，并与正常人的分裂中期染色体进行共杂交，通过检测染色体上显示的肿瘤组织与正常对照组织不同的荧光强度，反映肿瘤基因组 DNA 表达状况的变化，再借助图像分析技术对染色体拷贝数量的变化进行定量研究。

第十一节　生物芯片技术

一、基因芯片

1. 基因芯片技术可用于生命科学研究的各个领域，如基因表达谱分析、肿瘤基因分型、基因突变检测、新基因寻找、遗传作图等基础研究；临床上可用于抗生素和抗肿瘤药物的筛选和疾病的诊断等。

2. 利用基因芯片技术，可以大规模、高通量地对成千上万个基因同时进行研究，解决了传统的核酸印迹杂交技术自动化程度低、操作复杂、检测效率低等问题。应用基因芯片技术要求实验材料是从新鲜组织或培养细胞中提取的 mRNA。

二、蛋白质芯片

蛋白质芯片又称蛋白质微阵列，是在一个载体上高密度地点布不同种类的蛋白质，用荧光标记的已知抗体或配体和待测样本中的抗体或配体一起同芯片上的蛋白质竞争结合，利用荧光扫描仪测定芯片上各点阵的荧光强度，经计算机分析出待测样本的结果。蛋白质芯片具有高效率、低成本、全自动化检测等特点，尤其适合于蛋白表达的大规模、多种类筛查，还可用于多种感染因素的筛查和肿瘤的诊断。

三、组织芯片

1. 组织芯片又称组织微阵列，是将数十个至数百个小的组织片整齐地排列在某一载体上（通常是载玻片）而成的微缩组织切片。

2. 组织芯片的特点是体积小、信息量大，并可根据不同的需求进行组合，可高效、快速地进行各种组织的原位观察和研究（如形态学、免疫组织化学、原位杂交等），并有较好的内对照及实验条件可比性。

3. 组织芯片的制作流程主要包括组织筛选和定位、阵列蜡块的制作和切片等步骤。

第十二节　第二代测序技术

近年发展起来的第二代 DNA 测序技术（NGS）具有大规模、高通量、短时间、低成本等特点，一次能对高达几百万条的 DNA 分子进行测序，使得对全基因组或全转录组测序变得方便易行。NGS 技术可应用于疾病的诊断，发病机制的研究，为临床提供突变特征、药物靶点的选择等综合信息，辅助肿瘤个体化治疗的实施。目前，乳腺癌基因筛查技术已投入临床使用，通过检测乳腺癌易感基因 BRCA1 和 BRCA2，预测乳腺癌的发生概率，用于筛查乳腺癌的高危人群。

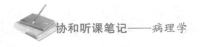

第十三节 生物信息学技术

1. 生物信息学是一门新兴的交叉学科，涉及生物学、数学、物理学、计算机科学和信息科学等多个领域。生物信息学以计算机、网络为工具，以数据库为载体，建立各种计算模型，对大量的生物学数据进行收集、存储、集成、查询、处理及分析，揭示蕴含在数据中的丰富内涵，从而掌握细胞、器官和个体的发生、发育、病变等复杂生命现象的规律。

主治语录： 人类基因组计划产生的生物分子数据是生物信息学的源泉。

2. 生物信息学的主要任务

（1）生物信息的收集、存储、管理与提供。

（2）生物学数据的处理和分析。

（3）生物学数据的有效利用。

第十四节 人工智能技术

1. 人工智能（简称 AI）是研究解释和模拟人类智能、智能行为及其规律的一门学科，设计可展现某些近似于人类智能行为的计算系统，是计算机科学的一个重要分支和计算机应用的广阔新领域，目前主要研究内容集中在六大领域，包括机器学习、计算机视觉、自然语言处理、知识表示、自动推理和机器人学。

2. AI 不仅用于病理形态数据的分析，还可整合免疫组织化学、分子检测数据和临床信息，得出综合的最后病理诊断报告，为患者提供预后信息和精准的药物治疗指导。

历年真题

流式细胞仪采用的光源系统是

  A. 可见光

  B. 激光

  C. 紫外线

  D. 射线

  E. 荧光

参考答案：B